厦门大学本科教材资助项目

中医临床带教实录

何宽其·著

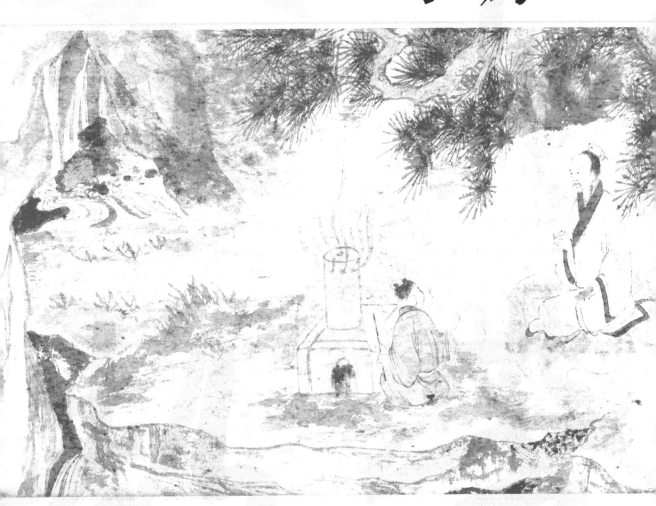

厦门大学出版社
XIAMEN UNIVERSITY PRESS
国家一级出版社
全国百佳图书出版单位

图书在版编目(CIP)数据

中医临床带教实录/何宽其著.—厦门:厦门大学出版社,2022.2
ISBN 978-7-5615-8457-6

Ⅰ.①中… Ⅱ.①何… Ⅲ.①医案—汇编—中国—现代 ②医话—汇编—中国—现代
③中医临床—经验—中国—现代 Ⅳ.①R249.7

中国版本图书馆 CIP 数据核字(2021)第 266554 号

出 版 人　郑文礼
责任编辑　睢　蔚　黄雅君
封面设计　张雨秋
技术编辑　许克华

出版发行　厦门大学出版社
社　　址　厦门市软件园二期望海路 39 号
邮政编码　361008
总　　机　0592-2181111　0592-2181406(传真)
营销中心　0592-2184458　0592-2181365
网　　址　http://www.xmupress.com
邮　　箱　xmup@xmupress.com
印　　刷　厦门集大印刷有限公司

开本　787 mm×1 092 mm　1/16
印张　18
字数　372 千字
版次　2022 年 2 月第 1 版
印次　2022 年 2 月第 1 次印刷
定价　49.00 元

本书如有印装质量问题请直接寄承印厂调换

厦门大学出版社
微信二维码

厦门大学出版社
微博二维码

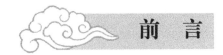

前　言

　　医学是救助疾苦的仁术，中医师是一个崇高的职业。作为厦门大学的一名普通中医学教师，笔者热爱自己的中医临床与教学工作，在中医门诊和中医教育中，每有心得与体会就记录下来。正是平时工作中积累的点点滴滴，汇聚成了今天的《中医临床带教实录：医案医话篇》。

　　本书分为两个部分。

　　（1）医案篇：精选了笔者收集的120例验案，突出了经典方剂如柴胡龙骨牡蛎汤、黄连温胆汤、半夏泻心汤、柴归汤等的临床应用，而且对每个案例都编写了按语，分享自己的心得与体会，部分案例还附有舌象与原始病历资料图片，以增强现场感与真实感。

　　（2）医话篇：笔者收集了84条医话，涉及舌诊、脉诊、辨证、治则、方药、中医教育、职业感言等诸多方面，不乏自己的诸多创见。医话语言生动活泼，不拘一格，或长篇大论，或三言两语，或师生对话，令人在受到启迪的同时又能感受到中医学的实用性与通俗性。

　　本书可供中医同行、中医学生和中医爱好者参考、研究与学习使用，如果本书对中医研究者、中医从业者及中医学生有所裨益，则幸甚之至。由于时间和水平有限，书中难免有错漏与不足之处，还望广大师生、专家、学者、同行不吝赐教，提出批评与建议，以便进行改正、提高。

　　笔者在中医学术之路上，有幸得到厦门大学医学院王彦晖教授、厦门江鸿儒医生的教诲、指引与帮助，在方证辨证和经方的临床应用方面颇受南京中医药大学黄煌教授的影响，书中还引用了山东刘毅医生的学术观点和临床案例，在此对他们表示诚挚的谢意。

　　本书为厦门大学本科教材资助项目，特此致谢。

何宽其

2020 年 12 月于厦门

目　录

第一篇　医案篇

第二篇　医话篇

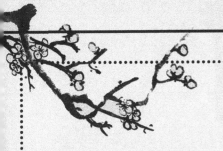

第 一 篇

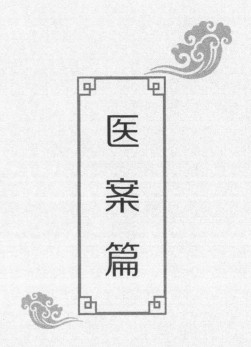

医案篇

第一章　经典方剂医案

第一节　B

一、半夏厚朴汤医案

陈某，男，25岁，2018年3月9日初诊。患者咳嗽3个月，无痰，伴胸闷、胃胀，舌淡暗，苔微黄腻，脉弦滑。

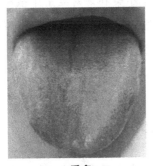

舌象

中医诊断：痰气交阻于肺胃。

方药：半夏厚朴汤。处方：姜半夏15 g、厚朴10 g、茯苓30 g、苏叶10 g、生姜3片，水煎服，每日一剂。

2018年3月16日复诊：服上方后诸症明显好转，咳嗽已好转九成。继续守方治疗，巩固疗效。

2018年3月30日三诊：咳嗽已愈，转而开方调理身体。

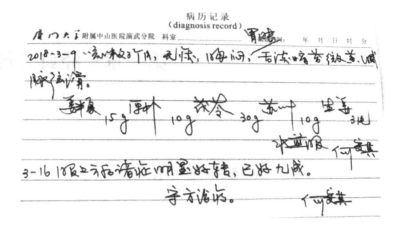

病历记录
(diagnosis record)

厦门大学附属中山医院演武分院 科室＿＿＿ 胃病门 年月日时分

2018-3-9 心窝咳收了了月，气恻，胸闷，舌淡红苔白微黄，脉细滑。

姜半夏 15g 厚朴 10g 茯苓 30g 苏叶 10g 生姜 3片

水煎服 何宽其

3-16 服上方三剂后诸症明显好转，已好九成。

守方治病。 何宽其

病历资料

【按语】：咳嗽是临床上非常常见的症状，实际上有时候治疗起来并不容易。例如，本案患者咳嗽时间达3个月之久，且有明显的气滞症状，如胸闷、胃胀，选用痰气两调之半夏厚朴汤原方，一剂就好转了九成，疗效堪称快捷。在《金匮要略》中，半夏厚朴汤用于治疗妇女梅核气，但半夏厚朴汤及小柴朴汤对症用于咳嗽也能收到很好的疗效。本案采用的是方证辨证中"抓引申主症法"，把半夏厚朴汤证中的咽部阻塞感引申到胸部（胸闷）、胃脘（胃胀），最终方证相应而获得佳效。

二、半夏泻心汤医案

（一）半夏泻心汤——慢性胃炎案一

郑某，男，2020年3月21日初诊。患者胃脘疼痛2年余，伴烧心、嗳气，胃肠对寒凉敏感，情绪易急躁；小便黄，舌紫，边有齿痕，苔腻，黄白相兼；有"慢性胃炎、胃底糜烂"病史。

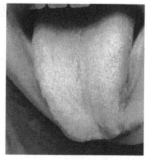

治疗前

处理如下：

（1）方药：半夏泻心汤合百合乌药汤加味。处方：蒲公英20 g、黄芩4 g、姜半夏12 g、干姜6 g、党参12 g、生甘草8 g、大枣12 g、百合30 g、乌药7 g、莪术12 g、生白术15 g，水煎服，每日一剂。

（2）羌活鱼100 g研粉吞服，每次3 g，一日3次。

2020年4月25日复诊：服上方后诸症好转九成五以上。以香砂六君子汤加莪术善后：木香5 g、砂仁5 g（后下）、陈皮5 g、姜半夏12 g、党参20 g、茯苓30 g、生白术20 g、炙甘草5 g、莪术10 g，水煎服，每日一剂。

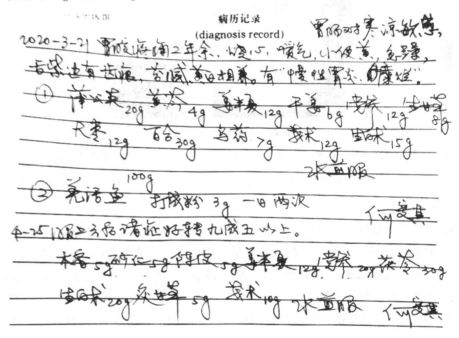

病历资料

2020年5月8日反馈：5月以来胃部症状已痊愈，遂停药至今。在食用稍微硬点的食物或不易消化的食物后会出现胃脘不适，故平时大多喝粥。嘱患者饮食要选用易于消化的食物，不要食用辛辣刺激之品，如有胃痛，可吞服羌活鱼粉。

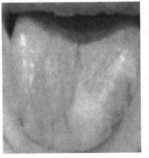

治疗后

（二）半夏泻心汤——慢性胃炎案二

> 吴某，女，46岁，2020年2月3日初诊。患者胃脘胀痛近一年，伴烧心、泛酸；口唇紫，舌淡嫩偏暗，边有齿痕，苔薄白。胃镜提示：慢性非萎缩性胃窦、胃体、胃底炎，胃窦黏膜白斑；Hp（＋）。曾行Hp根治治疗14天，但效果不明显。

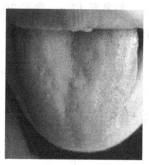

舌象

方药：半夏泻心汤合百合乌药汤加川芎、生白术。处方：蒲公英20 g、黄芩3 g、姜半夏15 g、干姜8 g、党参15 g、生甘草5 g、大枣15 g、乌药6 g、百合20 g、川芎7 g、生白术12 g，水煎服，每日一剂。

2020年2月6日复诊：胃脘已不疼痛，胀满、烧心有所改善，晚上睡醒后胀满较盛。诉第一天服药后感觉最舒服。对初诊方剂量稍事调整：蒲公英20 g、黄芩3 g、姜半夏10 g、干姜6 g、党参15 g、生甘草5 g、大枣15 g、乌药6 g、百合20 g、川芎6 g、生白术12 g，水煎服，每日一剂。

2020年2月28日反馈：胃脘部症状基本消除。嘱患者间隔两日服药一帖，以巩固治疗。

【体会】：（1）半夏泻心汤的方证主症是"呕，痞，利"，本案胃脘胀痛对应"痞"；泛酸对应"呕"，故考虑为半夏泻心汤证，其方证辨证方法为"抓引申主症法"。根据厦门大学王彦晖教授的经验，半夏泻心汤中黄连或黄连、黄芩，可用蒲公英替代，口感更佳，疗效也较好。蒲公英，现代常用于胃炎、胃溃疡的治疗。因此，本案未用半夏泻心汤原方，而是取半夏泻心法。

（2）百合乌药汤。清代陈修园《医学三字经·卷之三/心腹痛胸痹方》："百合汤：治心口痛诸药不效，亦属气痛。百合一两，乌药三钱，水二杯，煎八分服。此方余自海坛得来。"笔者在治疗胃炎、胃溃疡等疾病时，常将百合乌药汤与半夏泻心汤合方使用，以加强疗效。

（3）因患者口唇紫，舌质稍微偏暗，故加川芎以活血、行气、止痛；舌淡嫩，边有齿痕，为脾虚之象，故加生白术以增强健脾益气之功。

（三）半夏泻心汤——大便不成形案

> 陈某，男，38岁，2016年3月19日初诊。患者大便不成形8年，时而黏腻，时而呈水样溏薄，口渴，易上火，食寒凉则胃脘不适，偶有畏寒；口唇紫，舌尖红质淡紫，苔淡黄腻，右脉弦滑。

方药：半夏泻心汤合五苓散。处方：黄连2 g、黄芩3 g、干姜2 g、姜半夏10 g、党参12 g、炙甘草3 g、大枣10 g、泽泻10 g、炒白术15 g、茯苓15 g、猪苓15 g、桂枝3 g，水煎服，每日一剂。

2016年3月26日复诊：诉大便已开始成形，舌苔已变薄，疗效不错。将上述半夏泻心汤合五苓散方中干姜改为5 g，继续巩固治疗。

【按语】：本案据"大便不成形，食寒凉则胃脘不适，偶有畏寒，舌质淡"辨为脾胃虚寒；据"易上火，苔淡黄腻"辨为湿热困脾，实为寒热错杂中焦之证，故投以半夏泻心汤，并用五苓散"利小便以实大便"。8年的大便不成形，一诊即获佳效。本案在用药上，黄连、黄芩与干姜、桂枝的剂量，是调节整个方剂寒热比例的关键。

本案药量较小，取"轻清灵动以拨动脾胃气机"之意，为笔者治疗胃肠道疾病常用的手法，系遥承金元时期"补土派"医家李东垣的用药风格。

 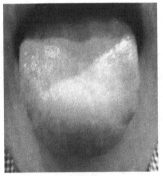 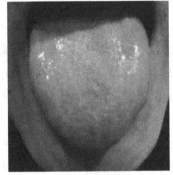

治疗前舌象　　　　　　　　治疗后舌象

（四）半夏泻心汤——胃脘窜痛案

> 彭某某，女，5岁，2007年12月15日初诊。主诉：胃脘窜痛1年多。患儿近一年多来反复胃脘窜痛，无嗳气、泛酸，伴口苦、晨起口臭，大便干结难解，小便黄，饮食、睡眠正常；面色青黄，舌尖红质淡白，苔白厚腻，脉滑。曾服三仁汤但无效。

中医诊断：胃痛——湿热中阻，脾胃虚寒。

治法：清热祛湿，缓急止痛，兼以温胃健脾。

方药：半夏泻心汤合芍药甘草汤。处方：黄连 4 g、黄芩 5 g、法半夏 10 g、干姜 4 g、党参 10 g、炙甘草 5 g、大枣 5 g、生白芍 20 g，水煎服，日服一剂，共 3 剂。

2007 年 12 月 19 日复诊：服上方后胃脘疼痛缓解，大便先干后溏，两日一次；舌尖红质淡白，舌苔根部白厚，脉滑。继以上方进退：黄连 4 g、黄芩 4 g、法半夏 10 g、干姜 6 g、党参 10 g、炙甘草 5 g、大枣 5 g、生白芍 20 g、木香 8 g、鸡内金 8 g、炒麦芽 10 g，水煎服，每日一剂，共 7 剂。

随访：后患儿因他病来诊，问及胃痛一事，其姥姥诉服复诊方一周后，即告愈。

【按语】：患儿胃脘窜痛一年多，西医曾按"慢性胃炎"治疗，服用抗生素以根治幽门螺杆菌，但胃痛一直未见好，身体状况反而日益见差，家长忧心忡忡。患儿舌苔白厚腻、口苦、口臭、大便干结，小便黄，考虑湿热困阻中焦。曾服三仁汤但收效甚微，仔细分析病情，考虑患儿除胃痛主症外，既有口苦、口臭、大便干结、小便黄、舌尖红等热证，又有舌质淡白、苔白厚腻的寒象，当属寒热错杂中焦，气机升降失常，故投以辛开苦降的半夏泻心汤合缓急止痛的芍药甘草汤，以调理中焦气机，十剂而收全功。

三、补中益气汤医案

（一）补中益气汤——腹胀案

> 谢某某，女，67 岁，2005 年 9 月 23 日初诊。主诉：肚脐周围胀满阵作 3 年，加重 1 个月。患者 3 年来肚脐周围胀满反复发作，最近 1 个月病情加重。胀满食后尤甚，饮食尚可，大小便正常；面色萎黄，舌嫩淡红，光莹无苔而干，左脉虚细，右脉弦细；有胆囊切除术史。

中医诊断：腹胀——脾气亏虚，脾气壅滞，兼有脾阴虚。

治法：健脾益气，行气消胀，兼养脾阴。

方药：补中益气汤加味。处方：党参 20 g、炙黄芪 30 g、生白术 30 g、炙甘草 5 g、当归 12 g、陈皮 10 g、柴胡 5 g、升麻 5 g、炒白芍 15 g、枳实 12 g、厚朴 10 g、黄精 15 g，水煎服，每日一剂，共 7 剂。

2005 年 9 月 30 日复诊：服用 7 帖后，患者腹部胀满好转，守方继进。

随访：经调理 2 个月，症状消除。

【按语】：当该患者来诊时，笔者叫身边的学生进行初诊。学生认为是胃阴虚，拟沙参麦冬汤加人参。而笔者认为，该患者应辨证为脾气虚气滞，兼有一定程度的脾阴虚，但脾气虚是主要的方面。治疗采用"塞因塞用"的方法，投以补中益气汤加味，用补中益气汤补脾气，用枳实、厚朴行气消痞，并用炒白芍、生白术和黄精兼顾脾阴虚。笔者以前见到光莹舌（舌面无苔）时也像这个学生一样，认为是胃阴虚。其实，光莹舌见于脾气虚的也不少，根据用药后的反应来看，该患者可算是其中之一。该患者如果辨证为胃阴虚，投以甘寒的沙参麦冬汤或益胃汤，则会更伤脾气，导致腹泻等症。中医舌诊专家王彦晖教授指出："舌苔剥、少、无，是脾胃虚证之象，无论阴虚、阳虚和气虚均致此象（脾胃无血虚，要是有想必也是这样）。剥苔而干且舌质红绛主胃阴虚，伴便秘、口干；剥苔不干而舌质淡主脾气虚和脾阳虚，伴泄泻、口不干，寒象重者为脾阳虚；剥苔而干且舌质淡者主脾阴虚，伴口干不多饮、泄泻。观临床脾胃虚证，脾阳气虚多而胃阴虚少。阳气虚者误用滋阴泻火之品必致伤阳气，多出现泄泻、腹胀痛。临床教训数不胜数，不可不知。"本案是笔者早年的案例，方中枳实、厚朴以小量为宜。

（二）补中益气汤——自汗案

> 干某某，女，61岁，2006年11月7日初诊。主诉：晨起汗出半年。患者近半年来，每日早晨起床后即开始出汗，出汗部位在胸部以上；伴疲乏无力，腰酸时作，咯白黏痰，口干不欲饮，饮食、睡眠、大小便正常；舌紫有齿痕，苔黄厚腻，脉细涩无力，以左手为甚。

中医诊断：汗证——肺脾气虚，卫表不固；痰热壅肺；肾虚瘀血。

治法：益气健脾，补肺固表，清热化痰，兼以活血。

方药：补中益气汤加味。处方：生黄芪50 g、党参30 g、生白术15 g、炙甘草5 g、当归15 g、陈皮10 g、升麻5 g、柴胡5 g、浮小麦15 g、瓜蒌15 g、泽泻20 g、车前子15 g（包煎）、丹皮12 g、丹参12 g，水煎服，每日一剂。

2006年11月14日复诊：服上方后出汗在颈部以上，其余症状均有所缓解。处方：生黄芪80 g、党参30 g、炒白术15 g、炙甘草5 g、当归15 g、陈皮10 g、升麻5 g、柴胡5 g、瓜蒌15 g、泽泻20 g、车前子15 g（包煎）、丹参12 g、浮小麦15 g、麻黄根10 g，水煎服，每日一剂。

2006年12月5日三诊：已无汗出，咽痒、咳嗽偶作，有白黏痰，量多，口腔溃疡，余症尚可；舌紫尖红，有齿痕，苔薄黄腻，脉弱带涩。汗出已愈，转治其他病症。

随访：一年后偶遇患者，诉汗出之症未见复发。

【按语】：本案自汗，乃肺脾气虚，气不摄汗所致，予补中益气汤加味，并重用生黄芪，半年之疾经近一个月的治疗而获愈。本方为攻补兼施之剂，如服用本方后腹胀，为虚不受补，则应先祛邪后议补，待舌苔变薄后再进补剂。方中用泽泻、车前子，是舌苔黄厚腻之故。

（三）补中益气汤——便秘案

> 范某某，女，34岁，2006年11月19日初诊。主诉：便秘20多年。患者大便干结难解，每周一次；面色萎黄，眼眶黑，疲乏无力，精神萎靡，饮食、睡眠、小便正常，月经周期规律，量少，色黑，白带多；舌暗红嫩，边有齿痕，苔少，根部黄苔，脉左虚，右脉缓大无力。

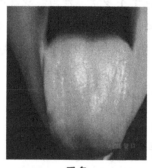

舌象

中医诊断：气虚便秘，兼有瘀血。

方药：补中益气汤加味。处方：炙黄芪30 g、生黄芪30 g、党参30 g、生白术50 g、炙甘草5 g、当归30 g、陈皮12 g、升麻10 g、柴胡10 g、桃仁20 g、茺蔚子12 g、知母10 g、茵陈蒿20 g、生大黄5 g，水煎服，每日一剂。

2006年11月28日复诊：服上方后便质变软，但仍然每周一次，余症同前。处方：炙黄芪45 g、生黄芪45 g、党参30 g、生白术50 g、炙甘草5 g、当归30 g、陈皮12 g、升麻10 g、柴胡10 g、桃仁20 g、丹参20 g、知母10 g、茵陈蒿15 g、生大黄5 g、厚朴10 g、红花10 g，水煎服，每日一剂。

2006年12月17日三诊：现在2～3天排便一次，大便形状正常；舌淡紫，苔少，根薄黄，脉虚。处方：炙黄芪45 g、生黄芪45 g、党参30 g、生白术50 g、炙甘草5 g、当归30 g、陈皮12 g、升麻10 g、柴胡10 g、桃仁20 g、丹参20 g、知母10 g、茵陈蒿15 g、生大黄5 g、厚朴10 g、红花10 g，水煎服，每日一剂。

2007年1月21日四诊：以上方进退，坚持治疗两个多月，大便基本恢复正常，嘱停药观察。

【按语】：本案是典型的脾气虚便秘，病程达20多年，经用补中益气汤加味，重用黄芪、党参、生白术等健脾益气的药物悉心治疗两个多月，终获佳效。随着气血的充盛，排便日益顺畅，昔日的"黄脸婆"如今容光焕发，患者高兴不已。脾气虚便秘在临床上非常常见，中医治疗疗效好，易断根，笔者对此常用枳术归蓉汤：（大剂量）生白术、枳实、当归、肉苁蓉。另外，本案是笔者早年的医案，用方的功力稍显不足，方中大黄、茵陈蒿、知母可去掉，升麻、柴胡的剂量以 3～5 g 为宜，为保持原貌，原处方未做改动。

┣━ 第二节　C ━┫

一、柴归汤医案

（一）柴归汤——湿疹案一

> 林姓小孩，女，8 岁，2017 年 7 月 19 日初诊。患者全身泛发水疱、瘙痒半个月，以手掌、脚掌为甚，面色㿠白，急躁易怒，大便黏腻不爽；舌尖红，质淡暗，苔薄黄，脉虚。

中医诊断：湿热蕴于肌肤，肝火偏旺，正气略虚。

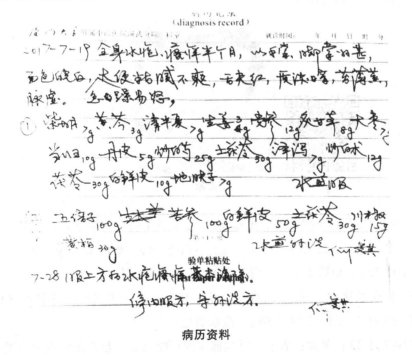

病历资料

处理如下：

（1）柴归汤化裁：柴胡 7 g、黄芩 3 g、清半夏 7 g、生姜 3 g、党参 12 g、炙甘草 8 g、大枣 7 g、当归 10 g、丹皮 5 g、炒白芍 25 g、土茯苓 30 g、泽泻 7 g、炒白术 12 g、茯苓 30 g、白鲜皮 10 g、地肤子 7 g，颗粒剂，每日一剂。

（2）五倍子散外洗：五倍子 100 g、苦参 100 g、白鲜皮 50 g、土茯苓 30 g、川椒 15 g、黄柏 30 g，煎水洗浴。

2017 年 7 月 28 日复诊：服上方后水疱、瘙痒基本消除。停用内服方，续用外洗方以巩固疗效。

【按语】：柴归汤是笔者治疗湿疹、荨麻疹的重要方剂，常用于风热型或湿热型荨麻疹、湿疹、皮肤瘙痒等症的治疗，尤其是病程较长、迁延难愈、正虚邪恋者或脾胃虚弱者。本案虽然病程不长，但据"水疱，瘙痒，大便黏腻不爽，急躁易怒，苔薄黄"辨为火、热、湿；据"面色㿠白，舌质淡，脉虚"辨为气虚，病情为正虚邪恋，故投以柴归汤化裁，配合五倍子散进行药浴，最终获得较好的疗效。

（二）柴归汤——湿疹案二

> 王某，男，65 岁，2017 年 7 月 8 日初诊。主诉：颈部皮疹瘙痒数年，遇热加重，瘙痒时心烦，足部皮疹瘙痒；舌淡暗，苔厚腻微黄，脉弦。

中医诊断：考虑湿热所致。

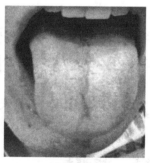

舌象

处理如下：

（1）柴归汤化裁：柴胡 12 g、黄芩 3 g、姜半夏 12 g、生姜 3 片、党参 15 g、生甘草 10 g、大枣 12 g、当归 15 g、丹皮 10 g、炒白芍 30 g、炒白术 15 g、土茯苓 30 g、泽泻 12 g、紫草 20 g、地肤子 12 g、白蒺藜 15 g，水煎服，每日一剂。

（2）五倍子散化裁：五倍子 100 g、苦参 100 g、白鲜皮 50 g、土茯苓 50 g、川椒 15 g、硼砂 50 g（兑入）、土荆皮 50 g，煎水浴足。

2017 年 7 月 22 日复诊：服上方后颈部皮疹瘙痒已愈，足部湿疹也大为缓解。内服药续服一周以巩固疗效；外用药守方治疗。

【按语】：患者慢性湿疹已有数年，深为所苦。复诊时告诉笔者，以往就诊都是开点外用膏药涂涂抹抹，但未能有效控制病情，而本方疗效较好。柴归汤治疗湿疹、荨麻疹获效，已屡见不鲜。该患者复诊时，颈部皮疹瘙痒虽然消失，但舌苔仍然较为厚腻，一般来说，如果患者依从性好，则最好减量维持治疗，如一周服药一两剂。五倍子散对其足部湿疹（抑或脚癣，民间称为"脚气""香港脚"）有很好的疗效。

（三）柴归汤、黄精白矾夏枯草汤——手脚皮肤瘙痒案

韩某，女，36 岁，2019 年 12 月 3 日初诊。患者手脚皮肤瘙痒、脱屑数年，伴口渴；舌紫，苔淡黄厚。

中医诊断：正虚邪恋之"干性湿疮"。

处理如下：

（1）柴归汤化裁：柴胡 12 g、黄芩 3 g、姜半夏 12 g、生姜 3 片，党参 15 g、生甘草 10 g、大枣 15 g、当归 15 g、川芎 7 g、炒白芍 30 g、炒白术 15 g、土茯苓 30 g、泽泻 12 g、白鲜皮 15 g、地肤子 12 g，水煎服，每日一剂。

（2）黄精白矾夏枯草汤：黄精 50 g、夏枯草 50 g、白矾 15 g，煎水洗浴手脚。

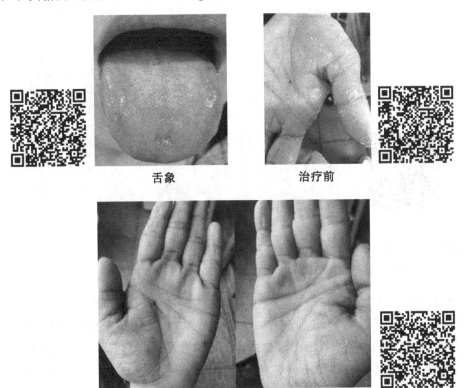

舌象　　　　　　　治疗前

2020 年 3 月 16 日手部照片

2019 年 12 月 24 日复诊：服上方及药浴后皮肤症状明显缓解，脚部症状已消除。继续守方治疗。

2020 年 3 月 16 日随访：手部情况恢复良好。

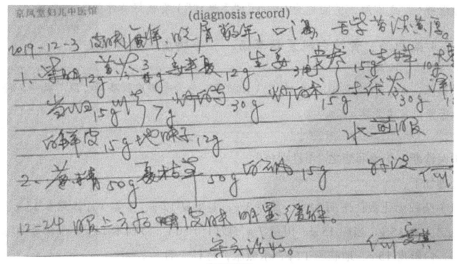

病历资料

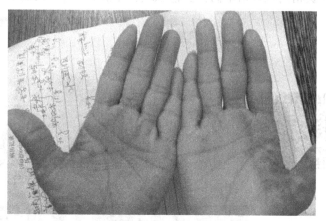

治疗后

【按语】：本案患者手脚皮肤脱屑瘙痒，西医或诊为"手足癣"，或诊为"慢性湿疹"，笔者则认为"干性湿疹"可能性大。患者患病多年，多方治疗未效，已失去信心。因病程较久，已成正虚邪恋之势，故拟以柴归汤化裁内调，外用黄精白矾夏枯草汤洗浴手足患部。结果一诊之后，脚部症状即消除，手部症状明显缓解，继续守方治疗。黄精白矾夏枯草汤，传自厦门大学中医系周海虹主任，用于手足癣、手足湿疹见局部皮肤干燥、脱屑、瘙痒者；而另一洗浴方五倍子散（五倍子、苦参、白鲜皮、土茯苓、川椒、黄柏）用于手足癣、手足湿疹见水疱、渗出、瘙痒、糜烂、溃疡者。

（四）柴归汤加生大黄、厚朴——便秘案

张老师，女，47 岁，2020 年 2 月 24 日初诊。患者长期反复便秘多年，加重一周，无便意，大便黏腻，腹胀，伴嗳气、矢气，食欲很差，口干苦欲饮，唾液很少，小便时黄时清，胃肠对寒凉敏感，易疲乏，睡眠不佳，心烦易怒；口唇紫，舌尖红，质紫，苔淡黄厚腻。

诊治思路：据"口苦，心烦易怒，胃肠对寒凉敏感，易疲乏，口唇紫，舌紫，苔淡黄腻"给予柴归汤；据"大便不畅，腹胀，嗳气，矢气"给予小承气汤法，加生大黄、厚朴。处方：柴胡 15 g、黄芩 4 g、生大黄 3 g、姜半夏 12 g、生姜 3 g、党参 12 g、大枣 15 g、炙甘草 3 g、当归 15 g、生白芍 20 g、川芎 7 g、生白术 15 g、茯苓 30 g、泽泻 15 g、厚朴 7 g，中药颗粒剂，每日一剂，共 3 剂。

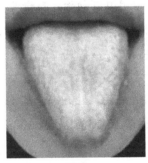

舌象

2020 年 2 月 26 日复诊：大便已通畅，腹胀缓解，嗳气、矢气依旧。患者声称"这两天舒服多了"。因大便已畅，初诊方去大黄，续进 5 剂。

【按语】：

（1）本案患者便秘，大便便质并不干结，而表现为无便意，或大便黏腻，排便不畅，当属中医"气虚秘""湿秘"范畴。

（2）本案从病机来说，有湿热、瘀血、脾胃虚寒、胃肠气滞、肝郁化火、津亏等病理因素。证候分析：舌苔淡黄厚腻，大便黏腻，排便不畅——湿热；口唇紫，舌紫——瘀血；易疲乏，胃肠对寒凉敏感，无便意，排便不畅——脾胃虚寒；腹胀，嗳气，矢气——胃肠气滞；口苦，心烦易怒——肝郁

· **辨证** ·

湿热

· **用药详情** ·

北柴胡 15g	黄芩 4g	姜半夏 12g
生姜 3g	党参 12g	大枣 15g
炙甘草 3g	当归 15g	白芍 20g
川芎 7g	生白术 15g	茯苓 30g
泽泻 15g	厚朴 7g	

复诊处方

化火；口干欲饮——津亏。

（3）本案为什么用柴归汤？根据笔者经验，只要是湿热兼有脾胃亏虚或虚寒所致便秘，即用柴归汤。因为嗳气、腹胀、矢气，即有胃肠气滞，取小承气汤法，加生大黄、厚朴，而且用量很小，生大黄 3 g、厚朴 7 g，实为临时对症用药。复诊时大便通畅，遂去生大黄，因尚有腹胀、嗳气、矢气，故复诊方保留厚朴。

（4）柴归汤不仅是笔者治疗湿疹、荨麻疹的王牌方，也广泛用于内科、妇科、儿科，本案即是一例。笔者曾将其用于内科的便秘、失眠等症，也有验案。而黄煌老师常将其用于妇科及自身免疫性疾病，并风趣地称本方证为"黄脸婆综合征"。

二、柴胡桂枝汤医案

（一）柴胡桂枝汤——头痛案

> 林某，女，41 岁，2017 年 3 月 9 日初诊。患者头痛反复发作数年，以右侧及后背部为甚，畏寒肢凉，疲乏无力；面色萎黄，舌淡嫩紫，边有齿痕，苔薄白，脉涩无力；头颅 MRI 检查结果未见异常。

方药：柴胡桂枝汤倍芍药加炙黄芪。处方：柴胡 12 g、黄芩 4 g、姜半夏 12 g、生姜 5 片，党参 15 g、炙甘草 10 g、大枣 15 g、桂枝 15 g、炒白芍 30 g、炙黄芪 20 g，水煎服，每日一剂。

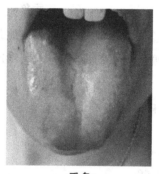

舌象

2017 年 3 月 15 日复诊：服上方后头痛已明显缓解，继续守方治疗。

2017 年 3 月 25 日三诊：已几乎不再头痛，但颈部有强直感，于初诊方（2017 年 3 月 9 日）中加葛根 30 g 续服。

2017 年 11 月 22 日：头痛经前面的治疗已有 8 个月未发作。近期天气转冷，头痛复作，但程度不如之前严重；仍用初诊方（2017 年 3 月 9 日），因无"疲乏无力"等症状而去黄芪。

【按语】：本案头痛反复发作数年，头颅MRI检查结果未见异常，故排除器质性病变。头痛以右侧及后背部为甚，畏寒肢凉，舌淡嫩紫，苔薄白，为太阳经、少阳经头痛，拟用柴胡桂枝汤；因疲乏无力，面色萎黄，脉涩无力，加用黄芪；倍芍药，寓芍药甘草汤意，加强缓急止痛的作用。未用川芎、全蝎、蜈蚣、川草乌、细辛、吴茱萸等药，用药平淡，却收捷效。笔者曾用柴胡桂枝汤倍芍药合金铃子散治疗25年的顽固头痛并获得佳效。柴胡桂枝汤，《外台》记载用于治疗"心腹卒中痛"，笔者常常以之移治顽固头痛，竟然也获佳效。柴胡桂枝汤是小柴胡汤家族的重要方剂之一，虽然用药平淡无奇，但每每可获奇效，不可小觑。

（二）柴胡桂枝汤——咳嗽案

王某，女，77岁，2018年5月2日初诊。患者咳嗽反复发作3年，咳白色泡沫痰，咳嗽遇冷加重，晨起鼻塞流清涕，口干苦，咽干，咽部有痰阻感；面部有浮肿貌，形体肥胖，口唇紫，舌紫，苔黄厚腻，脉寸关浮。

诊治思路：据"口干苦，咽干"，用小柴胡汤；据"晨起鼻塞流清涕"，用桂枝汤；据"面部有浮肿貌"，用苓桂术甘汤；据"口唇紫，舌紫"，用鸡血藤、丹参。

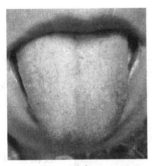

舌象

处方：柴胡12 g、黄芩5 g、姜半夏12 g、生姜3片、党参30 g、生甘草8 g、大枣15 g、桂枝10 g、炒白芍10 g、鸡血藤30 g、丹参10 g、生白术15 g、茯苓30 g，水煎服，每日一剂。

2018年5月9日复诊：服用上方后曾剧烈咳嗽两天，之后咳嗽大为缓解，现仅微咳；西药抗生素已停用，继续守方治疗。患者已经吃了3个月西药，咳嗽虽有缓解，但总不如这一周的中药疗效来得快。

2018年5月26日三诊：患者咽干、干咳偶作，遇风或受寒咳作，畏寒恶风，口干苦欲饮，耳鸣，疲乏无力，口唇紫，舌紫，苔淡黄腻，脉寸关浮，拟柴苓汤加川牛膝、鸡血藤调理善后。处方：柴胡12 g、黄芩5 g、姜半夏12 g、生姜3片、党参15 g、生甘草 8 g、大枣 15 g、泽泻 15 g、猪苓 10 g、茯苓 30 g、生白术 15 g、桂枝 10 g、川牛膝 15 g、鸡血藤 30 g，水煎服，间隔一日一剂。

【按语】：本案咳嗽反复发作 3 年，使用西药虽然有所缓解，但还是不尽如人意。病情已成寒热错杂、正虚邪恋之势。辨证时主要采用方证辨证法，治疗以经方为主，拟用柴胡桂枝汤合苓桂术甘汤加鸡血藤、丹参，一诊就获得了非常明显的效果，西药抗生素也停服了。而服药两天咳嗽反而加剧，实际上是治疗反应，是药物激发身体驱除邪气的良性反应，之后咳嗽症状就大为缓解。这种现象，笔者以前治疗咳嗽时也经历过。但患者年龄较高，身体状态复杂，获效后还应当好好调理身体。方中主要通过黄芩、桂枝和生姜调节寒热，患者"咳嗽遇冷加重，晨起鼻塞流清涕"，虽然舌苔黄厚腻，但仍然考虑寒多于热，故黄芩用 5 g，桂枝用 10 g，此乃本处方的精妙之处。三诊时，仅在遇风或受寒时咳嗽，舌苔已变薄，拟用柴苓汤加川牛膝、鸡血藤调理善后。

（三）柴胡桂枝汤——肝气窜证案

沈某，女，之前因宫颈癌术后来我处调理。根据中医辨证，为气滞所致，所以用过较多疏肝行气的药物，也用过温胆类方，虽有些疗效，但却没有"立竿见影"的成就感，且大多数时候患者会有明显的全身气窜感，即觉得气在全身上下窜来窜去，有时堵塞在某个局部就有胀满疼痛感，故于 2017 年 2 月 8 日来我处就诊。

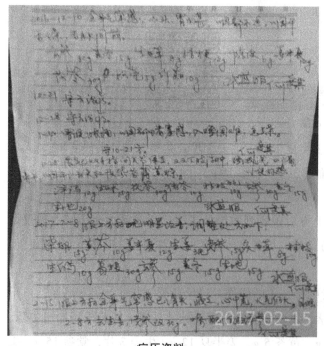

病历资料

刘渡舟教授曾提到应用柴胡桂枝汤可以治疗"肝气窜"，因此笔者借鉴刘老的经验治疗该患者的全身气窜证，试用柴胡桂枝汤。因患者有颈部僵直，故加葛根；因有口渴，且舌苔薄黄燥，故合增液汤。

处方：柴胡 15 g、黄芩 10 g、姜半夏 12 g、生姜 3 片，党参 15 g、炙甘草 8 g、桂枝 10 g、生白芍 10 g、葛根 30 g、玄参 15 g、麦冬 15 g、生地 15 g，水煎服。

2017 年 2 月 15 日复诊：全身气窜感消失了。在原方基础上做适当调整，继续调理身体。

【按语】：刘渡舟教授用柴胡桂枝汤治疗肝气窜证，笔者在临床上得到验证并取得佳效。

三、柴胡桂枝干姜汤医案

陈某，女，32岁，2020年6月13日初诊。患者腹泻两日，胃脘嘈杂不适，有轻微振水声，口干口苦，口臭，轻微口渴，睡眠较差，脐部跳动感明显，有轻微头晕，偶有轻微咳嗽。

方药：柴胡桂枝干姜汤合苓桂甘枣汤。处方：柴胡24 g、黄芩12 g、天花粉20 g、桂枝7 g、干姜5 g、炙甘草3 g、生牡蛎30 g、茯苓50 g、大枣15 g，水煎服，每日一剂。

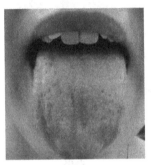

舌象

【按语】：据"口苦，轻微口渴，腹泻"，投以柴胡桂枝干姜汤；据"轻微口渴，轻微头晕，胃脘有轻微振水声，腹泻，脐部跳动感"，考虑水饮所作，投以苓桂甘枣汤。柴胡桂枝干姜汤条文："伤寒五六日，已发汗而复下之，胸胁满，微结，小便不利，渴而不呕，但头汗出，往来寒热，心烦，此为未解也，柴胡桂枝干姜汤主之。"临证一般见"口苦，口渴，腹泻"即可投之。

2020年6月26日复诊：服用上方7剂后，腹泻消失，口苦大减，疲劳感也大减，不午睡也能精力旺盛；目前尚有口渴、小便少、睡觉流涎、心下有闷闷感的症状，以下两方交替服用以巩固疗效：

（1）柴胡桂枝干姜汤合苓桂甘枣汤：柴胡24 g、黄芩12 g、天花粉20 g、桂枝7 g、干姜5 g、炙甘草3 g、生牡蛎30 g、茯苓50 g、大枣15 g，水煎服。

（2）柴苓汤合吴茱萸汤加泽兰、益母草：柴胡12 g、黄芩10 g、姜半夏30 g、生姜5片、党参12 g、炙甘草3 g、大枣12 g、茯苓100 g、猪苓12 g、泽泻30 g、苍术15 g、

下午4:59

 这次的方也不错，喝了7剂，口苦大减，也没有腹泻了，大便成型了，疲劳感大减，不午睡也没问题。就是还有口渴，小便少，心下闷闷的，睡觉有口水，所以我打算这个方和上次有吴茱萸的那个方交替喝一段时间😊

患者反馈

肉桂 7 g（后下）、吴茱萸 10 g、泽兰 10 g、益母草 30 g，水煎服。

四、柴胡加龙骨牡蛎汤医案

（一）柴胡加龙骨牡蛎汤——失眠案

邱某，女，1940 年出生，2015 年 10 月 21 日初诊。患者入睡困难数年，凌晨 1～3 点常需起床小便，醒后不易入睡，多梦，睡眠浅，疲乏无力，时有腰痛，急躁易怒，畏寒，便秘；舌暗红，苔黄白相兼，脉寸关浮弦。

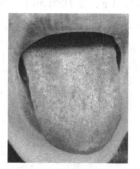

舌象

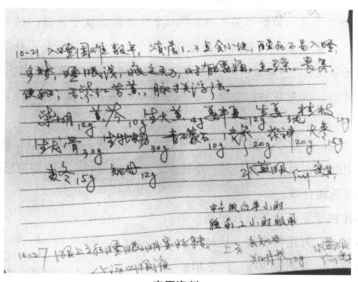

病历资料

诊治思路：据"入睡困难，凌晨 1～3 点需起床小便，急躁易怒，便秘，脉寸关浮弦"等，辨为柴胡加龙骨牡蛎汤证。

方药：柴胡加龙骨牡蛎汤加麦冬、知母。处方：柴胡 12 g、黄芩 10 g、生大黄 4 g、姜半夏 12 g、生姜 3 片，桂枝 10 g、生龙骨 30 g、生牡蛎 30 g、青礞石 10 g、党参 20 g、茯神 20 g、大枣 15 g、麦冬 15 g、知母 12 g，水煎服，每日一剂。

2015 年 10 月 27 日复诊：服上方后睡眠明显好转，上方去知母，加丹参 12 g。以柴胡加龙骨牡蛎汤进退，治疗一个月左右，数年顽固失眠终得痊愈。

2016 年 3 月 18 日三诊：患者因肩背腰强痛来诊，诉睡眠良好，顽疾已愈。

【按语】：柴胡加龙骨牡蛎汤是治疗精神情志类疾病极为常用之方，也是笔者治疗失眠的重要方剂之一。笔者常以礞石替代方中铅丹，而茯苓常改用茯神；如果没有便秘，常用生大黄 3～5 g 或熟大黄或酒大黄（量可适当大些），如果有便秘，生大黄量可大些。一般来说，尽可能用原方，也可稍作加减，如本案因患者唇口干燥故加知母、麦冬。以本方治疗失眠且奏效者已有多例，这是其中一例。

（二）柴胡加龙骨牡蛎汤——巅顶头痛案

黄某，女，49 岁，2018 年 7 月 25 日初诊。主诉：巅顶掣痛反复发作 20 多年，伴胸闷、心悸。当胸闷加重时，巅顶头痛随之加重，口渴，口苦，易上火，平素畏寒，胃肠对寒凉敏感，疲乏无力，有全身困重感；舌尖红，质淡暗，苔薄黄而干，脉寸关浮。

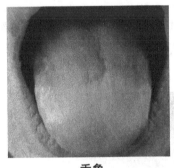

舌象

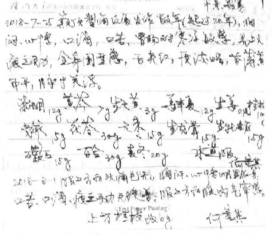

病历资料

诊治思路：据"巅顶掣痛，胸闷，口苦，全身困重感，易上火，胃肠对寒凉敏感，脉寸关浮"，投以柴胡加龙骨牡蛎汤；因口渴，加百合、麦冬。

方药：柴胡加龙骨牡蛎汤加百合、麦冬。处方：柴胡12 g、黄芩7 g、生大黄3 g、姜半夏12 g、生姜2片，桂枝10 g、党参15 g、茯苓30 g、大枣15 g、生龙骨15 g、生牡蛎15 g、礞石15 g、百合30 g、麦冬20 g，水煎服，每日一剂。

2018年8月1日复诊：服上方后头痛已愈，胸闷、心悸明显缓解，口苦、口渴、疲乏无力无改善，且伴有口腔溃疡。诉服用上方后腹内气窜感明显，原先全身酸重，现胸背部出现重着牵掣感。效不更方，守方续进。因患者反馈上方偏温热，故桂枝由10 g改为6 g，暂不加生姜片。

【按语】：本案患者虽然巅顶掣痛反复发作已有20多年，但应用柴胡加龙骨牡蛎汤后，一诊即获良效，不得不叹服经方疗效之佳。本案"巅顶掣痛，胸闷，口苦，全身困重感，脉寸关浮"都是应用柴胡加龙骨牡蛎汤的指征，其中"全身困重感"对应柴胡加龙骨牡蛎汤条文之"一身尽重，不可转侧"。

（三）柴胡加龙骨牡蛎汤——双下肢麻木案

黄某，女，71岁，2018年8月1日初诊。患者双下肢麻木数年，口干苦欲饮，晨起恶心，入睡困难，梦多；舌暗红，中前部少苔。

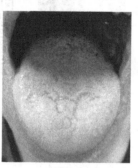

舌象

诊治思路：考虑为柴胡加龙骨牡蛎汤证"一身尽重，不可转侧"的引申主症，加之"口干苦，入睡困难，多梦"，故投以柴胡加龙骨牡蛎汤；再合黄煌四味健步汤以通利下肢血脉（丹参改为鸡血藤）。

处方：柴胡12 g、黄芩7 g、生大黄3 g、桂枝5 g、姜半夏10 g、生姜2片，党参15 g、生龙骨12 g、生牡蛎12 g、礞石10 g、大枣15 g、茯苓20 g、怀牛膝30 g、石斛12 g、炒白芍20 g、鸡血藤15 g，水煎服，每日一剂。

2018年8月8日复诊：服上方后双下肢麻木明显缓解，已无失眠，口干苦欲饮也明显好转；继续守方治疗。

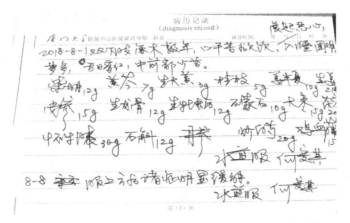

病历资料

【按语】：本案患者"双下肢麻木"，考虑为柴胡加龙骨牡蛎汤证"一身尽重，不可转侧"的引申主症，加之"口干苦，入睡困难，多梦"，所以应用柴胡加龙骨牡蛎汤，再合黄煌四味健步汤（牛膝、白芍、石斛、丹参）以通利下肢血脉（丹参改为鸡血藤），方证相应，获得佳效。值得一提的是，本案患者一家三代人来诊，给这位71岁的奶奶开的是柴胡加龙骨牡蛎汤，对其女儿和外孙女也投以柴胡加龙骨牡蛎汤，都获得了较好的疗效。由此可见，"柴胡加龙骨牡蛎汤人"（"方人药人说"——黄煌教授的学术观点）可将体质遗传给下一代。本案患者还述说药很好入口，笔者之前也喝过柴胡加龙骨牡蛎汤，的确不难喝。其实，许多经方不仅疗效好，口感也不错，如柴归汤、桂枝汤、小建中汤等，不得不叹服古人制方之妙。

方证的把握，"但见一证便是，不必悉具"，虽然有点极端，但一旦出现某方证的两个指征，就要开始考虑应用该方了；一旦出现三个指征，则可以比较确定应使用该方了；指征越多，把握越大。

（四）柴胡加龙骨牡蛎汤——痦痱案

李某，男，53岁，2020年7月3日初诊。患者语言不利，四肢活动不利，手脚麻木，以夜间为甚，焦虑，急躁，易惊醒，口干苦欲饮，疲乏无力，大便干结难解，小便短少，尿频；舌紫红，边有齿痕，苔黄腻，脉虚涩。患者曾于2020年1月因"中枢神经系统脱髓鞘病、癫痫样发作（继发性全面性强直阵挛发作）、2型糖尿病不伴有并发症、高血压2级（很高危组）、腔隙性脑梗死（陈旧性双侧基底节区）"入住广东某三甲医院；曾于2020年3月因"椎动脉颅内段动脉瘤（左侧）、高血压2级、糖尿病不伴有并发症、癫痫、脑动静脉瘘、脑动脉狭窄"再次入住该医院。

诊治思路：据"四肢活动不利，手脚麻木，焦虑、急躁，口干苦，小便短少、尿频"断为柴胡加龙骨牡蛎汤证，加生地养阴生津，加鸡血藤活血通络。

处方：柴胡 24 g、黄芩 10 g、酒大黄 3 g、桂枝 7 g、姜半夏 12 g、生姜 3 片，生龙骨 30 g、生牡蛎 30 g、礞石 20 g、党参 30 g、茯苓 30 g、大枣 15 g、生地 30 g、鸡血藤 30 g，水煎服，每日一剂，午后及临睡前服用；乌鸡白凤丸（大蜜丸），每日一丸，口服。

2020 年 7 月 13 日反馈：手脚麻木明显改善，睡眠有所改善，便秘未见改善；继续守方治疗。

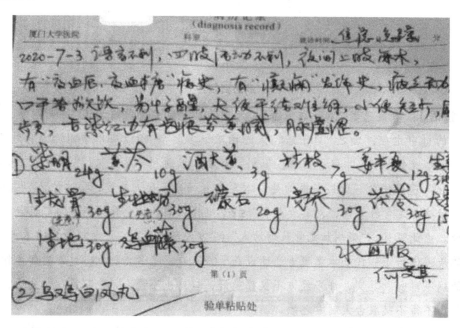

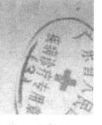

性别：男 年龄：85岁 出院日期：……

入院诊断：癫痫样发作（继发性全面性强直阵挛发作）；2型糖尿病不伴有并发症；高血压2级（很
高危组）；腔隙性脑梗死（双侧基底节区）

出院诊断：中枢神经系统脱髓鞘病；癫痫样发作（继发性全面性强直阵挛发作）；2型糖尿病不伴
有并发症；高血压2级（很高危组）；腔隙性脑梗死（陈旧性双侧基底节区）

入院时情况： 患者3天前（2020-01-13）于睡眠时突然出现右侧上肢麻木，继而头偏向左侧，向
左上方凝视，牙关紧闭，四肢抽搐，肢体强直，口吐白沫，意识丧失，跌倒在床上，持续约10分
钟左右，无头晕头痛，无恶心呕吐，无跌倒，家属呼叫120，于救护车上再发1次，症状同前，送
至广州市第十二人民医院就诊，考虑"癫痫：继发性全面性强直阵挛发作"，予以控制癫痫发
作、营养神经、醒脑、控制血糖等治疗，查头部CT提示左侧半卵圆中心小梗塞灶，双侧基底节、
反射冠区陈旧性腔隙性梗塞灶，MRI提示：双侧额顶叶散发斑片状、小结节异常信号灶，考虑特发
性炎性脱髓鞘病变。患者住院期间，于完善脑电图检查时再发1次，予以镇静治疗后缓解，家属
拒绝，为求进一步明确病因及治疗至我院就诊，考虑"癫痫样发作"。入院以来，神志清，精神
可，睡眠可，二便无殊。

住院经过及治疗情况： 入院后，结合患者部分发作继发全面发作特点，使用左乙拉西坦片500mg
口服 bid及奥卡西平片（曲莱）（进）150mg 口服 bid，完善腰穿检查，脑脊液压力170mmHg，澄清，
透亮，脑脊液常规未见明显异常，脑脊液生化提示葡萄糖：7.28mmol/L↑，微量总蛋白：633mg/
L↑，视频脑电图提示轻度异常成人脑电图，视觉、脑干、感觉诱发电位检查未见明显异常，进
一步完善相关提示脱髓鞘变性可能性大，结合患者病情变化情况，考虑中枢神经系统脱髓鞘。患
者血糖控制较差，予以甘舒霖10iu-8iu-10iu，长秀时14iu控制血糖，并进一步检测血糖变化，
余予以降压、补钾等对症治疗，现患者病情较平稳，无症状再发，精神可，告知患者脱髓鞘病变
需进一步治疗，患者及家属知情并要求今日出院，遂予以今日带药出院，嘱患者在家注意密切观
察血压、血糖等变化情况，按时服药，注意休息，病情变化及时就诊，我院神经内科门诊随
诊。

检查结果： 2020-1-16 全血常规：白细胞计数：10.40*10^9/L↑，中性粒细胞计数：6.94*10^9/L↑，
单核细胞计数：0.82*10^9/L↑，平均红细胞Hb浓度：361g/L↑；2020-1-16 术前四项：梅毒螺旋体特
异抗体：1.53COI+；2020-1-16 D-二聚体（比浊法），凝血指标：国际标准化比值：0.86↓，凝血酶原活
动度：133.0%↑，血浆凝血酶原时间测定：11.70sec↓，血浆纤维蛋白原含量：4.23g/L↑；2020-1-17
糖化血红蛋白：糖化血红蛋白（离子高效色谱法）：10.8%↑；2020-1-17 肾功能五项、血脂八项，血
同型半胱氨酸测定（酶法）：葡萄糖：8.49mmol/L↑，肌酐：50.30umol/L↓，载脂蛋白B100：0.71g/
L↓，脂蛋白a：594mg/L↑；2020-1-17 尿常规综合分析：酮体：1mmol/L（1+）+，葡萄糖：56mmol/L（4+）
+；2020-1-17 乙肝两对半定量（E）：乙肝表面抗体定量：>1000.00IU/L+，乙肝核心抗体定
量：0.008COI+；2020-1-17 脑脊液生化：葡萄糖：7.28mmol/L↑，微量总蛋白：633mg/L↑；2020-1-22
尿蛋白、白蛋白肌酐比值：蛋白/肌酐：12.25mg/mmolCr↑；2020-1-22 生化急诊八项：肌
酐：55.43umol/L↓，钾：3.47mmol/L↓。

肿瘤指标、自身免疫性脑病抗体、APQ4抗体阴性。
MRI：双侧额顶叶皮层及皮层下多发异常信号灶，考虑急性脱髓鞘性病变可能性大，请结合
临床。头颅MRA未见明确异常。头颅MRS未见明确异常。颈椎+胸椎+腰骶椎MRI平扫+增强未见……

病历资料

2020年8月2日反馈：语言不利、四肢活动不利、手脚麻木基本消除；睡眠差，
口干苦，眼屎多，心烦易怒，小便黄，大便干结难解，口唇紫，边有齿痕，苔黄厚腻。
转治失眠、便秘，辨为心肝火旺、瘀血内阻，投以仿桃核承气汤、仿导赤散、栀子厚朴
汤、芍药甘草汤合枳术丸：生大黄5 g、桃仁12 g、生甘草10 g、生地30 g、栀子5 g、

厚朴5g、枳壳5g、生白术30g、生白芍30g，水煎服，午后及临睡前服用。

【按语】：本案患者病情复杂，曾有"中枢神经系统脱髓鞘病、癫痫样发作（继发性全面性强直阵挛发作）、2型糖尿病不伴有并发症、高血压2级（很高危组）、腔隙性脑梗死（陈旧性双侧基底节区）、椎动脉颅内段动脉瘤（左侧）、癫痫、脑动静脉瘘、脑动脉狭窄"等多项诊断，多方求治未获显效。患者"语言不利，四肢活动不利，手脚麻木"，可归属中医"痿痹"病范畴。初诊据"四肢活动不利，手脚麻木，焦虑、急躁，口干苦，小便短少、尿频"断为柴胡加龙骨牡蛎汤证，因口干苦欲饮，加生地养阴生津；因舌紫，考虑有瘀血，加鸡血藤活血通络。柴胡加龙骨牡蛎汤被黄煌誉为"健脑方""调神方"，比较适合肝之气火亢旺者。组成：柴胡、黄芩、大黄、半夏、生姜、桂枝、龙骨、牡蛎、铅丹、人参、茯苓、大枣。《伤寒论》第一百零七条云："伤寒八九日，下之，胸满烦惊，小便不利，谵语，一身尽重，不可转侧者，柴胡加龙骨牡蛎汤主之。"

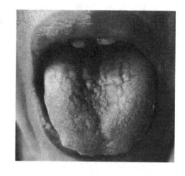

何医生，我先生☐吃了您的药方7剂，手脚发麻有了明显改善。睡眠时间也延长了一些，但是他感觉还是睡得比较浅，容易醒。而且大便2-3天才能拉一次，要很大力才能拉出来。

您今天晚上有没有空给他网络看诊，调一下处方。

从第4剂开始就没有下生姜了，因为他觉得有点上火。

我自己的第一个药方喝了2天，有一点上火，睡眠有一点改善，醒的时间延迟了半个小时。后

2020年7月13日患者反馈

2020年8月2日舌象

《灵枢·海论》曰："脑为髓之海，其输上在于其盖，下在风府。""髓海有余，则轻劲多力，自过其度；髓海不足，则脑转耳鸣，胫酸眩冒，目无所见，懈怠安卧。"故以乌鸡白凤丸补肾填精，滋补髓海。治疗10天后，患者手脚麻木、活动不利明显好转；治疗一个月后，语言不利、四肢活动不利、手脚麻木基本康复。

（五）柴胡加龙骨牡蛎汤——小儿多动症案

陈姓小孩，男，8岁，2020年9月5日初诊。患儿面部及四肢多动1年多，紧张或睡眠不足则加重，小便黄，大便黏腻臭秽，平素易紧张，性格急躁，舌淡苔白，左脉偏虚。曾行小儿推拿，病情有所缓解，近期开学后因学习压力大而加重。

方药：柴胡加龙骨牡蛎汤。处方：柴胡 12 g、黄芩 5 g、酒大黄 2 g、姜半夏 10 g、生姜 2 片、桂枝 5 g、生龙骨 20 g、煅牡蛎 20 g、礞石 20 g、党参 15 g、茯苓 50 g、大枣 15 g，水煎服，每日一剂。小儿推拿继续。

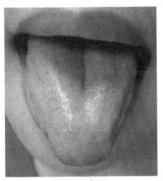

舌象

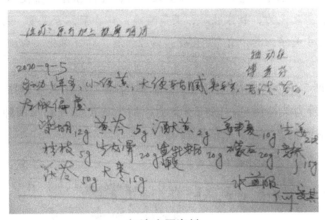

初诊病历资料

2020 年 9 月 12 日复诊：服上方后多动症状明显缓解，已几乎见不到抽动，睡眠也明显改善。处理如下：

（1）柴胡加龙骨牡蛎汤，每周服用两天。

（2）补益脾胃汤包：山药 30 g、生白术 15 g、茯苓 20 g、莲子 15 g、大枣 20 g、陈皮 3 g、炒谷芽 3 g、炒麦芽 3 g，布包炖汤。

（3）小儿推拿继续。

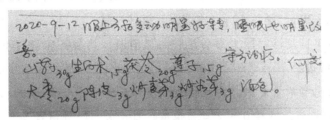

复诊病历资料

【按语】：本案小儿多动，一般常从肝风内动治疗，选用息风止痉中药，如天麻、钩藤、全蝎、蜈蚣、白僵蚕等。本案据"性格急躁、易紧张，小便黄，大便黏腻臭秽"，考虑肝火、肝气亢逆，选用柴胡加龙骨牡蛎汤，结果一诊即获佳效；当然，配合小儿推拿对治疗也有较好的帮助。柴胡加龙骨牡蛎汤中龙骨、牡蛎、铅丹（以礞石代），具有"安神—止痉—止痒"功效带，是本案取效的关键方根。

五、柴苓汤医案

（一）柴苓汤——浮肿案

刘某，女，49岁，2016年5月25日初诊。患者面部、下肢浮肿20天，头皮有包块，后部头痛，口干苦但不欲饮，胸闷，心烦急躁，凌晨0～2点易惊醒，右胁肋及胃脘胀痛，脘腹对寒凉敏感，大便10多天一行，大便黏腻，排便不畅，小便短少，白带量多色黄，疲乏无力，畏寒肢凉，关节酸痛；口唇紫，舌淡紫，苔薄黄，舌下络脉瘀紫怒张，左寸关浮弦滑；有"肝囊肿、胸腔积液、肺纤维化、白细胞低"等病史。

诊治思路：据"右胁肋胀痛，口干苦，心烦急躁，左寸关浮弦滑，面部和下肢浮肿，小便短少"，辨为柴苓汤证；因疲乏无力，加生黄芪益气利水消肿；因口唇紫，舌淡紫，舌下络脉瘀紫怒张，加泽兰活血利水。

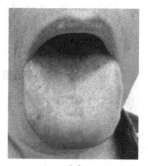

舌象

方药：柴苓汤加生黄芪、泽兰。处方：柴胡12 g、黄芩3 g、姜半夏12 g、生姜5片，党参15 g、炙甘草3 g、大枣15 g、猪苓6 g、茯苓30 g、泽泻10 g、炒白术15 g、桂枝12 g、生黄芪20 g、泽兰12 g，水煎服，每日一剂。

2016年6月1日复诊：服上方后浮肿明显消退，其余各症皆有不同程度的缓解；效不更方，守方继进。

【按语】：该患者病情复杂，病程较长，辗转多方治疗未果，初诊以柴苓汤加味即获佳效。"右胁肋胀痛，凌晨0～2点易惊醒，口干苦，心烦急躁，左寸关浮弦滑，面部和下肢浮肿，小便短少"是本案应用柴苓汤的指征。浮肿消退后，后期可考虑用柴归汤调理善后。

（二）柴苓汤、小柴朴汤——胃胀案

> 陈女士，32岁，2020年4月6日初诊。患者胃胀闷一个月，嘈杂，肠鸣辘辘，不欲饮，饮水后觉胃堵塞，食后也觉胃堵塞，偶尔泛酸，晨起刷牙会恶心欲吐，口苦、口臭，晨起尤甚，咽喉及食管有不适感，喉间有痰，胁肋疼痛，面部痤疮，脚非常冰冷，易上火，胃肠对寒凉敏感；口唇紫，舌淡红而暗，舌面有瘀点，中根部有黄腻苔。

诊治思路：据"口苦，胁肋疼痛，恶心欲吐"，用小柴胡汤；据"咽喉及食管不适感，喉间有痰，胃胀闷"，用半夏厚朴汤；据"肠鸣辘辘，饮水后觉胃堵塞感，口臭，苔腻"，用五苓散；据"口唇紫，舌质淡红而暗，舌面瘀点"，加益母草。

方药：小柴胡汤、半夏厚朴汤合五苓散加益母草。处方：柴胡15 g、黄芩7 g、姜半夏15 g、生姜3片、党参15 g、大枣15 g、炙甘草3 g、厚朴10 g、苏叶10 g、茯苓30 g、泽泻15 g、猪苓12 g、炒白术15 g、桂枝4 g、益母草30 g，水煎服，每日一剂，先服3天。若服药后上火，则少加或不加生姜片。

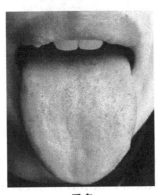

舌象

【按语】：小柴胡汤证：口苦，心烦喜呕，默默不欲饮食，胸胁苦满。五苓散证：水入则吐，肠鸣辘辘为水走肠间。半夏厚朴汤证：咽中如有炙脔，胃胀闷可以看作"咽中如有炙脔"的引申主症。

2020年4月11日复诊：服药5帖，胃胀减轻，偶尔嗳气，肠鸣减少，脐下有悸动感，口臭已无，轻微口苦，晨起刷牙恶心欲吐感也减轻了很多，咽喉仍有不适感，总觉喉间有痰，能咯出少许痰，牙龈肿，牙龈出血，脸部皮肤干燥，仍有小的痤疮，服药后大便偏稀，黄厚腻苔已退去，舌前部舌苔偏少；目前处于行经期后期。对于胃胀和咽喉的问题，拟用小柴朴汤；因"脐下悸动感"，合苓桂甘枣汤；加莪术活血行气消胀。处

方：柴胡 15 g、黄芩 7 g、姜半夏 15 g、生姜 3 片，党参 15 g、大枣 15 g、炙甘草 3 g、厚朴 10 g、苏叶 10 g、茯苓 30 g、苍术 10 g，水煎服，每日一剂，先服 3 天。若服药后上火，则少加或不加生姜片。

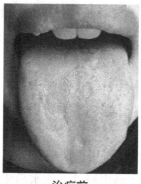

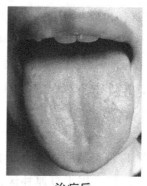

治疗前　　　　　　　　治疗后

【按语】：治疗获效，舌苔变薄，继续用小柴朴汤，因脐下悸动感，选用苓桂甘枣汤替代初诊的五苓散。《伤寒论》第六十五条："发汗后，其人脐下悸者，欲作奔豚，茯苓桂枝甘草大枣汤主之"。

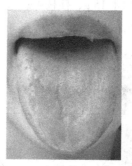

舌象

2020 年 4 月 16 日三诊：半年来晨起口苦几乎没有了，微有口臭，胃部不舒服，嘈杂，胃有振水声，嗳气；嗳气后胃部症状缓解，饮水后胃部症状加重，不能一下子喝很多，喝很多后会恶心；艾灸后胃部症状可缓解，对寒凉的饮食敏感，食欲差，食后胃胀不适，口唇干裂，面部痤疮；咽部已无不适感，晨起咯痰，微有咳嗽，恶心欲吐，刷牙时一直干呕，偶尔会吐出白稀痰或涎液；偶尔心悸，脐下悸动好转，梦多；大便稀溏，舌紫，苔薄黄。方药：柴苓汤合吴茱萸汤加泽兰、益母草。处方：柴胡 12 g、黄芩 10 g、姜半夏 30 g、生姜 5 片，党参 12 g、炙甘草 3 g、大枣 12 g、茯苓 100 g、猪苓 12 g、泽泻 30 g、苍术 15 g、肉桂 7 g（后下）、吴茱萸 10 g、泽兰 10 g、益母草 30 g，水煎服，每日一剂，先吃 3 天，若服药后上火明显，可适当减少生姜、肉桂的用量，轻微上火则无须减量。

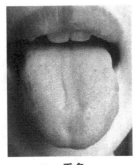

舌象

患者反馈

【按语】：水饮症状依然较甚，故投以柴苓汤，重用半夏、茯苓，所谓"看得准、打得狠"（盛国荣语，指辨证要准，药量要足，敢用重剂），也是笔者研习李可、仝小林、王彦晖、王幸福等诸家学术后的收获，恢复了仲景用药本色。因患者恶心呕吐等症状较重，故用吴茱萸汤，其方证：食谷欲呕，得汤反剧；吐利，手足逆冷；干呕，吐涎沫；呕而胸满。

2020 年 4 月 29 日四诊：恶心、呕吐、胃脘嘈杂及振水声已无，食欲恢复，胃脘不适感大大减轻，食后脘腹部有时胀满，有时隐痛，嗳气或矢气后缓解，晨起轻微口苦，口干明显，但不欲饮，胸闷胁胀，咽喉部有堵塞感，有少许痰，脐下悸动偶作，入睡有点困难；舌尖红，质紫，苔淡黄。方药：小柴朴加益母草、石菖蒲、郁金、夜交藤。处方：柴胡 15 g、黄芩 7 g、姜半夏 15 g、生姜 3 片、党参 15 g、大枣 20 g、炙甘草 8 g、厚朴 5 g、茯苓 50 g、苏叶 10 g、石菖蒲 12 g、郁金 10 g、益母草 30 g、夜交藤 50 g，水煎服，每日一剂，午饭后及睡前服。

【按语】：胃部症状已好转九成五以上，水饮症状明显缓解，而小柴朴汤证明显，故投以小柴朴汤，加石菖蒲、郁金、益母草、夜交藤行气化痰，活血安神。

2020 年 5 月 9 日五诊：最近两天恶心欲吐感明显，有时干呕，晨起口苦，稍微口臭，胃脘部嘈杂不适，饥饿时明显，胃肠辘辘声，但脘腹胀满感明显缓解，咽喉异物感也明显减轻，大便稀溏，但不粘马桶，面部前胸后背痤疮，舌紫苔黄。方药：小半夏加茯苓汤、吴茱萸汤、五苓散合柴胆牡蛎汤加莪术。处方：柴胡 12 g、龙胆草 10 g、生牡蛎 30 g、姜半夏 15 g、生姜 5 片、茯苓 50 g、泽泻 15 g、猪苓 15 g、苍术 15 g、桂枝 5 g、吴茱萸 5 g、大枣 15 g、党参 15 g、莪术 10 g，水煎服，每日一剂，共 3 剂。

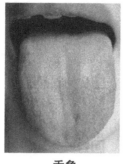
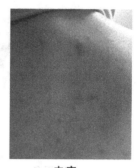

舌象　　　　　　　皮疹

【按语】：小半夏加茯苓汤：①卒呕吐，心下痞，膈间有水，眩悸者，小半夏加茯苓汤主之；②先渴后呕，为水停心下，此属饮家，小半夏加茯苓汤主之。柴胆牡蛎汤，为简光裕先生创制，是治疗口苦的专方。其余吴茱萸汤证、五苓散证见前述。

2020年5月10日六诊：患者反馈："昨天喝一剂药，今天晨起就没有口苦了，然后恶心呕感减轻了一半，胃部不像前几天那样闷闷的了。谢谢何医生，我感觉就是水，因为昨晚躺下，按腹部胃部，就感觉这个胃部、胁下都是水。"调整方药为柴苓汤、小柴朴汤合吴茱萸汤加莪术：柴胡12 g、黄芩10 g、姜半夏15 g、生姜5片、茯苓100 g、泽泻15 g、猪苓15 g、苍术15 g、桂枝5 g、吴茱萸5 g、大枣15 g、党参15 g、炙甘草3 g、莪术10 g、厚朴7 g、苏叶10 g，水煎服，每日一剂。

【按语】：这是笔者第一次使用柴胆牡蛎汤，患者服用一剂后口苦的症状就神奇般地消失了。其余恶心欲吐感、胃脘嘈杂也明显缓解，故继续以柴苓汤、小柴朴汤合吴茱萸汤加莪术调理，本方旨在清肝泻火、温化痰饮、降逆止呕、行气活血。

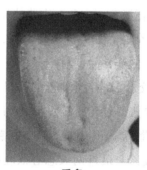

舌象

2020年5月17日七诊：胃部症状基本消失了，恶心呕感、嗳气也基本消失了，胃部振水声大减。患者称"这副药效果很好"。目前还有以下症状：咳嗽，有少许白稀痰，头晕，疲乏，早上和午睡后口苦口干，轻微口臭，小便短少，大便不成形，舌紫，苔淡黄厚腻。方药：柴陈泽泻汤加益母草。处方：柴胡15 g、黄芩10 g、姜半夏30 g、生姜3片、党参15 g、生甘草5 g、大枣15 g、陈皮30 g、茯苓50 g、泽泻30 g、苍术30 g、益母草30 g，水煎服，每日一剂，先服3天。

【按语】：患者胃胀闷一个多月，经当地医生诊治未效，遂求诊我处。笔者为其治疗一个多月以来，胃胀闷、恶心欲吐、嗳气、胃嘈杂、振水声、肠鸣辘辘等诸症基本消失。其间病机以湿热、水饮、痰浊、瘀血为主，治疗选方以柴苓汤、小柴朴汤为主，兼小半夏加茯苓汤、苓桂甘枣汤、吴茱萸汤、柴胆牡蛎汤，最后以柴陈泽泻汤善后。

柴陈泽泻汤，又名"靖眩汤"，是余国俊的导师名医江尔逊所制之方，由小柴胡汤、二陈汤合泽泻汤加天麻、钩藤、菊花组成。本案未加天麻、钩藤及菊花，而加益母草，全方旨在清热祛湿、化痰止咳、蠲饮止眩、健脾和胃，针对咳嗽咯痰、眩晕、口苦口臭、疲乏、舌紫、苔淡黄厚腻诸症（病机依然为"湿热、水饮、痰浊、瘀血"）。

小结：①经方小柴胡汤、五苓散、半夏厚朴汤、小半夏加茯苓汤、吴茱萸汤、苓桂甘枣汤以及时方柴胆牡蛎汤、二陈汤都在本案中涉及，因此本案是研习以上经典方剂的重要素材；②本案突显了重剂、复方大法等配方特点，如茯苓用量达100 g，姜半夏用量达30 g，一诊即以小柴胡汤、半夏厚朴汤合五苓散，六诊以小柴胡汤、半夏厚朴汤、五苓散合吴茱萸汤，最后一诊则以小柴胡汤、二陈汤合泽泻汤，几乎每一诊都体现了这种复方大法。笔者认为，重剂及复方大法对病情复杂、顽疾、重疾、危疾、难疾等是常用且有效的配方方法。

（三）柴苓汤合升降散——湿热感冒案

> 患者，女，17岁，2020年2月13日初诊。患者咽痛，咽干，但不欲饮，无咽痒，耳痛，食欲尚可，但食后有恶心感，便秘，小便偏黄；舌淡嫩紫，边有齿痕，苔微黄厚腻。曾服用银翘散、普济消毒饮但未效，服用甘露消毒丹有所缓解。

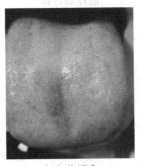

治疗前舌象

中医诊断：湿温感冒，湿重于热，脾气虚，瘀血。诊治思路：据"咽干，耳痛，食后恶心"，辨为小柴胡汤证；据"舌苔微黄厚腻"，合五苓散；据"咽痛，便秘"，合升降散。

处方：柴胡15 g、黄芩6 g、姜半夏15 g、生姜2片，党参12 g、生甘草8 g、大枣10 g、桂枝4 g、泽泻15 g、茯苓30 g、猪苓15 g、生白术15 g、生大黄4 g（后下）、白僵蚕 15 g、姜黄 10 g、蝉蜕 7 g，水煎服，每日一剂，共 3 剂。

2020 年 2 月 15 日复诊：服药后，食欲大增，腹泻数次；有低热，咽痛依然明显，耳痛，有时耳鸣。调整处方如下：柴胡 30 g、黄芩 6 g、姜半夏 15 g、生姜 2 片，党参 12 g、生甘草 8 g、大枣 10 g、桂枝 4 g、泽泻 15 g、茯苓 30 g、猪苓 15 g、生白术 15 g、生大黄 4 g（后下）、白僵蚕 15 g、姜黄 10 g、蝉蜕 7 g、板蓝根 30 g，水煎服，每日一剂，共 3 剂。

2020 年 2 月 16 日三诊：服药后已无发热，咽痛消失，耳痛明显好转，偶尔还会耳鸣；口渴，咽干，鼻塞，大小便正常；舌淡红偏暗，齿痕已不明显，舌苔较初诊明显变薄，尚存微黄腻苔。方药：小柴胡汤加味。处方：柴胡 15 g、黄芩 5 g、姜半夏 12 g、生姜 2 片，大枣 15 g、党参 20 g、生甘草 10 g、麻黄 7 g、蝉蜕 6 g、玄参 30 g、连翘 15 g，水煎服，每日一剂，共 4 剂。

2020 年 2 月 23 日反馈：咽干，咽喉有堵塞感，偶尔咽痒、干咳，偶感轻微耳痛、耳鸣，偶有牙龈疼痛。病情已恢复九成以上。嘱其坚持巩固治疗一段时间。方药：小柴朴汤加生白术。处方：柴胡 12 g、黄芩 5 g、姜半夏 12 g、生姜 3 片，党参 15 g、大枣 15 g、炙甘草 8 g、厚朴 7 g、茯苓 30 g、苏叶 10 g、生白术 20 g，胃凉加生姜片，上火减生姜片。

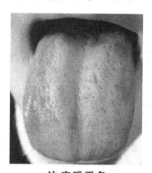

治疗后舌象

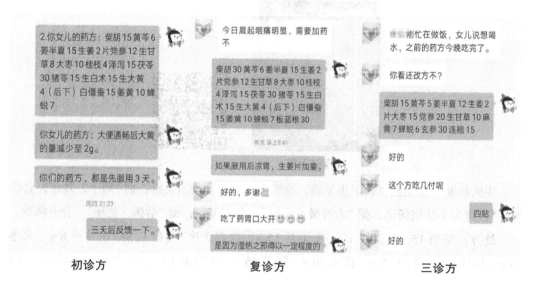

初诊方　　　　　　　复诊方　　　　　　　三诊方

【体会】：

（1）本案当为湿温感冒，主要侵袭肺卫与少阳胆经，辨为湿重于热，脾气虚，兼有瘀血。在本案的诊断依据中，舌象极为重要。舌质不红，舌苔微黄厚腻，当诊为湿重于热；舌边有齿痕，当诊为脾虚湿盛；舌紫，说明有瘀血。初诊用方依据：咽干、食后恶心对应"心烦喜呕"，耳痛考虑病在少阳，故用小柴胡汤；因舌苔微黄厚腻，湿气重，故用五苓散；咽痛，便秘，考虑为湿热蕴毒，故用升降散。特别需要指出的是，对于升降散证，笔者应用指征多为：发热，咽痛，咽喉红肿，或有扁桃体肿大，或有咳嗽，便秘，舌红苔黄。

（2）患者服用初诊方后，腹泻数次，为身体祛除湿热之邪的反应，之后食欲大增，说明湿热之邪得以祛除，但咽痛、耳痛未改善。而且，初诊时未听患者说有发热症状，故柴胡只用了 15 g。复诊时，因有发热，柴胡加至 30 g，另外加板蓝根 30 g 以增强清热解毒、利咽止痛的作用。

（3）复诊方仅服一剂，患者的发热、咽痛就痊愈了，耳痛也明显好转，见效迅速。三诊时，舌苔明显变薄，湿气已祛除大部，而现伤津之象，同时有鼻塞，故以小柴胡汤加玄参养阴生津，连翘清热解毒，麻黄、蝉蜕辛温疏散、宣通鼻窍。

（4）本案选方：银翘散主要用于风热外感；普济消毒饮主要用于热毒证；甘露消毒丹主要用于湿热并重、湿热蕴毒。所以，以上诸方对本案来说或多或少不是那么妥帖。笔者在治疗过程中，主要采取方证辨证法，有是证用是方，最终获得较好疗效。

（5）在湿热证中，舌象尤其是舌苔对诊断和观察病情变化至关重要。本案舌象在治疗前后变化较大，值得细细玩味。

（6）本案为湿温感冒，病势缠绵，笔者接手治疗 10 天后，患者仍有残余邪气未清、残余症状未尽，故投以小柴朴汤加白术善后调理。凡挟湿的感冒，因湿性缠绵难愈，所以疗程通常较长，需要医患合作，耐心调治。

（四）柴苓汤——淋证案

> 患者，男，面色㿠白，脾胃对寒凉敏感，舌淡暗，苔薄白润。曾一直用理中汤合参苓白术法调理肠胃，收效不错。某日来诊，诉尿频、尿急、尿痛、尿黄，小腹窘迫。

方药：柴苓汤原方。一剂知，二剂已。不想柴苓汤对湿热下注之淋证效果如此之好。

（五）柴苓汤——前列腺炎案

> 患者，男，大学教师。患者会阴部灼痛一周，疼痛在活动后缓解，因疼痛而坐卧不安，无法工作。在某三甲医院诊为"前列腺炎"，小便黄，但无尿频、尿急、尿痛等症；面色晦暗无华，身体偏虚，口唇紫，舌淡紫，苔微黄厚腻；有"慢性胃炎"病史。

方药：柴苓汤加川牛膝、王不留行；同时服用西药。

2017 年 12 月 1 日复诊：以前几乎 24 小时会阴部都会痛，现在白天不痛了，已经可以工作，晚上要睡到后半夜才会痛；继续守方治疗。

【按语】：以上两案皆为湿热下注。下焦湿热，有导赤散、八正散、龙胆泻肝汤、四妙散等方，但上述两例为什么选用柴苓汤？八正散证、龙胆泻肝汤证是纯实证，而柴苓汤证是虚实夹杂证，因此，柴苓汤常用于身体虚弱者或胃肠薄弱者的下焦湿热证。例如，"柴苓汤——淋证案"中，患者平素脾胃虚寒，如用八正散，胃肠肯定不耐其寒；"柴苓汤——前列腺炎案"中，患者有"慢性胃炎"病史，身体虚弱，柴苓汤最为稳妥，因口唇紫、舌淡紫，故加川牛膝、王不留行。

六、柴陷汤医案

（一）柴陷汤——咳嗽案一

> 陈某，女，40 岁，2017 年 7 月 19 日初诊。患者咳嗽 10 天，咯黄黏痰，量多，喑哑，咽红，咽痒，疲乏无力，冬天畏寒肢凉，胃肠对寒凉敏感，胸闷，无鼻塞、流涕；面色㿠白，口唇紫，舌尖红，质紫，苔灰黄，脉虚软。

诊治思路：据"咳嗽，咯黄黏痰，量多，胸闷"，用小陷胸汤；据"咽红，咳嗽，咯黄黏痰，面色㿠白，疲乏无力，胃肠对寒凉敏感，脉虚软"，考虑为痰热内壅，脾胃虚寒，故合小柴胡汤。

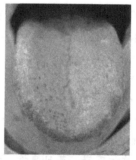

舌象

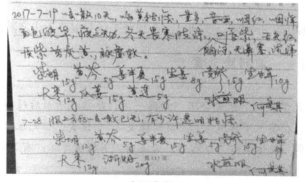

病历资料

方药：小柴胡汤合小陷胸汤（柴陷汤）。处方：柴胡 15 g、黄芩 5 g、姜半夏 15 g、生姜 8 g、党参 15 g、生甘草 10 g、大枣 12 g、瓜蒌 15 g、黄连 5 g，颗粒剂，每日一剂。

2017 年 7 月 28 日复诊：服上方后咳嗽已无；尚有少许透明黏痰。方药：小柴胡汤加浙贝母善后。处方：柴胡 12 g、黄芩 5 g、姜半夏 15 g、生姜 5 g、党参 15 g、生甘草 8 g、大枣 12 g、浙贝母 20 g，颗粒剂，每日一剂。

【按语】：本案小陷胸汤证的证据较为明显：咳嗽，咯黄黏痰，胸闷。虽没有典型的"口苦，咽干，目眩，脉弦，心烦喜呕，默默不欲饮食"等小柴胡汤证，但其应用主要基于方证病机——正虚邪恋，正虚有气虚，阳虚；邪恋有风热、痰热。患者用柴陷汤一周后，咳嗽已消除，其余诸症也明显缓解。本案是应用柴陷汤较为成功的治验。本案如有鼻塞、流涕等，可合桂枝汤。

（二）柴陷汤——咳嗽案二

> 张某，女，34 岁，2017 年 11 月 8 日初诊。患者咳嗽、咯黄黏痰 3 天，咽痛，咽痒，口渴，胃肠对寒凉敏感；舌暗红，苔薄黄，脉浮。

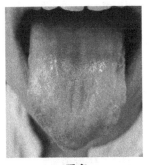

舌象

病历资料

方药：柴陷汤。处方：柴胡15 g、黄芩5 g、姜半夏15，生姜3片、党参15 g、生甘草8 g、大枣12 g、黄连3 g、瓜蒌20 g，水煎服，每日一剂。

2017年11月15日复诊：服上方后咳嗽明显缓解，患者自行续用原方。

2018年6月27日因他疾来诊：诉服用上方两个疗程而咳嗽获愈。

【按语】：柴陷汤，即小柴胡汤合小陷胸汤，源自《医学入门》，是小柴胡汤家族方的成员之一，相比于柴归汤、小柴朴汤、柴胡桂枝汤等，笔者临证应用柴陷汤的案例相对较少，本案即是一例。本案患者咳嗽、咯黄黏痰，为痰热内壅，小陷胸汤、黄鱼夏蒌汤、清气化痰丸、桑白皮汤等清热化痰的方剂为对症之方，但患者胃肠对寒凉敏感，有潜在的脾胃虚寒，因此单用上述方剂，胃肠必定不堪寒凉，故合用对胃肠非常"友好"的小柴胡汤（方中半夏、生姜、人参、甘草、大枣可以温养脾胃），即柴陷汤，一诊即获佳效，复诊则收功。

七、除烦汤医案

沈某，女，宫颈癌术后于我处用中药调理身体已有数年，2016年9月23日来诊。

主诉：入睡困难。

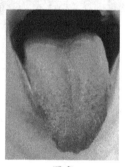

舌象

方药：柴胡加龙骨牡蛎汤加丹参、丹皮。

2016年9月30日复诊：初诊方未见效；入睡困难，心烦急躁，咽痒，咽痛，咽红，咽部有堵塞感，全身有气窜感，以头颈部为甚，干咳，颈酸，口渴，胃脘胀满疼痛，平素胃肠对寒凉饮食敏感，小便灼热，舌尖红，质紫，苔薄黄燥，脉虚。调整方药：温胆汤、玄麦甘桔汤合增液汤加党参。处方：陈皮10 g、姜半夏12 g、茯苓20 g、枳实5 g、竹茹15 g、玄参30 g、麦冬15 g、生甘草6 g、桔梗10 g、生地20 g、党参20 g，水煎服，每日一剂。

【按语】：初诊用柴胡加龙骨牡蛎汤治疗失眠未见效。据失眠且胃脘胀满疼痛，考虑用温胆汤；因咽红、咽痛，加玄麦甘桔汤；因口渴、舌苔黄燥，加增液汤；因脉虚，加党参。

2016年10月14日三诊：服上方后睡眠改善；守方治疗。

2016年10月21日四诊：失眠复作，余症同前。患者到门诊来，表现出心烦、急躁的神情，同时患者有咽部堵塞感、全身气窜感，据此考虑试用黄煌教授的八味除烦汤。方药：八味除烦汤合增液汤去麦冬加知母。处方：姜半夏12 g、厚朴5 g、茯苓15 g、苏叶10 g、生栀子3 g、连翘15 g、枳壳10 g、黄芩3 g、生地20 g、知母15 g、玄参30 g，水煎服，每日一剂。

2016年10月26日五诊：服上方后失眠明显改善。患者心情也平静了很多。

【按语】：这是笔者第一次使用黄煌教授的八味除烦汤，竟收到如此好的疗效。对于本案患者的症状体征，笔者一开始并没有想到用除烦汤，而是使用了平日应用较多的柴胡加龙骨牡蛎汤、温胆汤（笔者最常用的治疗实证失眠的方剂），但收效不佳，故试用除烦汤，结果获得了佳效。

八味除烦汤：半夏厚朴汤合栀子厚朴汤加连翘、黄芩。组成：半夏、厚朴、茯苓、苏叶（或苏梗）、生栀子、黄芩、连翘、枳壳、生姜（或干姜）。有尿黄尿痛者加六一散；有心下痞痛者加黄连。

主治：症见头昏头痛、失眠多梦、身困乏力、精神不振、咳嗽。

体质要求：面色滋润，唇舌多红，主诉以失眠、胸闷、腹胀为多；易急躁、焦虑、多疑多虑、惊恐，易烘热汗出，常有夜汗，易恶心呕吐、心慌心悸，易头胀痛、咽喉肿痛，易小便涩痛，或有鼻衄，脉多滑数。

主治疾病谱：更年期综合征、焦虑症、血管神经性头痛、妇人痛经、痤疮、咽喉炎、扁桃体炎、食管炎、急慢性胃肠炎、喉源性咳嗽、急慢性支气管炎、支气管哮喘、小儿厌食、小儿过敏性紫癜、色痛症等。

第三节　D

一、大柴胡汤医案

（一）大柴胡汤——胃痛案

柯某，男，70岁，2016年1月16日初诊。患者胃脘疼痛两个月，牵涉两胁，畏寒，目赤，入睡困难，多梦，大便偏干；口唇紫，舌紫，苔淡黄厚腻，脉弦。

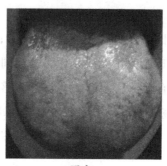

舌象

方药：丹栀温胆汤合桂枝茯苓丸。

复诊：初诊方药未见效；改投大柴胡汤加桂枝。处方：柴胡 12 g、黄芩 5 g、姜半夏 15 g、干姜 2 g、大枣 15 g、枳实 10 g、生白芍 30 g、生大黄 5 g、桂枝 5 g，水煎服，每日一剂。

2016年1月23日三诊：服上方后胃脘疼痛已愈，大便仍偏干；上方干姜改 5 g 继服。

【按语】：患者为 70 岁老者，胃脘疼痛两个月，牵涉胁肋，入睡困难。笔者初诊以惯常应用的丹栀温胆汤合桂枝茯苓丸，竟无寸功。复诊据"胃痛，牵涉胁肋，目赤，大便偏干，舌苔淡黄厚腻"，投以大柴胡汤加桂枝（因代煎，药房不备生姜，遂改为干姜），服用 4 帖后胃痛已愈。本案热象不甚，加之有"畏寒"的症状，恐大柴胡汤过寒伤胃，故反佐桂枝。患者诉平日饮食不节，把胃吃坏了，所以，合理的饮食习惯对保持身体健康至关重要。

二、丹栀温胆汤医案

文某，女，8 岁，2017 年 2 月 22 日初诊。患者入睡困难数年，右胁痛，口臭，嗳气，大便溏结不调；舌淡红，苔淡黄腻。

方药：丹栀温胆汤。处方：丹皮 7 g、生栀子 4 g、陈皮 10 g、姜半夏 12 g、茯苓 30 g、炙甘草 8 g、枳实 6 g、竹茹 12 g，水煎服，午后及晚上睡前服用。

2017 年 3 月 1 日复诊：服上方后病情缓解；调整处方如下：丹皮 5 g、生栀子 3 g、陈皮 5 g、姜半夏 12 g、茯苓 20 g、炙甘草 3 g、枳实 4 g、竹茹 12 g。

2017 年 3 月 8 日三诊：睡眠已正常，右胁痛已愈，口臭仍旧；守方治疗。

2017 年 3 月 24 日四诊：已无明显症状，舌苔已变薄；停止服药，嘱其调摄情志。

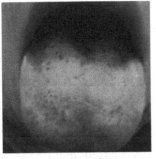
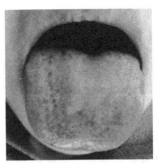

治疗前舌象　　　　　治疗后舌象

【按语】：本案患儿在校被同学欺负，加之父母不在身边而缺失父爱母爱，因而情志不遂，出现失眠、右胁痛，加之"嗳气，大便溏结不调，舌苔淡黄腻"，故投以丹栀温胆汤原方，经3周治疗，失眠、右胁痛即康复，疗效颇佳。需注意的是，应去除导致患儿情志不遂的外因，对患儿多予以关爱，疗效方能持久。

三、独活寄生汤医案

刘某，男，76岁，2016年11月23日初诊。患者右下肢筋骨疼痛两个月，活动不利，有寒凉感，胃肠对寒凉饮食敏感；舌淡紫，苔少，有少数腻苔。

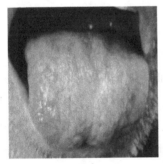

舌象

中医诊断：年高体弱之痹证。

方药：独活寄生汤。处方：独活7g、桑寄生15g、秦艽5g、细辛3g、防风5g、川芎6g、当归15g、熟地20g、生白芍30g、桂枝5g、茯苓20g、炒杜仲12g、怀牛膝15g、党参15g、炙甘草10g，水煎服，每日一剂。

食疗方：鹿筋一根、怀牛膝100g、石斛12g，炖汤服用，2～3天一次。

2016年12月7日复诊：服上方后疼痛及右关节活动明显改善，右小腿夜间有冰凉酸胀感；效不更方，守方续进；另嘱患者泡何氏风湿跌打酒，以内服外擦。

【按语】：独活寄生汤是治疗身体虚弱或高年体弱之痹证的常用方。该患者年高体弱，罹患痹证，使用该方仅一诊后病情就明显缓解，但仍需持续一段时间甚至较长时间的治疗。另外，食疗方和何氏风湿跌打酒也有很好的辅助治疗作用。

何氏风湿跌打酒：羌活 15 g、秦艽 20 g、防风 15 g、制川乌 10 g、制草乌 10 g、细辛 5 g、桂枝 10 g、炒杜仲 20 g、怀牛膝 20 g、续断 30 g、桑寄生 30 g、鹿衔草 30 g、生地 20 g、熟地 20 g、赤芍 20 g、生白芍 20 g、川芎 15 g、苏木 15 g、生白术 20 g、茯苓 30 g、金钱白花蛇 1 条或 2 条，如有颈椎骨质增生，加葛根 30 g、骨碎补 30 g；如有腰椎骨质增生，加骨碎补 30 g、补骨脂 30 g。上述药材用 50～70 度白酒 3～5 斤浸泡 7 天后服用。服用剂量：每次 50～100 mL，每日一次，一般于睡前饮用。本方有一定毒性，过量饮用会导致中毒，因此切记严格控制饮用剂量。也可外擦患处，以局部皮肤发红发热为度。

四、当归芍药散合桂枝茯苓丸医案

（一）当归芍药散合桂枝茯苓丸——痛经案

> 许某，女，24 岁，公司职员，2011 年 1 月 28 日初诊。患者月经期间小腹冷痛、胀痛 6 年，周期规律，经色暗黑，行经期 3 天，四肢厥冷，纳少，睡眠和大小便正常；舌淡嫩胖紫，边有齿痕，苔白，中部少苔，脉弦滑。

中医诊断：痛经——胞宫寒凝血瘀，兼有脾气虚。

治法：暖宫祛瘀，健脾益气。

方药：当归芍药散合桂枝茯苓丸加党参、陈皮、肉桂。处方：当归 20 g、炒白芍 30 g、川芎 10 g、泽泻 15 g、茯苓 20 g、生白术 30 g、桂枝 10 g、丹皮 10 g、桃仁 15 g、党参 30 g、陈皮 10 g、肉桂粉 2 g（冲服），水煎服，每日一剂，分两次服用。

2011 年 2 月 16 日复诊：患者诉服本方后感觉良好；守方治疗。

2011 年 2 月 23 日复诊：患者诉新近一次的月经来潮，痛经已大为缓解，其他症状也有明显改善；继续守方治疗。

随访：患者痛经已经治愈。

（二）当归芍药散合桂枝茯苓丸——月经后期案

> 廖某，女，33 岁，工人，2010 年 11 月 13 日初诊。患者月经延后 5 个周期，月经量少，经色暗黑，口干欲饮，咽痒，饮食、睡眠和大小便正常，腰酸，腿易挛急，脚掌厥冷；口唇紫，舌紫，苔淡黄腻，脉涩，尺脉弱。

中医诊断：月经后期——宫寒血瘀，兼有肾虚。

治法：暖宫祛瘀，兼以补肾益精。

方药：当归芍药散合桂枝茯苓丸加菟丝子、沙苑子。处方：当归15 g、生白芍20 g、川芎10 g、泽泻20 g、生白术15 g、茯苓20 g、桂枝10 g、丹皮15 g、桃仁15 g、菟丝子15 g、沙苑子15 g，水煎服，每日一剂，分两次服用。

复诊：以本方调理两个多月，患者月经周期恢复正常；嘱其改为隔日一剂，巩固治疗，连续3个月经周期正常后即可停药。

【按语】：当归芍药散合桂枝茯苓丸是一个非常有效的合方，可以广泛应用于妇科多种病症，如痛经、闭经、月经不调、崩漏、癥瘕积聚等，值得临床重视。本合方的方证要素主要是寒(或阳虚)、瘀血、水湿、气血亏虚。

五、当归饮子医案

（一）当归饮子——手部皮肤瘙痒、脱屑案

许某，女，2020年4月25日初诊。患者双手皮肤瘙痒两年，干燥，脱屑；舌紫，苔白润。

处理如下：

（1）当归饮子：当归15 g、生白芍20 g、川芎7 g、生地20 g、制首乌20 g、白蒺藜15 g、荆芥10 g、防风10 g、生黄芪15 g、生甘草10 g，水煎服，每日一剂。

（2）黄精80 g、白矾20 g（兑入）、夏枯草50 g、土荆皮50 g，煎水浸泡双手。

（3）皮白金草本乳膏，外搽患处。

2020年5月9日复诊：服上方后皮肤基本痊愈；初诊方（2020年4月25日）中制首乌改为50 g，荆芥改为5 g，防风改为5 g，巩固治疗一周；外洗方续用5帖。

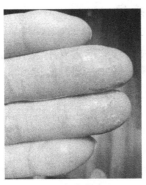

治疗前

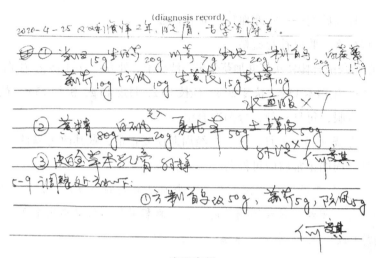

病历资料

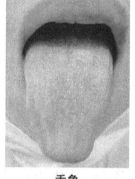

舌象

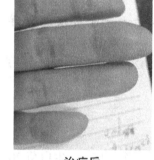

治疗后

【按语】：当归饮子源自宋代医学家严用和的《济生方》，是治疗皮肤瘙痒伴干燥、脱屑的重要方剂。本案应用当归饮子，主要基于患者的局部皮肤症状，而舌象是舌紫、苔白润，没有阴虚津亏之象，可谓"舍舌从症"。黄精白矾夏枯草汤是皮肤瘙痒伴干燥脱屑的重要外洗方，加土荆皮旨在防治癣症。

（二）当归饮子——皮肤干燥瘙痒案

郑某，女，63岁，2021年1月20日初诊。患者双手掌干燥瘙痒数年，入睡困难，早醒，舌紫，苔少，左脉虚涩。

中医诊断：阴血亏虚，风燥内生。

处理：

（1）当归饮子：当归15g、生地黄30g、生白芍30g、川芎7g、荆芥7g、防风7g、生黄芪20g、生甘草12g、制首乌30g、白蒺藜15g，水煎服，每日一剂。

（2）外洗方：玄参30 g、夏枯草40 g、生地黄40 g、徐长卿20 g，煎水浸泡双手，每日一次。

（3）皮白金草本乳膏外搽。

2021年2月3日复诊：双手掌干燥瘙痒已愈，转调失眠症。

【按语】：当归饮子出自宋代严用和的《重订严氏济生方》，方由当归、生地、白芍、川芎、何首乌、荆芥、防风、白蒺藜、黄芪、生甘草组成，主要用于阴血亏虚、血燥生风所致的皮肤干燥、脱屑、瘙痒等症。本案仅经过一诊，多年的皮肤干燥瘙痒就得愈，使用当归饮子原方，未加减一味，是非常精彩的当归饮子治疗皮肤科疾病的典型案例。配合的外洗方及外搽膏药对疾病的恢复也非常重要。另外，对于老年人的皮肤瘙痒，务必排除糖尿病所致者，需注意查血糖。

当归饮子方根分析：①四物汤（熟地换生地）；②定风丹（何首乌、白蒺藜）；③荆芥—防风；④黄芩—生甘草。

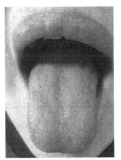

舌象

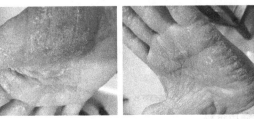

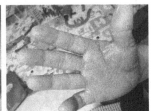

治疗前皮肤

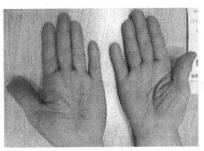

治疗后皮肤

主　　诉：双手掌干燥瘙痒数年
现 病 史：双手掌干燥瘙痒，入睡困难，早醒，舌紫苔少，右脉虚涩。
既往史和其他病史：
过 敏 史：
体格检查：查体：
辅助检查：
诊　　断：1. 湿疹
　　　　　2. 湿疮病
　　　　　3. 阴血亏虚证
处理及意见：当归 15g 0.2051　　生地黄 30g 0.0517　　白芍 30g 0.0820　　酒川芎 7g 0.1017
　　　　　荆芥 7g 0.0503　　防风 7g 0.9752　　黄芪 20g 0.1729　　甘草片 12g 0.1044　　制何首乌
　　　　　30g 0.1175
　　　　　炒蒺藜 15g 0.0763
　　　　　共7剂　用法：水煎服　　一次用量：
　　　　　　　　　　　　　　　　　　　　　　　　医师签名：何宽其

病历记录

六、导赤散合百合地黄汤医案

> 林某，女，59岁，2020年11月9日初诊。患者入睡困难、多梦一年，易惊醒，口苦口渴，大便黏腻，夜尿3次，易上火，面色萎黄，口唇紫，舌淡暗，边有齿痕，苔薄黄，右脉浮滑。

主　　诉：入睡困难，多梦1年
现 病 史：入睡困难，多梦，易惊醒，口苦口渴，大便黏腻，夜尿3次，易上火，面色萎黄，口唇紫，舌淡暗，苔薄黄，右脉浮滑。
既往史和其他病史：
过 敏 史：
体格检查：查体：
辅助检查：
诊　　断：1. 失眠
　　　　　2. 不寐病
　　　　　3. 阴虚火旺证
处理及意见：生地黄（15g/包）45g 0.0517　　甘草片(6g/包) 12g 0.1044　　淡竹叶(10g/袋) 30g 0.0885
　　　　　通草(10g/袋) 10g 0.8464
　　　　　百合(10g) 40g 0.0978
　　　　　共1剂　用法 水煎服　　一次用量
　　　　　　　　　　　　　　　　　　　　　　医师签名：何宽其

初诊病历资料

中医诊断：阴虚火旺之失眠。

方药：导赤散合百合地黄汤。处方：生地黄 45 g、生甘草 12 g、淡竹叶 30 g、通草 10 g、百合 40 g，水煎服，午饭后及睡前各服一次。

2020年11月18日复诊：服上方后曾一度腹泻，之后睡眠明显好转，右脉浮滑已开始沉潜，左脉弱。脾气虚明显，拟初诊方合四君子汤：生地黄 45 g、生甘草 12 g、淡竹叶 30 g、通草 10 g、百合 40 g、党参 20 g、炒白术 15 g、茯苓 30 g、炙甘草 9 g，煎服方法同前。

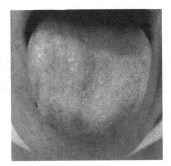

复诊舌象

2020 年 11 月 25 日三诊：失眠持续改善，口渴口苦，咽痛。复诊方加丹参：生地黄 45 g、生甘草 12 g、淡竹叶 30 g、通草 10 g、百合 40 g、党参 20 g、炒白术 15 g、茯苓 30 g、炙甘草 9 g、丹参 10 g，煎服方法同前。

2020 年 12 月 2 日四诊：失眠好转八成以上，偶有口渴、口苦。三诊方生地改 30 g，百合改 30 g：生地黄 30 g、生甘草 12 g、淡竹叶 30 g、通草 10 g、百合 30 g、党参 20 g、炒白术 15 g、茯苓 30 g、炙甘草 9 g、丹参 10 g，煎服方法同前。后以此方守方治疗，调摄情志，并嘱其临睡前泡脚。

2020 年 12 月 16 日五诊：睡眠恢复正常；再处 7 日方以巩固治疗。

主　诉：失眠复诊.
现 病 史：调情志及安，口渴口苦、咽痛。好转8成以上，偶有口渴、口苦。
既往史和其他病史：
过 敏 史：
体格检查：查体：
辅助检查：
诊　断：1. 失眠
　　　　2. 不寐病
　　　　3. 阴虚火旺证
处理及意见：生地黄（15g/包）30g　0.0547　　　甘草片（6g/包）12g　0.1044　　　淡竹叶（10g/袋）30g　0.0885
　　　　　　通草（10g/袋）10g　0.6464
　　　　　　麸炒白术（10g/包）15g　0.1356　　百合（10g）30g　0.0976　　　党参段（10g/袋）20g　0.4023　　　茯苓
　　　　　　（10g/袋）30g　0.0768　　　炙甘草（3g/包）9g　0.1397
　　　　　　丹参（10g/袋）10g　0.1035
　　　　　　共7剂　用法：水煎服　　一次用量：

医师签名：何宽其
时　间：2020年12月02日 09:08

11-25　生地45 百合40　加丹参10
11-18　导赤、百合地黄合四君子汤。

四诊病历资料

【按语】：本案患者入睡困难，多梦，易惊醒，口苦口渴，易上火，舌苔薄黄，诊为心阴亏虚，心火亢旺，以导赤散清降心火，百合地黄汤滋养心阴。生地黄用 45 g，百合用 40 g，一诊即获佳效。本案患者舌淡暗，边有齿痕，面色萎黄，左脉弱，大便黏腻，口唇紫，还有脾气虚、湿盛、瘀血等病机，但初诊用方未考虑这些次要病机，而是选择单刀直入以求药简效宏。复诊时，患者失眠明显改善，此时才合用四君子汤，意在健脾益气祛湿；三诊时加入丹参以活血安神；四诊时因病情好转大半，故适当减少生地、百合的剂量，继续巩固治疗。2020年12月16日患者来诊诉在服药的同时，其儿子劝说其放下思想包袱，并每日临睡前泡脚，目前睡眠已恢复正常。通过此案，笔者体会到，失眠等情志类疾病，在服药调理的同时，患者自身的情志调摄及生活调理也至关重要。叶天士《临证指南医案·郁证》有云："郁证全在病者能移情易性"，指出了精神情志类疾病患者调摄情志的重要性。黄煌指出，医生就是一味药，中医师是"中国式牧师"，强调了医生对精神情志类患者心理疏导的重要性。

第四节 G

一、甘草泻心汤医案

（一）甘草泻心汤——口腔溃疡案

> 苏某，女，25岁，2016年3月26日初诊。患者口腔溃疡一周，口内觉有灼热感，疲乏无力，大便黏腻，月经已两个月未来；舌淡紫，苔白，中剥苔，脉滑。

方药：甘草泻心汤加茯苓、厚朴。处方：炙甘草15g、生甘草15g、黄连5g、黄芩5g、干姜5g、姜半夏12g、党参12g、大枣10g、茯苓20g、厚朴10g，水煎服，每日一剂。

一周后复诊：溃疡已愈。

【按语】：甘草泻心汤是治疗各种溃疡（包括口腔溃疡）的要方，主要用于寒热错杂、正虚邪恋者。本案患者"口内觉有灼热感"属热，"舌淡"属寒，"疲乏无力，中剥苔"为脾气虚，总属寒热错杂、正虚邪恋，故投以甘草泻心汤加茯苓、厚朴而收良效。大剂量甘草易致浮肿，配茯苓可预防此副作用。大便黏腻，为有湿浊，加茯苓、厚朴可渗湿、燥湿。

（二）甘草泻心汤——胃溃疡、胃炎、直肠炎案

> 林某，男，成人，2017年9月19日初诊。患者易腹泻10年，嗳气，偶有泛酸，纳少，入睡困难，易惊醒，食寒凉则胃肠不适，食燥热则上火；舌淡嫩紫，边有齿痕，苔少，根部有薄黄苔，脉弦滑。胃镜提示："胃底溃疡，非萎缩性胃炎伴糜烂"。电子肠镜提示："结肠多发憩室，直肠炎"。

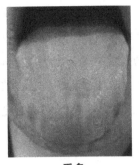

舌象

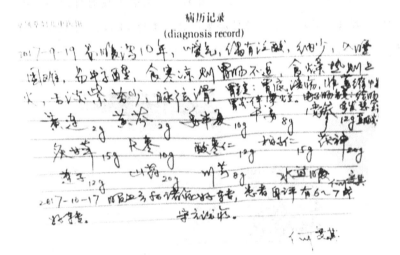

病历资料

诊治思路：据"腹泻，嗳气，食寒凉则胃肠不适，食燥热则上火"，参考胃镜检查结果"胃底溃疡"，以甘草泻心汤为主方。

处方：黄连 2 g、黄芩 2 g、姜半夏 10 g、干姜 8 g、党参 12 g、炙甘草 15 g、大枣 10 g、酸枣仁 12 g、柏子仁 15 g、茯神 20 g、莲子 12 g、山药 20 g、川芎 8 g，水煎服，每日一剂。

2017 年 10 月 17 日复诊：服上方 3 周后，诸症明显缓解，患者自评好转了六七成，欣喜不已；效不更方，守方继进；另嘱其饮食禁生冷寒凉、不易消化之品。后以甘淡健脾之品如山药、莲子、芡实、白术、茯苓等长期调理。

2019 年 11 月 29 日来诊：饮食、失眠和大小便情况较好，神色俱佳。嘱其使用上述甘淡健脾调理之方，每周吃两三次。

【按语】：本案具备"呕"（嗳气，偶有泛酸），"利"（易腹泻），同时根据"食寒凉则胃肠不适，食燥热则上火"，加之"胃底溃疡"，故选用甘草泻心汤。在药量上，考虑患者有胃底溃疡，炙甘草用 15 g，甘草有修复黏膜溃疡之功；遵胃病用轻剂之旨，黄连、黄芩仅用 2 g，干姜用了 8 g，干姜之量大于黄连、黄芩用量总和，是基于本案寒重于热。患者失眠，考虑为心虚所致，故以酸枣仁、柏子仁、茯神养心安神；患者脾虚较甚，加莲子、山药以增强健脾益气之功；舌淡紫，加川芎兼以活血行气。方证合拍，故获得佳效。但本案终归是慢性病，需悉心调养，故获效后，当守方巩固治疗。本案疾病涉及胃、结肠和直肠，中医可一并治疗，突显了整体论治的优势。

二、甘姜苓术汤合痛泻要方医案

> 许某某，男，42 岁，2005 年 8 月 1 日初诊。患者大便时作溏泻 3 年多，泄泻时常无法控制，痛苦异常；曾有贪凉饮冷生活史，饮食、睡眠、小便正常，既往有脂肪肝；舌淡胖嫩偏暗，边有齿痕，苔少而润泽，脉浮大。

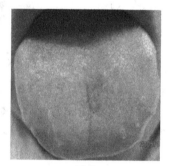

舌象

中医诊断：泄泻——脾胃阳气亏虚，兼有瘀血。

治法：温脾益气止泻，兼以活血。

方药：甘姜苓术汤合痛泻要方化裁。处方：柴胡 12 g、炒白芍 12 g、炒白术 20 g、茯苓 15 g、炙甘草 5 g、薄荷 6 g、干姜 8 g、陈皮 10 g、防风 6 g、合欢皮 20 g、红花 8 g、石榴皮 12 g，水煎服，每日一剂；配合服用香砂六君丸。

2005 年 8 月 8 日复诊：服上方后症状明显缓解，唯大便不成形，矢气较多，气臭秽；效不更方，守方续进。

【按语】：本案患者因长期酒后贪凉饮冷而损伤脾胃阳气，致慢性腹泻，痛苦不堪。治疗上，以甘姜苓术汤温脾益气，以石榴皮止泻；以痛泻要方缓解腹泻时的窘迫之势；以红花活血。南京中医药大学丁光迪先生认为，腹泻兼有瘀血，最宜用红花。另加香砂六君丸以增强健脾益气之效。一诊病情即明显缓解。本案为笔者早期的案例，处方手法尚不够老练，如方中薄荷、柴胡、合欢皮可去掉不用。

2005 年 8 月 15 日三诊：现已无腹泻症状，但大便尚不成形，服药后矢气较多。处方：柴胡 12 g、炒白芍 12 g、炒白术 20 g、茯苓 15 g、炙甘草 5 g、薄荷 6 g、干姜 10 g、陈皮 10 g、防风 6 g、合欢皮 20 g、红花 8 g、石榴皮 12 g、肉豆蔻 10 g，水煎服。

【按语】：三诊后患者已无腹泻，但大便尚不成形。在初诊方基础上加用肉豆蔻 10 g 以增强温脾止泻之功。

2005 年 9 月 13 日六诊：病情逐步好转；查肝功能：谷丙转氨酶（ALT）42 U/L（上限 37 U/L），r- 谷氨酰转移酶（r-GT）183 U/L（上限 50 U/L），甘油三酯（TG）2.63 mmol/L（上限 1.70 mmol/L）。在三诊方（2005 年 8 月 15 日）基础上加用降脂中药，处方：柴胡 12 g、炒白芍 12 g、炒白术 20 g、茯苓 15 g、炙甘草 5 g、薄荷 6 g、干姜 10 g、陈皮 10 g、防风 6 g、合欢皮 20 g、红花 8 g、石榴皮 12 g、肉豆蔻 10 g、泽泻 15 g、荷叶 10 g、丹参 12 g，水煎服。

【按语】：患者大便不成形之病情逐步好转。因体检发现肝功能异常，且有脂肪肝病史，故处方中加用泽泻、荷叶等降脂中药。

2005 年 10 月 31 日十诊：大便基本正常，拟用中成药调理以巩固疗效；选用理中丸、香砂六君丸、启脾丸或参苓白术散中一两种早晚口服。

【按语】：经过 3 个月的悉心调理，患者大便基本正常，拟用理中丸、香砂六君丸、启脾丸或参苓白术散等温脾益气中成药调理善后。本案患者在生活调理上，需注意不能食用生冷寒凉之品，可配合艾灸中脘、神阙、关元、气海、天枢、足三里等穴位。

三、葛根汤医案

（一）葛根汤——遗尿案一

何某，男，72 岁，2016 年 8 月 27 日初诊。患者尿床 20 多天，咳嗽等动作也会引起遗尿，大便三日一行，偏干结；口唇紫，舌紫红，苔黄腻，脉虚涩。

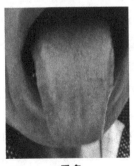

舌象

诊治思路：患者 70 多岁高龄，脉又虚涩，必当肾气不固，拟用缩泉丸法；同时舌紫红、苔黄腻，有一定湿热之象，兼以清热利湿。处方：芡实 15 g、益智仁 30 g、乌药

10 g、桑螵蛸5 g（因桑螵蛸太贵，所以仅用了5 g）、山药30 g、覆盆子30 g、五味子10 g、车前子15 g、黄柏4 g，水煎服，每日一剂。

2016年9月3日复诊：服上方后无效。考虑到患者脉虚涩，《内经》言"中气不足，溲便为之变"，调整处方如下：生黄芪50 g、益智仁30 g、乌药10 g、车前子20 g、黄柏6 g，水煎服，每日一剂。复诊除了加用较大剂量的生黄芪外，诊治思路与初诊没有太大差别。

2016年9月10日三诊：服上方依然无效。仔细问诊，患者反映对寒凉饮食敏感，吃寒凉的食物则易胃脘不适，决定舍舌从症从脉：（1）考虑阳气不足导致遗尿，借鉴日本汉方医家的经验，试用葛根汤；（2）脉虚涩，尤其是左手脉沉虚涩，决定加大生黄芪的量至150 g。处方：生黄芪150 g、葛根30 g、麻黄10 g、桂枝10 g、炒白芍10 g、炙甘草10 g、大枣15 g、生姜5片，水煎服，每日一剂。

2016年9月24日四诊：服上方后遗尿症状大为缓解，以前每晚都尿床，现在仅偶尔尿床，而且咳嗽等也不会导致遗尿了；遂守方继服，以巩固疗效。

【按语】：

（1）内经说："中气不足，溲便为之变"，所以大小便异常不要忘了中气的问题，本例用重剂生黄芪的意义正在于此。

（2）葛根汤治疗遗尿是日本汉方医家的经验，记载于矢数道明的《汉方治疗百话摘编》。经方思维与时方思维有时差异较大，本案就是一例。

（3）有同道认为，本案当用肾着汤，这个经验值得重视，以后遇此可以尝试使用本方。

（4）葛根汤中有麻黄，老年男性，尤其是前列腺增生者，当慎用或禁用，以免引起尿潴留。本案用葛根汤并未出现尿潴留现象。

（二）葛根汤——遗尿症二

患者，男，8岁，2017年10月7日初诊。患儿晚上8～9点睡觉，11点左右被家长叫醒小便一次，到凌晨4～5点就尿床了；纳可，手足冰冷，舌淡暗，舌面湿滑；有湿疹病史，对牛肉等肉类过敏。

方药：缩泉丸和温阳散寒之药。

复诊：舌面湿滑已改善，手足略温，但尿床的症状改善不明显；建议使用葛根汤加重剂生黄芪治疗。

2017年11月30日反馈：服用5天的葛根汤加生黄芪40 g后，夜间遗尿已消失，手臂肘窝上多年的湿疹已愈，舌苔湿滑现象好转。

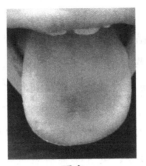

舌象

何老师、你好！我有一个问题想要请你指教，对七八岁男童夜尿床，该怎么治法，该男孩手足冰冷，舌淡红、湿滑，纳可，晚上八九点睡觉11点左右被家长叫醒小便一次，到晨4—5点钟就尿床了。该男该有湿疹，对牛肉等肉类过敏。我用了缩尿丸和温阳散寒之药后，舌湿滑已经改善，手足略温，但夜尿床的现象改善不明显。想要向你请教。

何老师你好！按照你的授艺，我对患者小孩用5天的葛格汤加生黄芪40克。用药后小孩夜间溺尿已消失，手臂肘窝上多年的湿疹已愈，无有湿疹症状出现，舌苔滑湿现象好转，但还在舌尖上略有湿滑，这里我寄张舌照片给你。家长非常高兴。因为这孩子从小对许多食物过敏，家长要求多十天的用药。希望能完全治愈。我也同意，给了十天的药继续巩固。希望十天后能够完全治愈。

葛根汤+生黄芪，试试。黄芪量可稍大些。

患者反馈

【按语】：遗尿症，笔者临证较少遇到，一般按教材所学，投以补肾缩尿一类的方剂，如缩泉丸、桑螵蛸散。该患儿按常规的补肾缩尿治法无效，遂建议试用葛根汤加重剂生黄芪，竟获佳效，而且多年的湿疹也一并治愈。因此，应用葛根汤治疗遗尿症，临床当予以重视。

四、瓜蒌薤白白酒汤医案

方某某，男，11岁，2007年10月11日初诊。主诉：胸部发凉一年。患儿近一年来有胸部寒凉感，运动后加剧，时常感头晕，甚则晕倒，常晕车，全身乏力，纳差，易腹泻；面色晦暗无华，舌淡嫩偏暗，苔薄白润，脉细滑；一年前有从高处坠落外伤史。

中医诊断：胸痹——寒饮、瘀血痹阻心阳，脾之阳气亏虚。

治法：温阳散寒化饮，宽胸理气活血，兼以温脾益气。

方药：瓜蒌薤白白酒汤合苓桂术甘汤加味。处方：瓜蒌10 g、薤白12 g、茯苓30 g、桂枝8 g、炒白术15 g、炙甘草3 g、生黄芪15 g、干姜8 g、郁金12 g、红花10 g、绍兴黄酒，水酒各半煎服，每日一剂。

2007年10月18日复诊：服上方后诸症消除；继服7帖巩固治疗。

【按语】：《金匮要略》曰："胸痹之病，喘息咳唾，胸背痛，短气，寸口脉沉而迟，关上小紧数，栝蒌薤白白酒汤主之。""病痰饮者，当以温药和之。""心下有痰饮，胸胁支满，目眩，苓桂术甘汤主之。"本案患者考虑为寒饮、瘀血痹阻心阳，脾之阳气亏虚，故以瓜蒌薤白白酒汤合苓桂术甘汤加味温阳散寒化饮，宽胸理气通痹，方中郁金、红花、黄酒活血化瘀，生黄芪、炒白术、茯苓、炙甘草健脾益气。据患者母亲诉，患者服药3帖之后"胸部发凉"等症状即消除，经方之效令人叹服。

五、桂枝加附子汤医案

颜某某，男，67岁，2009年9月14日初诊。主诉：恶风、汗出已两个月。患者两个月前因受凉而恶风、汗出，辗转治疗，迁延不愈，鼻塞，咽痒，干咳，饮食、睡眠和大小便正常；舌暗红，中剥苔，苔淡黄，脉浮；平素畏寒，易感冒。

中医诊断：感冒——风寒外感，营卫不和，阳气素虚。

治法：疏风解表，调和营卫，温阳散寒。

方药：桂枝加附子汤。处方：桂枝12 g、生白芍12 g、炙甘草5 g、大枣10 g、生姜5片、制附子10 g（先煎），水煎服，每日一剂。

2009年9月23日复诊：服上方后诸症明显好转；续投上方3剂。

2009年10月19日三诊：诉上个月服中药后感冒已愈，本月又受凉伤风。症见：鼻塞，上半身汗出，恶风，口干苦，饮食、睡眠和大小便正常；舌暗红，苔黏腻，中无苔，脉浮。方药：桂枝加龙骨牡蛎汤加苍耳子、辛夷花。处方：桂枝12 g、生白芍12 g、炙甘草5 g、大枣10 g、生姜5片、生龙骨20 g（先煎）、煅牡蛎20 g（先煎）、苍耳子10 g、辛夷花12 g，水煎服，每日一剂。

2009年10月26日四诊：服上方后恶风、鼻塞等症明显好转，唯出汗无改善；续投上方7剂。

2010年1月4日五诊：诉自去年10月之感冒治愈后，已两个月未感冒。未料2010年元旦伊始，伤风再作。症见：恶风，少量汗出，鼻塞，咳嗽，咯浅绿色痰，量少，咽喉有痒感，饮食、睡眠和大小便正常；舌暗红，苔少，右脉浮。方药：桂枝汤加僵蚕、蝉蜕。处方：桂枝15 g、生白芍15 g、炙甘草5 g、生姜5片、大枣10 g、白僵蚕15 g、蝉蜕10 g，水煎服，每日一剂。

2010年1月10日六诊：服上方后感冒已愈；予桂枝汤合玉屏风散善后。处方：桂枝15 g、生白芍15 g、炙甘草5 g、生姜5片、大枣10 g、生黄芪20 g、炒白术15 g、防风 3 g，水煎服，每日一剂；配合服用中成药玉屏风颗粒。

随访：经前期的治疗调理，患者畏寒、易感冒有所缓解，但稍将息不慎，则感冒复作，嘱其长期服用玉屏风颗粒，平时注重养生调摄，慎风寒，注意保暖，冬季进温补之品，以增强体质。

【按语】：本案患者阳气素虚，卫外不固，即西医所说免疫力低下，故感冒频作，痛苦不堪。2009 年 9 月 14 日来诊时，患者风寒感冒已迁延两个月，予桂枝加附子汤获愈；2009 年 10 月 19 日，感冒复作，此次出汗、鼻塞较重，予桂枝加龙骨牡蛎汤加苍耳子、辛夷花而获愈；感冒之疾已两个月未犯，未料 2010 年元旦伊始，不慎伤风再次感冒，此次感冒咽痒较重，故投桂枝汤加僵蚕、蝉蜕获愈。患者亏虚之体，尚需精心调理，慎风寒，注意保暖，予桂枝汤合玉屏风散善后调理，配合服用中成药玉屏风颗粒。有待患者耐心地长期服用，以强固其卫表。

六、桂枝加桂汤医案

李某，女，48 岁，2016 年 1 月 13 日初诊。患者左上腹胀闷反复发作 14 年，几乎每天发作，发作时觉有一气团往上冲，冲到胸部时，则出现心悸，冲至咽喉部时，则咽喉有紧缩窒息感，烦闷之极；头晕，面色苍白，面目略显浮肿，平素畏寒；舌淡紫，边有齿痕，苔白黏腻，晨起舌体胖大，舌苔厚腻，脉左寸关浮。患者自罹患此病 14 年以来，多方求治，遍求中西药，竟无寸功。目前以西药倍他乐克服用，希冀能控制病情。

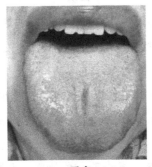

舌象

中医诊断：寒饮上泛之奔豚气。

方药：桂枝加桂汤合苓桂术甘汤。处方：桂枝 15 g、炒白芍 9 g、炙甘草 5 g、大枣 15 g、生姜 3 片，茯苓 30 g、炒白术 20 g，水煎服，每日一剂。

2016 年 1 月 20 日复诊：患者服药后，感到从未有过的轻松，奔豚气已很少发作，心情也好了很多。患者自评 14 年多的痼疾已好了近八成，真是大喜过望。效不更方，守方续进。

2016年1月29日三诊：近10天来，奔豚气未再发作，连之前服用的西药倍他乐克也已停服；嘱其停药观察。

【按语】：本案为笔者治疗奔豚气的经典案例，处方采用桂枝加桂汤合苓桂术甘汤，乃方剂原方合方的典范性案例。

七、桂枝加龙骨牡蛎汤医案

（一）桂枝加龙骨牡蛎汤——早醒案

患者，女，大学生，2016年3月11日初诊。主诉：早醒一周。患者早醒一周，疲乏无力，畏寒肢凉；面色苍白，舌尖红，质淡嫩暗，边有齿痕，苔少，舌面水滑，脉缓。

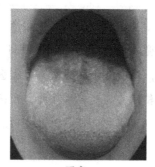

舌象

方药：桂枝加龙骨牡蛎汤合六味养心汤。处方：桂枝10 g、炒白芍10 g、炙甘草8 g、生姜5片，大枣15 g、生龙骨15 g、生牡蛎15 g、党参15 g、麦冬12 g、五味子10 g、酸枣仁12 g，水煎服，每日一剂。

2016年3月18日复诊：已无早醒，精力较以前更佳，食欲也转佳。

【按语】：桂枝加龙骨牡蛎汤合六味养心汤治疗失眠一类的疾病，是澳门的林稚辉同学交流给我的经验，后来笔者以此方治疗多位失眠患者，获得佳效。本合方主要用于虚寒类失眠。六味养心汤，由党参、麦冬、五味子、炙甘草、大枣、酸枣仁组成，主要用于心脾两虚之失眠症。心脾两虚之失眠症患者如果服用归脾汤会上火，则宜选用此方。本案患者舌尖红，只是失眠在舌面上的一个征象，不应辨为心火亢旺而用清心火之品。本案的早醒，只是单纯的失眠，如果是由抑郁症所致的早醒，治疗起来会棘手很多。

（二）桂枝加龙骨牡蛎汤——皮疹瘙痒案

> 吴某，女，72岁，退休教师，2017年9月5日初诊。患者皮疹瘙痒一个月，受凉后加重，平素畏寒；舌淡红偏暗，苔黄略厚，脉浮弦；因尿路感染在服用抗生素（具体不详）。

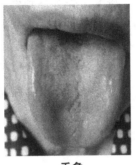

舌象

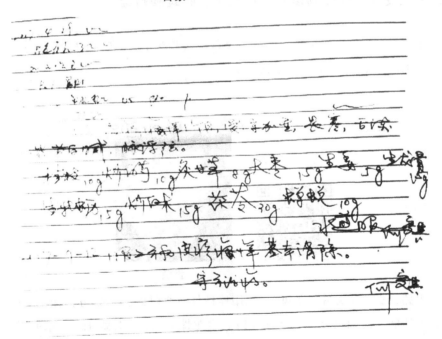

病历资料

治法：温通，祛风止痒，健脾。

方药：桂枝加龙骨牡蛎汤加味。处方：桂枝10g、炒白芍10g、炙甘草8g、大枣15g、生姜5g、生龙骨15g、生牡蛎15g、炒白术15g、茯苓30g、蝉蜕10g，颗粒剂，每日一剂。

2017年9月12日复诊：服用上方后皮疹瘙痒基本消除；守方巩固治疗。

【按语】：

（1）皮疹瘙痒，就笔者临床所见，属血热或湿热者居多，属寒者比较少见。

（2）有两点提示本案患者属寒：一是皮疹瘙痒受凉后加重，二是平素畏寒，但舌象却并未提示寒证，反而舌苔黄很容易误认为是热证。对于本案患者，舌象当与症状进行综合分析，所谓"四诊合参"，最后还是决定"舍舌从症"，大胆使用温药。

（3）该患者因为尿路感染而服用抗生素，一般来说，抗生素属苦寒之品，长期服用将大大戕伐其阳气，对其身体伤害较大。患者本来阳气就虚，所以服用抗生素无异于"雪上加霜"。实际上，这次的皮疹瘙痒也是由服用抗生素所诱发，从中医角度来说，也是进一步损伤其阳气后所致。当然，要先排除皮疹瘙痒是抗生素导致的副作用。

（4）本案主方是桂枝加龙骨牡蛎汤，因为除中部外，其他地方几乎没有舌苔，考虑为脾虚，所以加用炒白术、茯苓健脾益气，另外加蝉蜕以加强祛风止痒的作用，这是整个用方的思路。

（5）本案疗效颇佳，根据以往治疗皮疹瘙痒的经验，当关注其长期疗效及复发问题。

（三）桂枝加龙骨牡蛎汤——小儿手、眼睑抽动症

> 杨某，男，6岁，2016年7月15日初诊。患儿双手、眼睑抽动阵作一年，时有干咳，恶风；舌尖红，质淡暗，苔薄白腻。

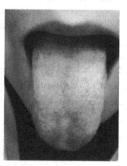

舌象

诊治思路：据"舌淡暗、恶风"，拟用桂枝加龙骨牡蛎汤。处方：桂枝10 g、炒白芍10 g、炙甘草8 g、生姜5片、大枣12 g、生龙骨15 g、生牡蛎15 g，水煎服。

2017年3月15日因他病复诊：诉服上方后已无抽动；注意力不集中，精神涣散，拟用六味养心汤调理善后。

【按语】：本案当属现代医学所谓的"小儿抽动-秽语综合征""小儿舞蹈病""小儿多动症"等范畴。笔者平时门诊接触此类案例较少。据患儿"双手及眼睑抽动，时有恶风，舌淡暗"，拟用桂枝加龙骨牡蛎汤，仅一诊即控制发作，疗效甚好。后患儿吹冷风后有所复发，继服原方而控制病情。抽动症，一般从"肝风内动"论治，常用平肝息风止痉之药，

如天麻、钩藤、全蝎、蜈蚣等，但本案未用一味息风止痉之药而达止痉之效，不得不叹服经方之妙。此外，本案还当排除颅脑器质性病变，可以通过 CT、MRI 等检查予以排除。

八、归芪建中汤合桂枝加龙骨牡蛎汤医案

鲍某，女，57 岁，2020 年 10 月 19 日初诊。患者畏寒数年，以后背为甚，夜间口渴，睡眠差，口唇紫，舌尖红，质淡紫，苔少，左脉弱。

中医诊断：阳虚、气虚，兼有瘀血。

处理：

（1）归芪建中汤合桂枝加龙骨牡蛎汤加丹参：炙黄芪 20 g、当归 20 g、桂枝 10 g、炒白芍 30 g、炙甘草 12 g、大枣 20 g、干姜 3 g、生龙骨 30 g、生牡蛎 30 g、丹参 10 g，水煎服，每日一剂，麦芽糖适量烊化。

（2）鹿茸 3 g、高丽参 5 g，加入一盅汤中隔水炖 30 分钟后服用，每周两次。

（3）自制衣服，背部缝上一艾草药袋，治疗时穿上衣服，以电磁波治疗仪（TDP灯）照射背部，达艾灸与理疗的双重作用；另自购艾灸贴贴于足底。

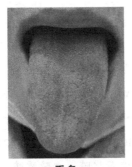

舌象

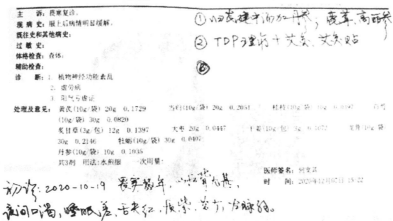

病历资料

2020 年 10 月 26 日复诊：经以上治疗，畏寒症状有所缓解，效不更方，守方治疗。

2020 年 12 月 7 日来诊：以上方法坚持治疗，患者诉畏寒症状已消失，失眠已痊愈；内服方剂量减半巩固治疗，嘱鹿茸、高丽参药补以及理疗、艾灸等依然坚持。

【按语】：患者畏寒，脉弱，舌淡，辨为"阳虚、气虚"，口唇紫，舌紫，为"瘀血"。以归芪建中汤加丹参温养阳气、养血活血；因睡眠差，加龙骨、牡蛎，寓桂枝加龙骨牡蛎汤之意。鹿茸、高丽参药补，以增强温药益气之功，并配合 TDP 灯照射、艾灸等外治法，多管齐下，最终获得佳效。虚弱之体，尚须耐心调养，获效后还当巩固治疗，以期体质得到彻底改善。

第五节　H

一、蒿芩清胆汤医案

（一）蒿芩清胆汤——高热案一

徐某某，女，69 岁，2006 年 1 月 6 日初诊。主诉：发热 5 天。患者已发热 5 天，体温 37.6 ～ 39.3℃，大便不通，小便尚可，脘腹部胀痛，口干苦，不欲饮，纳呆，多梦，腰酸痛，有糖尿病、高血压病史，在某三甲医院诊断为"急性肾盂肾炎；糖尿病性肾病？"。2006 年 1 月 2 日查血象：WBC 15.76×10⁹/L，N 86.8%，L 5.89%，M 6.86%。尿常规（镜检）：WBC 20 ～ 30 个 /HP，RBC 1 ～ 4 个 /HP，尿红细胞 3＋，蛋白质 3＋，亚硝酸盐（NIT）1＋，WBC 1＋，GLU 3＋。2006 年 1 月 4 日出院时血糖 9.3 mmol/L，T 38.2℃。舌淡暗，苔淡黄厚腻，左脉濡缓，右脉细滑。

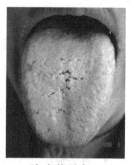

治疗前舌象

中医诊断：湿温病——湿热蕴阻脾、胃、肝、胆。

治法：清热祛湿。

方药：蒿芩清胆汤加减。处方：青蒿 30 g（后下）、黄芩 12 g、陈皮 10 g、姜半夏 15 g、茯苓 30 g、生甘草 3 g、枳实 15 g、竹茹 12 g、泽泻 30 g、滑石 30 g、干姜 5 g、石菖蒲 15 g、赤小豆 30 g、车前子 15 g（包煎）、马鞭草 30 g，水煎服，两日 3 剂，每日服用 4～6 次。

【按语】：虽然西医诊断该患者为"急性肾盂肾炎"，但据中医辨证，病邪为湿热，病位在脾胃和肝胆，故投以蒿芩清胆汤加减，两天 3 剂，一日服药 4～6 次，使用重剂，以力挫病势。治疗主用蒿芩清胆汤以清利肝胆、脾胃湿热，加用泽泻、赤小豆、车前子、马鞭草以增强清热利湿的作用，正所谓"治湿不利小便，非其治也"。方中大剂量的青蒿有良好的退热作用。湿为阴凝之邪，方中投以干姜，一则取"离照当空，阴霾自散"之意，以助阳化湿；二则起反佐作用，因方中寒凉之味较多，加上患者舌淡暗，考虑平素有寒象，可防苦寒过度而伤阳。

2006 年 1 月 11 日复诊：服上方后已不再发热，口干欲饮，疲乏无力，纳呆，入睡困难，多梦，大小便正常，视物模糊；舌淡暗，舌两边黄腻苔，中间可见一层很薄的白苔，左脉濡缓无力，右脉虚细。2006 年 1 月 10 日血象：WBC 8.44×10^9/L，N 67.58%，L 25.65%，M 5.01%；血糖 18.9 mmol/L。服上方后力挫邪气，虚象浮现，减祛邪的力量，稍加扶正之品，投黄连温胆汤加味。处方：黄连 6 g、陈皮 10 g、姜半夏 15 g、茯苓 15 g、生甘草 3 g、枳实 10 g、竹茹 12 g、干姜 5 g、泽泻 15 g、生薏苡仁 30 g、炒山楂 20 g、石菖蒲 12 g、赤小豆 30 g、车前子 12（包煎）、马鞭草 30 g、生黄芪 15 g、太子参 30 g、天花粉 15 g，水煎服，每日一剂。

随访：后来患者因他病来诊，诉此次治疗后发热未复作。

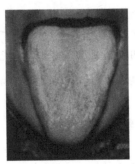

治疗后

【按语】：患者服用一帖后，发热即退。因服药后有腹泻，故改两天 3 剂的剂量为一天一剂，腹泻未作。当然，患者在整个治疗过程中都在使用抗生素等西药，但前一阶段的治疗未加中药，发热一直不退，服用中药一帖后发热即退，可以认为中药在治疗中起到了举足轻重的作用。经过治疗，患者症状明显缓解，白细胞下降，但血糖有升高趋势，舌上的黄腻苔明显消退，右脉由细滑转为虚细，说明邪气得驱，虚象渐露。根据笔者经验，对此湿温类疾病所致发热，抗生素通常疗效不佳，但这却是中药之长。通过此病例，笔者亲身体会到了中医治疗热病、急性病的确切疗效。经治疗，邪气得到一定程度的驱除，气津两虚之象渐露，但此时不可大补（虽然患者身体很虚），因为邪气还未彻底清除，所以治疗上以驱邪为主，兼顾气津两伤的情况。改用黄连温胆汤加味，加用生黄芪、太子参、天花粉等益气生津之品。之所以改用黄连温胆汤，是因为患者已不再发热，而出现入睡困难、多梦等症，这正是黄连温胆汤所长。

（二）蒿芩清胆汤——高热案二

> 陈某某，女，4岁，2017年4月17日初诊。患儿高热（腋下温度39.6℃）一天；咽部红，舌尖边红，苔白厚腻微泛黄。

中医诊断：湿温发热。

方药：蒿芩清胆汤，青黛换成板蓝根。两小时喂一次，烧退后减量，同时配合温水浴。

复诊：喂药3次后即退烧，夜间12点左右发烧有反复，服药一次又退下去了；第二天未再发烧。

【按语】：蒿芩清胆汤治疗湿温发热疗效很好。应用指征就是"发热，或身热不扬，舌苔淡黄腻或黄腻"，舌苔对本方的应用尤为重要。青蒿要注意后下。如果小儿发热，同时出现心律不齐、脉结代等，当警惕病毒性心肌炎。如若出现病毒性心肌炎，应及时住院治疗。

二、华盖散医案

> 王某某，男，6岁，2011年12月27日初诊。主诉：咳嗽一个多月。患儿已咳嗽一个多月，喉间有痰，但咳不出来，无咽痛、咽痒，咽部望诊无红肿，扁桃体不肿大，无发热、恶寒，晨起第一次小便较黄；口唇颜色正常，舌淡红偏暗，中根部白厚苔。

中医诊断：咳嗽——风寒犯肺，寒痰壅肺。

治法：疏风散寒，宣肺化痰，止咳。

方药：华盖散加半夏。处方：麻黄10 g、杏仁15 g、炙甘草5 g、陈皮15 g、茯苓20 g、苏叶10 g、桑白皮15 g、法半夏12 g，水煎服，每日一剂，分3次或4次服用。

2011年12月28日复诊：12月27日傍晚开始服药，晚上咳嗽开始加剧，今天咳嗽仍然较剧烈。这种情况有两种原因，一是治疗反应，二是药不对症。经仔细诊察，结论依旧——风寒犯肺咳嗽。初步确定咳嗽加剧为治疗反应，嘱继续服用前方，并加川贝粉1.5 g，每日两次吞服。

2011年12月29日三诊：29日下午开始，咳嗽明显缓解。

【按语】：

（1）对于风寒咳嗽，笔者常用的方剂有华盖散、射干麻黄汤、小青龙汤。温燥指数：华盖散＜射干麻黄汤＜小青龙汤，临床可据证选用。

（2）咳嗽加剧为治疗反应还是药不对症？一般来说，若咳嗽加剧为治疗反应，则咳嗽持续时间为1～3天，之后病情会明显缓解。若3天后咳嗽不缓解，就要考虑为药不对症。只要确信自己辨证用药无误，即可观察1～3天，此时医生自己要淡定，要有信心，不然患者及家属就会更加焦虑心慌，从而对治疗失去信心。2006年，笔者到马来西亚工作期间，一位马来西亚的中医师跟我说他曾用小青龙汤治疗一位咳嗽患者，服药后咳嗽反而加剧，之后就明显缓解。看来，咳嗽加剧作为一种治疗反应，在临床上还是比较多见的。

三、黄连温胆汤医案

（一）黄连温胆汤——失眠、纳呆案

> 韩某，女，成人，2016年4月26日初诊。患者入睡困难一天，纳呆，口内黏腻感，口渴，胸闷，心烦，四肢酸软乏力，双手小关节酸痛，晨起僵硬，活动后好转，汗出，咽痒，咽部偏红，小便黄，大便正常；舌尖红，舌淡嫩紫，边有齿痕，苔黄厚腻，左脉浮弦滑。

方药：黄连温胆汤加车前子、牛蒡子。处方：黄连5 g、陈皮10 g、姜半夏15 g、茯苓30 g、生甘草3 g、枳实5 g、竹茹15 g、车前子20 g（包煎）、牛蒡子15 g，水煎服，每日一剂。

2016年4月29日复诊：服上方后睡眠和饮食已正常，舌苔已退；疲乏无力，口微渴，双手小关节酸痛，小便黄；舌淡嫩紫，边有齿痕，苔薄黄，脉浮缓，拟甘淡健脾燥湿善后。方药：异攻散加味。处方：陈皮10 g、党参20 g、炒白术15 g、茯苓30 g、炙甘草3 g、扁豆30 g、羌活10 g、淡竹叶6 g、通草6 g、山药30 g，水煎服，每日一剂。

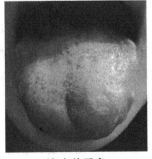
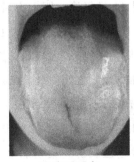

治疗前舌象 治疗后舌象

【按语】：2016年3—4月的厦门，阴雨绵绵，湿气盛行，患湿病者比比皆是。温胆汤家族方是治疗湿热病的重要方剂，清代温病大师叶天士在《温热论》中说："再论气病有不传血分，而邪留三焦，亦如伤寒中少阳病也。彼则和解表里之半，此则分消上下之势，随证变法，如近时杏、朴、苓等类，或如温胆汤之走泄。"此案以黄连温胆汤治疗湿热所致失眠、纳呆等症，仅三剂即获效，舌苔改变极为明显。复诊时为了确认舌苔褪去非刷舌苔所致，曾反复询问患者来诊前有否刷舌苔，答曰没有。

（二）黄连温胆汤——失眠案

> 王某，女，40岁，2016年6月4日初诊。患者入睡困难4年，口内黏腻感，口渴，口微苦，咽痒，咽痛，咽部暗红，微咳，太阳穴处有爆裂感，背部撕裂样疼痛，头晕，视物模糊，饮食后背部有堵塞感，下半身寒凉，尤其是膝部，小便黄赤灼热，大便不成形，白带量多，呈水样；口唇紫，舌淡紫，苔淡黄厚腻，左脉弱，右寸关浮缓，右尺弱。

方药：黄连温胆汤合桂枝茯苓丸。处方：黄连5 g、陈皮10 g、姜半夏30 g、茯苓30 g、生甘草3 g、枳实5 g、竹茹15 g、桂枝5 g、炒白芍15 g、丹皮5 g、桃仁10 g，水煎服，午后半小时和睡前两小时各服一次。

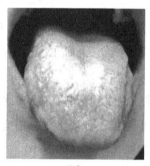

舌象

2016年6月11日复诊：服上方后睡眠已正常。刻诊：咳嗽有加剧之象，干咳，咽痒，咽部暗红，口内黏腻感，口苦，心烦易怒，下肢（尤其是膝部）和大椎穴处有寒凉感，视物模糊，大便偏干结；舌淡黯，苔淡黄厚腻，左脉弱，右脉缓。患者诉服用"通宣理肺丸"后咳嗽明显缓解。方药：射干麻黄汤合升降散。处方：射干12 g、麻黄10 g、姜半夏15 g、细辛5 g、五味子5 g、紫菀10 g、款冬花10 g、生姜3片、大枣10 g、生大黄4 g、姜黄10 g、白僵蚕15 g、蝉蜕10 g，水煎服，每日一剂。

【按语】：黄连温胆汤和柴胡加龙骨牡蛎汤是治疗实证失眠的常用方，对于这两个方药，笔者已无数次体会到其神奇魅力。该案患者失眠达4年之久，仅经过一周的治疗，失眠即获愈，而且"太阳穴处有爆裂感，背部撕裂样疼痛，饮食后背部有堵塞感，白带量多，呈水样"等症状也随着失眠的治愈而消失了。本案"入睡困难，口内黏腻感，小便黄赤灼热，舌苔淡黄厚腻"是应用黄连温胆汤的指征；"口唇紫，舌淡紫，下半身寒凉"是应用桂枝茯苓丸的指征。

四、黄芩汤医案

患者，女，5岁，2019年11月11日初诊。患儿脐周疼痛，已找当地医生看诊，然而疗效不佳。当地医生的处方是桂枝加厚朴杏子汤合二陈汤加味。患儿口唇较红，口气较重（口臭）；舌尖红，苔黄厚。

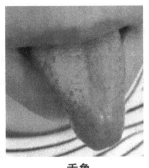

舌象

中医诊断：热证腹痛。

方药：黄芩汤加木香、神曲。处方：黄芩6g、炒白芍20g、生甘草5g、大枣10g、木香5g、神曲12g，水煎服，每日一剂，共两剂。

2019年11月11日复诊：当天下午服药后腹痛未作，夜间腹痛发作，腹泻两次，之后未再腹痛。

2019年11月12日三诊：患儿未再腹痛，但有低热；投以银翘散加车前草、鱼腥草两剂善后。

【按语】：黄芩汤，在《伤寒论》中主要用于太阳、少阳合病的下利。但笔者认为，属于实热证或湿热证的腹痛、腹泻（包括痛经），都可以应用黄芩汤，本案就是一例。根据具体病情可适当加减：如腹痛甚，加木香、延胡索；如呕吐甚，加半夏、生姜；如热甚，加黄连、白头翁；如湿胜，加藿香、厚朴。另外，对于本案患儿的低热，服用银翘散加车前草、鱼腥草两剂后也得以治愈。

黄芩汤擅长治疗实热证或湿热证的腹痛（包括痛经）、腹泻；葛根芩连汤擅长治疗实热证或湿热证的腹泻；白头翁汤擅长治疗大肠湿热证，如痢疾、腹泻，或大便发黏、大便后肛门灼热感、肛门瘙痒等，以及膀胱湿热所致的尿频、尿急、尿黄、尿痛。

五、黄芪麻辛附汤合苍耳子散医案

> 汪某，女，37岁，2016年11月30日初诊。患者鼻塞、声重两个月，伴喷嚏，偶有流清涕，畏寒；舌淡暗，苔薄黄，脉弱。西医诊断为"急性鼻窦炎"，建议手术治疗，因不愿手术，遂求诊于我处。

中医诊断：阳气亏虚，风寒袭肺。

方药：黄芪麻辛附汤合苍耳子散。处方：麻黄10 g、制附子10 g（先煎）、细辛3 g、苍耳子8 g、辛夷花30 g、白芷12 g、薄荷10 g、生黄芪30 g，水煎服，每日一剂。

2016年12月7日复诊：服上方后诸症明显缓解；守方治疗，并嘱按说明服用右归丸。

2017年2月8日三诊：初诊方（2016年11月30日）服用12剂后，鼻塞等症状已无，仅在天气寒凉时发作，但即使发作也不如之前厉害，故患者服药12剂后自行停药，也未服用右归丸。此外，患者每天步行锻炼1～2小时，对治疗也起到了积极的作用。

【按语】：本案病情其实并不复杂，阳气亏虚、风寒袭肺，投以黄芪麻辛附汤合苍耳子散，12剂收功，免除了患者手术之苦。后期当以右归丸一类的温补阳气中成药固本，惜患者不能坚持。每日步行锻炼有助于增强体质，对疾病的治疗和康复也有非常积极的意义。本案患者舌苔薄黄，不宜以热证对待（舌苔黄对热证的诊断权重远不如舌质红），但初诊为了稳妥，另包了黄芩10 g，以防服药后上火而备反佐之用，最后患者并未加黄芩。本案也是经方时方合方应用的典型案例之一。

第六节　J

一、荆防柴朴汤医案

> 周某某，女，5岁，2016年12月21日初诊。患儿咳嗽一个半月，有痰鸣，咽红，食寒凉则咳嗽加重，鼻痒，咽部不适，纳少，大便偏干，舌尖红，质紫，苔白；曾被诊断为"咳嗽变异性哮喘（过敏性咳嗽）"。

处理如下（以下两方交替服用）：

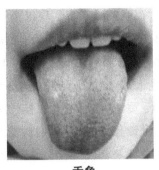

舌象

（1）荆防柴朴汤（1号方）：荆芥6 g、防风6 g、柴胡8 g、黄芩5 g、姜半夏10 g、生姜2片，党参12 g、炙甘草10 g、大枣10 g、厚朴4 g、茯苓20 g、苏叶6 g，水煎服，隔日一剂。

（2）六君子汤加味（2号方）：陈皮5 g、姜半夏8 g、党参12 g、生白术15 g、茯苓30 g、炙甘草5 g、补骨脂15 g、沙苑子15 g、胡桃肉2粒、南沙参20 g，水煎服，隔日一剂。

2016年12月28日复诊：服上方后咳嗽明显缓解；守方继服。

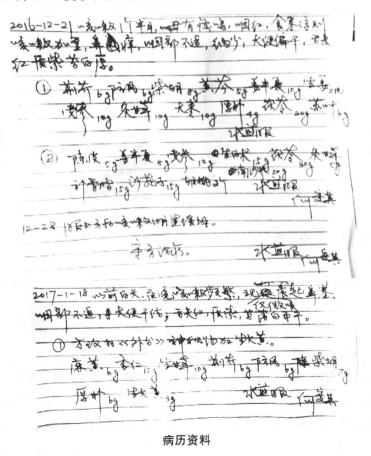

病历资料

2017年1月18日三诊：以前白天、夜晚咳嗽频繁，现仅微咳；晨起鼻塞，咽部不适，大便干结；舌尖红，质紫，苔薄白而干。初诊方1号方（荆防柴朴汤，2016年12月21日）改为《外台》神秘汤加生大黄。处方：麻黄6 g、杏仁12 g、生甘草10 g、荆芥6 g、防风6 g、柴胡7 g、厚朴6 g、生大黄3 g，水煎服，与2号方交替服用。

2017年3月15日四诊：晨起偶有咳嗽，受凉后加重；投以桂枝汤合玉屏风散固本善后。

【按语】：本案为咳嗽变异性哮喘（过敏性咳嗽），用荆防柴朴汤治疗，收效颇佳。患儿原先夜间咳嗽剧烈而频繁，以致家长几乎无法睡觉，非常心疼。经治疗后，患儿仅微咳。本案一边治疗咳嗽，一边补益脾肾以固本。对于咳嗽变异性哮喘，补益脾肾，"重建免疫系统"有重要的意义，尤其是在缓解期。

二、荆防柴归汤医案

（一）荆防柴归汤、麻蝉柴朴汤——风团瘙痒、气喘案

陈某，男，56岁，2020年3月6日初诊。患者全身泛发风团、瘙痒数周，心烦易怒，气喘，有"慢性支气管炎"病史，晨起口干苦，小便黄，大便溏，不粘马桶；舌淡紫，边有齿痕，苔淡黄厚腻。

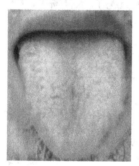
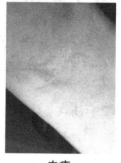

舌象　　　　　　　　　皮疹

诊治思路：据"湿热、脾气虚、瘀血、风邪"征象，给予荆防柴归汤。处方：荆芥10 g、防风10 g、柴胡12 g、黄芩5 g、姜半夏12 g、生姜5 g、党参12 g、生甘草10 g、大枣10 g、当归10 g、炒白芍30 g、丹皮7 g、泽泻8 g、炒白术12 g、茯苓20 g，中药颗粒剂，每日一剂，分两次服。

2020年3月18日复诊：服上方后风团瘙痒一度缓解，近两日反弹。慢性支气管炎症状如气喘等明显改善，已无心烦易怒，便溏也有所改善。详询病史：风团瘙痒在受凉后加重，下半夜也会发作，风团处除瘙痒外，还有胀满感，平素畏寒肢冷，易上火。诊断：风寒外袭，湿热内蕴，肝郁脾虚，血行不畅。方药：荆防小柴胡汤合苓桂术甘汤加益母草。处方：荆芥10 g、防风10 g、柴胡12 g、姜半夏12 g、黄芩10 g、生姜4 g、党参12 g、生甘草5 g、大枣12 g、茯苓20 g、炒白术12 g、桂枝10 g、益母草30 g，

中药颗粒剂，每日一剂，分两次服。

2020年3月27日三诊：服上方后，风团瘙痒依旧，咽喉有阻塞感，咽痒，时有白色稀痰，口干苦，小便黄，余症尚可。方药：麻蝉柴朴汤加炒白术、益母草。处方：麻黄10g、蝉蜕15g、柴胡15g、黄芩10g、姜半夏12g、生姜3g、党参20g、大枣15g、炙甘草10g、厚朴7g、苏叶10g、茯苓30g、益母草30g、炒白术15g，水煎服，每日一剂。

2020年5月23日反馈：病情大为改善，仅偶有皮肤过敏瘙痒；守方巩固治疗。

【按语】：本案初诊时考虑风团瘙痒为正虚邪恋所致，笔者使用屡试不爽的荆防柴归汤治疗，风团瘙痒一度缓解，且慢性支气管炎所致的气喘等症状也得到了明显的改善，确有"歪打正着"之感；复诊时投以荆防小柴胡汤合苓桂术甘汤加益母草，但皮肤症状依然未有改善；三诊根据"口苦，咽喉有阻塞感"，投以小柴朴汤，祛风止痒药选麻黄、蝉蜕，加益母草一则可以活血，二则可以祛风止痒（《本经》论益母草"茎主瘾疹痒，可作浴汤"），结果皮肤症状大为改善。患者于两个多月后反馈，仅偶有过敏瘙痒，故守方巩固治疗以求断根。

（二）荆防柴归汤——眼睑湿疹案

患者，男，2019年12月6日初诊。患者眼睑皮疹瘙痒数年；口唇紫，舌紫，苔薄白。

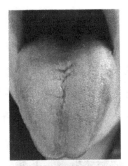

舌象

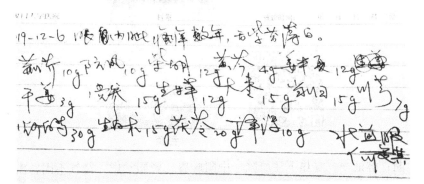

病历资料

方药：荆防柴归汤。处方：荆芥10 g、防风10 g、柴胡12 g、黄芩4 g、姜半夏12 g、干姜3 g、党参15 g、生甘草12 g、大枣15 g、当归15 g、川芎7 g、炒白芍30 g、生白术15 g、茯苓20 g、泽泻10 g，水煎服，每日一剂。

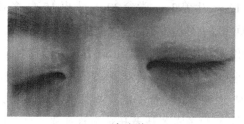

治疗前

治疗后

一个月后皮肤症状痊愈。

【按语】：柴归汤（或荆防柴归汤）是笔者治疗慢性湿疹的王牌方之一，本案即是其中一例验案。需注意，白芍和甘草要重用。

三、金匮肾气丸医案

李某某，男，29岁，2006年9月10日初诊。主诉：尿频6个月。患者尿频6个月，排尿时有灼热感，尿中有泡沫，四肢发凉，膝盖酸软，食欲不振，胃脘饱胀，大便4～5天一次，额头自汗、盗汗，入睡困难，易惊醒，口干苦；舌淡紫，苔淡黄黏腻，脉缓大，重按无力。患者曾辗转治疗于多家医院，均被诊断为"慢性前列腺炎"。

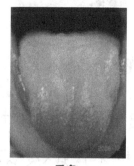
舌象

中医诊断：淋证——湿热下注膀胱、中阻脾胃，肾阳亏虚，肾气不固，瘀血内阻。

治法：清热利湿通淋，燥湿行气和中，温肾补气固摄，兼以活血化瘀。

方药：温胆汤加味。处方：陈皮10 g、姜半夏12 g、茯苓15 g、生甘草3 g、枳实12 g、竹茹10 g、制附子10 g（先煎）、肉桂4 g（后下）、桂枝5 g、黄柏5 g、车前子15 g（包煎）、鸡血藤30 g、益母草30 g、生黄芪30 g、金钱草30 g、煅龙骨30 g、煅牡蛎30 g，水煎服，每日一剂。

2006年12月2日复诊：尿频有所好转，尿量少，尿黄，尿涩，有针刺感，且向上发展，尿道口红肿，时有腰酸、四肢乏力，手指有胀感，饮水后额头、手指发胀，晨起眼皮水肿，疲乏无力，时有气短，饮食、大便尚可，睡眠尚可，晨起口干不欲饮，头胀，目眩，健忘，反应迟钝；舌淡紫，中前部有裂纹，苔中根部白厚腻，脉濡缓。诊断：脾肾阳虚，水溢肌表，湿热下注，气虚血瘀。方药：金匮肾气丸加味。处方：熟地15 g、山茱萸15 g、淮山药50 g、丹皮10 g、泽泻20 g、茯苓30 g、桂枝10 g、肉桂5 g（后下）、制附子15 g（先煎）、红藤12 g、败酱草20 g、生黄芪30 g、车前子15 g（包煎）、泽兰12 g、菟丝子30 g、王不留行12 g、麻黄10 g，水煎服，每日一剂。

2006年12月10日三诊：尿余沥不尽，尿道口红肿加剧，小便黄赤，手指发胀，腹胀痛，大便4～5天一次，不成形，纳呆，晨起目赤，夜间有热感及腹部灼热感，气短，其余症状都有所好转。处方：熟地15 g、山茱萸15 g、淮山药50 g、丹皮10 g、泽泻20 g、茯苓15 g、肉桂5 g（后下）、制附子15 g（先煎）、红藤12 g、败酱草20 g、生黄芪60 g、车前子15 g（包煎）、建曲15 g、菟丝子30 g、王不留行12 g、麻黄10 g、贡菊10 g、大腹皮15 g，水煎服，每日一剂。

2007年3月28日四诊：尿频、尿涩、尿无力、尿余沥不尽、尿中有泡沫、疲乏无力、头胀、目眩、反应迟钝、手指有胀感症状减轻；尿黄、久坐睾丸微痛、小便稍困难、小腹时有坠胀感、精力不充沛、易疲劳未改善；舌淡紫，中前部有裂纹，苔中根部白厚腻兼黄。诊断：肾阳亏虚，水饮内停，膀胱气化不利，瘀血内阻。方药：金匮肾气丸合五苓散加味。处方：熟地12 g、山茱萸15 g、生山药50 g、泽泻15 g、丹皮10 g、茯苓20 g、桂枝12 g、制附子15 g（先煎）、猪苓15 g、生白术15 g、生黄芪60 g、泽兰12 g、生桑白皮12 g，水煎服，每日一剂。

随访：用药至2007年7月，患者所有症状消除，身体日渐康复。

【按语】：该案患者给笔者留下了深刻的印象。自罹患慢性前列腺炎以来，患者辗转多方治疗，花费了巨资，病情不但不见好，反而日益加重。由于其属大龄男青年，尚未婚育，却得此迁延难愈之病，故忧心忡忡，身心俱疲，已有点抑郁倾向。

该案的治疗分3个阶段：

第一阶段：2006年9月10日—2006年12月2日，以攻邪为主，清热祛湿通淋，温肾阳，兼以活血祛瘀，予温胆汤加味治疗。

第二阶段：2006年12月2日—2007年3月28日，攻补兼施，温肾阳，健脾气，清热通淋，兼以活血化瘀，予金匮肾气丸加大剂量生黄芪等药治疗。

第三阶段：2007年3月28日—2007年7月，以温补为主，温肾阳，健脾气，利水，兼以活血，予金匮肾气丸合五苓散加大剂量生黄芪等药治疗。

据笔者的经验，慢性前列腺炎疗程较长，一般都要治疗3个月以上。本案患者在患病之初滥用抗生素治疗，因抗生素乃大寒大凉之品，戕伐其阳气，致使病已成坏证，症状繁多，迁延难愈，治疗殊为困难。患者遂求助于中医这"最后一根救命稻草"。第一阶段，以温胆汤为主蠲其湿热；第二阶段，以金匮肾气丸加大剂量生黄芪为主，大力扶持其已破败不堪之元阳元气，辅以清热通淋、活血化瘀；第三阶段，以金匮肾气丸合五苓散加大剂量生黄芪为主，进一步重建其元阳元气，大补先后天，兼以利水、活血，用方以温补为主。通过大半年的耐心调治以及医患之间的通力合作，如此复杂之坏证终得痊愈。观当今滥用抗生素之风盛行，可有几人认识到其戕伐人体阳气之害？对于慢性病、迁延性疾病，务必注意阳虚、气虚等正气亏虚之征，随时据证温阳益气，培补先后天。当今有一时弊，即见西医的"炎"字，就马上想到清热解毒、清热泻火，该患者虽被诊断为"慢性前列腺炎"，但自始至终都应用制附子、肉桂、生黄芪等温补之药，尤其是第三阶段的治疗，基本以温补药为主。本案再一次证明，千万不要盲目地将西医的"炎"字与中医的"火热""火毒"画等号，而应该严格遵循中医辨证论治原则。

第七节　K（苦参紫草汤医案）

> 黄某，男，14岁，学生，2015年11月21日初诊。患者全身反复泛发皮疹、红斑、瘙痒一年多，加重5天，有渗出，大便黏腻，小便黄；舌尖红，质淡红而嫩，边有齿痕，苔薄白，花剥。

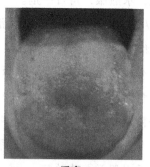

舌象

中医诊断：湿热瘀毒蕴于肌肤，兼有脾气虚。西医诊断：湿疹。

处理如下：

（1）苦参紫草汤合生地紫草汤化裁：紫草30 g、苦参10 g、白鲜皮30 g、土茯苓50 g、丹皮10 g、赤芍10 g、白蔹30 g、地肤子15 g、蛇床子15 g、炒白术20 g、茯苓30 g、桂枝10 g（另包），水煎服，每日一剂。

（2）湿润烧伤膏外搽，用于有破溃的皮损。

（3）马应龙痔疮膏外抹，用于无破溃的皮损。

经治疗一个多月，病情好转九成以上。因患者惧怕汤药苦涩难喝，改以中成药甘露消毒丸内服。

【按语】：苦参紫草汤由苦参、白鲜皮、土茯苓、紫草、地肤子、蛇床子组成，是笔者治疗湿疹的重要方剂，尤其是急性湿疹。方中桂枝，本意在于反佐以制苦参、紫草等药的寒凉之性，后患者家属煎煮时未加入该药。

第八节

一、理中丸医案

> 叶某，女，48岁，2018年5月18日初诊。患者大便不成形半年，形体肥胖；舌淡嫩紫，边有齿痕，苔薄白润。

方药：理中丸合陈夏六君子汤加味。处方：党参15 g、炒白术15 g、茯苓30 g、炙甘草5 g、陈皮10 g、姜半夏12 g、干姜8 g、川芎10 g、莲子20 g、芡实20 g，水煎服，每日一剂。

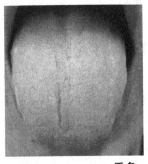

舌象

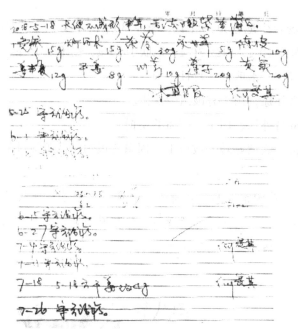

病历资料

复诊：患者一直守方治疗至 2018 年 7 月 26 日，大便已基本成形，身体整体状态也有了很大的改善；继续守方调理，每周服药两三次。

二、六味地黄丸医案

> 明某某，男，37 岁，农民，左上肢和左下肢痿软无力、麻木不仁、活动不灵两个月，病情逐渐加重，已丧失劳动力，左眼视力也逐渐下降，饮食、睡眠尚可，大小便正常；舌质暗淡，舌苔薄白腻，脉细涩。血象：WBC 7.2×10^9/L，N 64%，L 32%，M 4%。MRI 提示：大脑白质内发现多个硬化灶，考虑为"大脑白质多发性硬化"。患者先经西医治疗，效果不佳，遂求诊于中医。

中医诊断：痿证——脾气亏虚，精微不布，痰瘀阻络。

治法：遵《内经》"治痿独取阳明"之旨，拟用健脾益气升清、化痰祛瘀通络法。

方药：补中益气汤加味。处方：党参 15 g、炙黄芪 15 g、生白术 15 g、当归 10 g、羌活 10 g、独活 10 g、川芎 10 g、赤芍 10 g、白芍 10 g、白芥子 10 g、菊花 10 g、陈皮 5 g、升麻 5 g、柴胡 4 g、炙甘草 3 g、细辛 3 g，水煎服，每日一剂，配合针灸治疗。

复诊：治疗半个月后，除肢体麻木有所好转外，其他症状没有明显改善。考虑到西医诊断为"大脑白质多发性硬化"，提示病变部位在脑，而中医认为"脑为髓之海"，肾主骨生髓，因此认为该病与中医的"肾"密切相关，结合西医诊断，辨证为：肾精气亏虚，痰瘀阻于脑络。治法：补肾填精，豁痰开窍，活血化瘀。方药：六味地黄汤加味。处方：熟地15 g、制首乌15 g、白芥子15 g、淮山药15 g、茯苓15 g、丹皮10 g、泽泻10 g、鹿角胶10 g（烊化）、山萸肉10 g、石菖蒲10 g、郁金10 g、川芎10 g、红花10 g、羌活10 g，水煎服，每日一剂。

三诊：治疗一周后，诸症皆有所缓解；效不更方，守方治疗。

四诊：两个月后，患者肢体麻木不仁的症状已消除，左上肢和左下肢肌力恢复较好，活动自如，劳动力也得到恢复，左眼视力改善。为了巩固疗效，嘱病人长期服用六味地黄丸。

随访一年，未见复发。

【按语】：该病例原先按传统的辨证论治原则，辨证为脾气亏虚，精微不布，痰瘀阻络，施以健脾益气升清、化痰祛瘀通络法，但疗效不佳。后结合西医诊断，确定病变部位在脑。中医理论认为，脑为髓之海，肾主骨生髓，肾中精气不足，髓海失养，则会形成髓海不足的病理变化。《灵枢·海论》曰："髓海有余，则轻劲多力，自过其度；髓海不足，则脑转耳鸣，胫酸眩冒，目无所见，懈怠安卧。"基于以上认识，笔者把该病与中医的肾联系了起来，虽然根据传统的四诊所得并没有典型的肾虚症状和体征，但结合西医诊断的提示，创造性地把该病辨证为肾精气亏虚，痰瘀阻于脑络，并施以相应的治疗，取得了明显的疗效。

三、六味养心汤医案

邵某，男，51岁，2020年3月25日初诊。患者入睡困难、易惊醒3个月，心烦易怒，便秘，便血；口唇紫，舌暗红，苔薄白，脉弦有力。

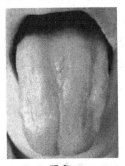

舌象

方药：柴胡加龙骨牡蛎汤。处方：柴胡12 g、黄芩10 g、生大黄5 g、姜半夏12 g、生姜2片，桂枝10 g、党参20 g、茯神30 g、大枣15 g、生龙骨30 g、生牡蛎30 g、礞石30 g，水煎服，午饭后及晚上9点左右各服一次。

2020年4月8日复诊：服上方后病情无改善。方药：六味养心汤加丹参、茯神，重用酸枣仁。处方：党参20 g、麦冬15 g、五味子10 g、酸枣仁50 g、炙甘草10 g、大枣15 g、丹参10 g、茯神30 g，水煎服，服用方法同前。

2020年4月15日三诊：服上方后睡眠明显改善，已无便秘；守方巩固治疗。

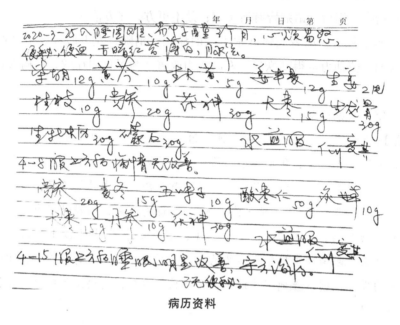

病历资料

【按语】：本案初诊时据"入睡困难，易惊醒，心烦易怒，便秘，脉弦有力"，投以柴胡加龙骨牡蛎汤，本来也算方证相应，但服后却无丝毫进展。笔者考虑到初诊以实证治疗未获效，复诊拟从虚证论治，此手法属方证辨证中"抓反馈信息"法，投六味养心汤以养心安神、健脾益气；因口唇紫、舌暗红，加丹参活血化瘀；加茯神以加强养血安神作用。

六味养心汤为生脉散合甘麦大枣汤化裁而成，因药房大都不备淮小麦，故改用养血安神的酸枣仁，主要用于心脾两虚的失眠，尤其是用归脾汤会上火的患者，六味养心汤是其良好的代用方。临证应用时，如失眠较严重，可重用酸枣仁至50～120 g；有瘀血，加丹参；因本方往往炙甘草用量大，易致水湿停聚、中满，所以常配伍茯苓或茯神。

本案重用酸枣仁50 g，是取效的关键之一。

四、龙胆泻肝汤医案

患者，女，24岁，2016年3月5日初诊。患者原本是来治疗面部雀斑，述说病情时提到阴痒数月，白带多，查其舌象为舌尖红，苔黄腻。

雀斑和阴痒可以同时治疗。

方药：龙胆泻肝汤加川芎、刘寄奴。处方：龙胆草 6 g、生栀子 6 g、黄芩 5 g、柴胡 5 g、生地 15 g、车前子 20 g（包煎）、泽泻 12 g、木通 5 g、生甘草 5 g、当归 15 g、川芎 10 g、刘寄奴 20 g，水煎服，每日一剂。

2016 年 3 月 15 日复诊：阴痒已大为缓解，上方龙胆草改为 3 g，生栀子改为 3 g，继续服用。

【按语】：足厥阴肝经"绕阴器"，肝胆湿热可循经导致阴痒，故对症施用清利肝胆湿热的龙胆泻肝汤常能取得较好的疗效。龙胆泻肝汤除治疗阴痒外，对湿热型或肝火炽盛型的中耳炎、带状疱疹、睾丸炎、痛风性关节炎、眼结膜下出血等症也有良好的疗效。

第九节　M

一、麻黄汤医案

患者，男，8 岁，2019 年 12 月 16 日初诊。患儿鼻塞数月，加重一周，恶寒；舌紫，花剥苔。

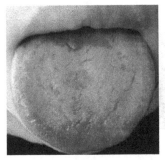

舌象

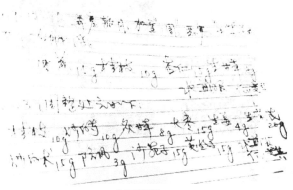

病历资料

方药：麻黄汤。处方：麻黄 15 g、桂枝 10 g、杏仁 15 g、生甘草 8 g，水煎服，每日一剂。

2019 年 12 月 23 日复诊：服上方后鼻塞已好转大半；投以桂枝汤合玉屏风散加菟丝子、沙苑子善后。

【按语】：对于慢性鼻炎、过敏性鼻炎，急性发作期通常选用麻黄类方，如麻黄汤、射干麻黄汤、小青龙汤、麻杏苡甘汤，慢性缓解期主要以桂枝汤、玉屏风散、苓桂术甘汤以及补益脾肾的药物善后。另外，本案舌象是花剥苔，可能是脾胃亏虚，也可能是先天性花剥苔，先天性花剥苔的人往往属于过敏体质。

二、麻黄连翘赤小豆汤医案

患者，男，2020 年 4 月 2 日初诊。患者双下肢斑疹、瘙痒数月，靠涂抹糖皮质激素软膏控制症状，但却治标不治本；舌紫，苔黄厚。

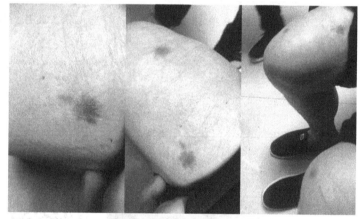

治疗前斑疹

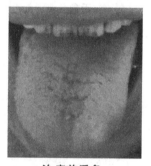

治疗前舌象

中医诊断：湿热蕴毒。

方药：麻黄连翘赤小豆汤加白蒺藜、白鲜皮。处方：麻黄 7 g、连翘 30 g、赤小豆

30 g、桑白皮 20 g、杏仁 15 g、生甘草 10 g、大枣 15 g、生姜 3 片，白鲜皮 15 g、白蒺藜 15 g，水煎服，每日一剂。

2020 年 4 月 11 日反馈：皮肤症状已愈。

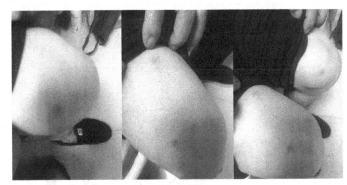

治疗后

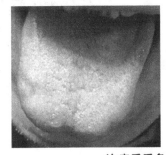

治疗后舌象

【按语】：麻黄连翘赤小豆汤是出自《伤寒论》的一个方剂，原文为"伤寒瘀热在里，身必黄，麻黄连翘赤小豆汤主之"。

药物组成：麻黄二两，去节，连轺二两，连翘根是也，杏仁四十个，去皮尖，赤小豆一升，大枣十二枚，擘，生梓白皮切一升，生姜二两，甘草二两，炙。临床应用时，梓白皮多以桑白皮替代。

现代中医临床常将麻黄连翘赤小豆汤用于治疗以下疾病：

（1）以皮肤瘙痒、水疱、糜烂、渗出等为特征的皮肤科疾病，如荨麻疹、急性湿疹、红皮病、脂溢性皮炎、寻常性痤疮，水痘、玫瑰糠疹、病毒性疱疹、过敏性皮炎、汗腺闭塞证、皮肤瘙痒症、狐臭等。

（2）以发热、水肿为主要表现的泌尿系统疾病，如急慢性肾小球肾炎、肾盂肾炎、尿毒症、非淋球菌性尿道炎、淋病、膀胱炎等。

（3）湿热黄疸、小便不利者，见于急性传染性黄疸型肝炎、重型病毒性肝炎、肝硬化腹水、术后黄疸、胰头癌、妊娠期黄疸等。

本案斑疹瘙痒，舌苔黄厚，考虑为湿热蕴毒所致，拟用麻黄连翘赤小豆汤宣肺祛湿、清热解毒，加白鲜皮、白蒺藜清热燥湿、祛风止痒，一诊即获得较好疗效。

三、麻杏石甘汤医案

> 患者，男，6岁，2018年6月1日初诊。患者发热2天，咳嗽，口渴；舌偏红，苔黄厚干。

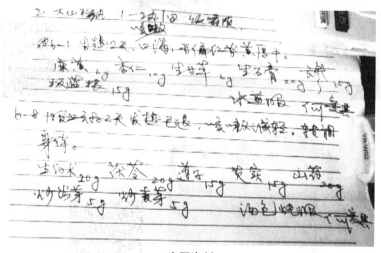

病历资料

中医诊断：邪热壅肺，津液损伤。

方药：麻杏甘石汤加玄参、板蓝根。处方：麻黄6 g、杏仁10 g、生甘草6 g、生石膏20 g、玄参15 g、板蓝根15 g，水煎服，每日一剂。

2018年6月8日复诊：服上方后两天热退，咳嗽明显缓解；转为调脾胃以健体，拟甘淡健脾汤包善后。

【按语】：本案患儿的病情并不复杂，用麻杏石甘汤加玄参、板蓝根效果也非常不错。只是感叹麻杏石甘汤治疗发热咳嗽一类疾病的机会越来越少。现在小孩子一发烧，家长心里就慌神了，马上抱到医院输液退热，给中医治疗的机会凤毛麟角。笔者在跟学生讲《温病学》的时候，经常提到麻杏石甘汤可用于气分证的邪热壅肺证，但临床应用的机会并不多，此为一例，特收录之。

四、麻杏苡甘汤合黄鱼夏蒌汤医案

> 患者，女，4岁，2016年4月8日初诊。患儿咳嗽4天，喉间痰鸣，咽喉红肿，恶寒，鼻塞，流清涕，纳少，大便干结难解，两日一行；舌红，苔黄腻，脉浮数。

中医诊断：湿热蕴肺，湿热并重，兼有外感风寒。

方药：麻杏苡甘汤合黄鱼夏蒌汤加生大黄。处方：麻黄6 g、杏仁10 g、生甘草3 g、生薏苡仁20 g、黄芩5 g、鱼腥草30 g、瓜蒌15 g、姜半夏10 g、生大黄2 g，水煎服，每日一剂。

2016年4月15日复诊：服上方后已无咳嗽，现鼻塞，流清涕，舌尖红，苔薄白，以麻黄桑菊饮收尾。处方：桑叶5 g、菊花5 g、桔梗6 g、连翘12 g、杏仁5 g、生甘草3 g、薄荷5 g、芦根15 g、麻黄5 g。

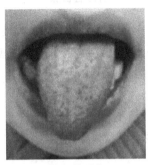
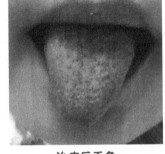

治疗前舌象　　　　治疗后舌象

【按语】：黄鱼夏蒌汤是笔者根据小陷胸汤改良的方剂，由黄芩、鱼腥草、半夏、瓜蒌组成，用于湿热或痰热蕴肺证。麻杏苡甘汤合黄鱼夏蒌汤是湿温咳嗽三剑客（麻杏苡甘汤合千金苇茎汤、麻杏苡甘汤合黄鱼夏蒌汤、小柴朴汤）之一，用于湿热蕴肺、湿热并重之证。本案即该合方的经典案例。

五、麻杏苡甘汤合千金苇茎汤医案

（一）麻杏苡甘汤合千金苇茎汤——咳嗽案

叶某，女，37岁，2016年4月6日初诊。患者咳嗽半个月，痰少，气短，咽红，纳少，睡眠浅；舌尖红，质紫，苔灰黄厚，脉缓。

中医诊断：湿温蕴肺，湿重于热。

方药：麻杏苡甘汤合千金苇茎汤加车前子、鱼腥草。处方：麻黄8 g、杏仁15 g、生薏苡仁30 g、生甘草8 g、芦根30 g、桃仁15 g、冬瓜子30 g、车前子20 g（包煎）、鱼腥草30 g，水煎服，每日一剂。

2016年4月20日复诊：服上方后已无咳嗽，咽微红，舌淡紫，苔薄黄；以桑菊饮善后。

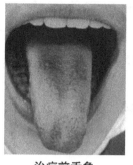

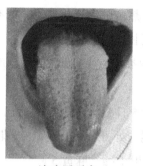
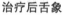

治疗前舌象　　　　　治疗后舌象

【按语】：麻杏苡甘汤合千金苇茎汤是治疗湿温咳嗽的三剑客（麻杏苡甘汤合千金苇茎汤、麻杏苡甘汤合黄鱼夏蒌汤、小柴朴汤）之一，主要用于湿热蕴肺、湿重于热之证，临证常加车前子（或车前草）、鱼腥草以加强清热祛湿止咳的作用。对于舌苔较厚者，也常用麻杏苡甘汤合三仁汤。

（二）麻杏苡甘汤合千金苇茎汤——发热、咳嗽案

患者，女，5岁，2019年11月25日初诊。患儿发热、咳嗽两天，体温38℃，咯黄白黏痰，口臭，鼻塞，流黄浊涕，心悸，胸闷，气喘，汗出；舌尖红，苔厚腻，黄白相兼。

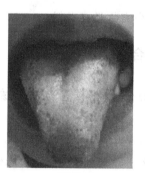

舌象

中医诊断：湿温咳嗽，湿重于热。

麻杏苡甘汤合千金苇茎汤加车前草、鱼腥草：麻黄8 g、杏仁10 g、生甘草6 g、薏苡仁20 g、芦根20 g、冬瓜子15 g、桃仁7 g、鱼腥草15 g、车前草12 g，水煎30分钟，每日一剂，分3次服。

2019年11月26日反馈：患儿喝了一剂药后出汗，小便多，发热已退，咳嗽大为缓解，仅微咳，鼻塞，呼吸声稍粗，喉咙有痰；嘱多服一帖以巩固疗效。

【按语】：

（1）本案为外感湿温病邪所致，舌象是诊断的关键。据"舌尖红，苔厚腻，黄白相兼"，诊为湿温蕴肺，湿重于热，投以麻杏苡甘汤合千金苇茎汤加车前草、鱼腥草，一帖即退热、止咳，效果非常明显。笔者治疗湿温咳嗽的"三剑客"：湿重于热——麻杏苡甘汤合千金苇茎汤；湿热并重——麻杏苡甘汤合黄鱼夏蒌汤；湿温蕴肺，脾胃亏虚——小柴朴汤。

（2）本案患儿有胸闷、心悸，要非常警惕病毒性心肌炎的可能性。一旦病情有变，必须马上到医院做进一步详细诊查，以排除病毒性心肌炎，否则会造成严重的后果，必须小心。

六、麦门冬汤合半夏厚朴汤医案

患者，女，2020年2月13日初诊。患者胸闷，心慌，乏力，口渴，有时感肺脏痒而咳嗽，咯清稀白痰，大便偏黑；舌紫，苔黄黑干燥，粗糙，中前部有剥苔。

中医诊断：气阴两虚，痰气瘀交阻心肺。

方药：麦门冬汤合半夏厚朴汤加郁金。处方：麦门冬50 g、姜半夏12 g、党参30 g、炙甘草8 g、大枣15 g、郁金10 g、厚朴6 g、茯苓20 g、生姜2片，苏叶10 g，水煎服，每日一剂。

2020年2月27日复诊：胸闷、心慌、乏力等症状大为缓解，仍有烧心、口渴；舌前部红，质紫，苔白厚。诊断：胸膈郁热，血行瘀阻。方药：栀子豉汤合橘枳姜汤加郁金。处方：生栀子12 g、淡豆豉30 g、陈皮7 g、枳壳10 g、生姜3片，郁金10 g，水煎服，每日一剂，共3剂。

【按语】：本案患者乏力、口渴，舌面干燥，考虑为气阴两虚，拟用麦门冬汤；胸闷可以认为是半夏厚朴汤证咽喉堵塞感在病变部位上的引申，故投以此合方而获佳效。

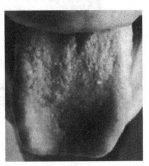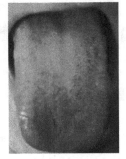

治疗前舌象　　治疗后舌象

第十节 P（平胃散医案）

> 周某某，女，23岁，2016年1月22日初诊。患者右手腕部、手指背侧皮疹瘙痒半年多，有水疱，挠破后有渗出，疲乏无力，畏寒，大便偏干；舌淡嫩暗，苔白厚黏腻，脉弱。

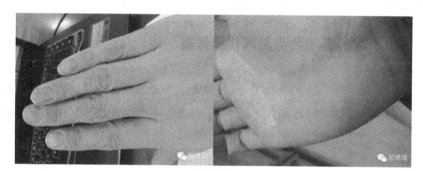

治疗前

中医诊断：寒湿所致的湿疹。

方药：平胃散加味。处方：苍术30 g、厚朴12 g、陈皮10 g、炙甘草3 g、桂枝10 g、白鲜皮15 g、地肤子15 g、丹皮10 g，水煎服，每日一剂。外用皮白金草本乳膏涂抹。初诊后因放寒假，嘱患者回家按方调治。

2016年3月18日复诊：患者复诊时大喜过望，治疗湿疹的药物已停用近一个月了，皮疹、水疱等已基本消除，也不再瘙痒，此次就诊的主要目的是调理身体。

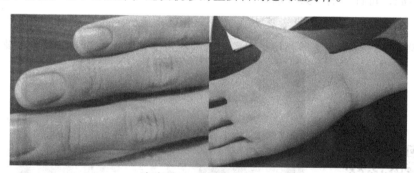

治疗后

【按语】：笔者临床所见，湿热型和血热型湿疹最为常见，寒湿型湿疹比较少见，此为一例。本案以平胃散加桂枝温化寒湿，白鲜皮、地肤子祛湿止痒，丹皮活血，最终获得佳效。

┣┫ 第十一节 Q ┣┫

一、潜阳封髓丹合真武汤医案

> 陈某，女，74岁，2016年12月16日初诊。患者罹患"干燥综合征"已数年，目前服用羟氯喹控制病情。皮肤红疹、瘙痒、干燥已有很长时间，曾用过生地紫草汤、柴归汤、温清饮合麻黄附子细辛汤、当归饮子等方剂，皮疹瘙痒得到阶段性控制。此次皮疹瘙痒复作一个月左右，皮肤干燥，纳少，入睡困难，小便短少，排便不畅，时有遗尿，夜尿每晚3次，畏寒，疲乏无力；口唇紫，舌淡嫩紫，边有齿痕，苔白厚腻，脉弦。施用之前的效方未奏效。

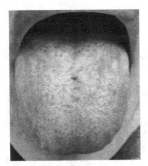

舌象

中医诊断：阳气内虚、虚阳外越而致皮肤瘙痒。

治法：潜敛阳气。

诊治思路：潜阳封髓丹加紫石英；据"小便短少，排便不畅"等症，考虑为阳气亏虚、水气不利，故合真武汤。方药：潜阳封髓丹合真武汤加紫石英。处方：炮附子15 g（先煎）、龟板12 g（先煎）、黄柏3 g、炙甘草10 g、砂仁5 g（后下）、紫石英30 g（先煎）、炒白术15 g、茯苓30 g、炒白芍30 g、生姜3 g。

2016年12月21日复诊：服上方后皮肤瘙痒明显缓解，余症皆有所改善；守方治疗。

2016年12月23日三诊：诉原先整晚皮肤瘙痒，现在已缩短为瘙痒一个小时，生活质量大大提高；效不更方，守方继进。

【按语】：本案患者罹患干燥综合征，长期服用羟氯喹控制病情。干燥综合征可导致皮肤干燥、瘙痒，而羟氯喹也有导致皮疹、瘙痒的副作用。以前因为其皮肤瘙痒时局部有发烫感，且有红疹，所以治疗上一直不离寒凉药，即使用温清饮合麻黄附子细辛汤

（"油炸冰激凌疗法"）也是寒温药并施。因之前的效方未能再次奏效，这次笔者决定破釜沉舟，尝试新的疗法。火神派的观点：阳虚时，虚阳可上越及外越，所以很多所谓的火热证，本质上是阳虚证，治疗上要温补阳气，加以潜敛之药。因此，笔者决定试用潜阳封髓丹合真武汤加紫石英（因患者有夜尿频多、小便不利等水气内停之症，故合真武汤），未用一味祛风止痒药而收止痒之佳效，个中道理颇值得玩味。当然，本案患者平素畏寒，舌淡嫩紫，苔白厚，也是应用温药的重要指征。本案还要考虑皮肤瘙痒是否为羟氯喹的副作用，如果是，则要考虑换药。

潜阳封髓丹组成：附子、龟板、砂仁、甘草、黄柏，为云南火神派名医吴佩衡合潜阳丹和封髓丹而成。除了治疗皮肤瘙痒外，笔者还曾用其治愈了一例顽固性阳虚失眠。

二、清胃散合左金丸医案

> 罗某，男，36岁，2021年1月11日初诊。患者反酸、烧心数年，口臭，口唇紫，舌紫，苔薄白，脉左寸关浮。

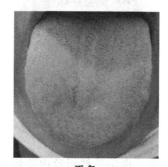

舌象

方药：清胃散合左金丸。处方：升麻10 g、黄连7 g、当归15 g、生地黄30 g、牡丹皮10 g、生石膏30 g、制吴茱萸3 g，水煎服，每日一剂。

2021年1月25日复诊：反酸、烧心已好转九成以上，继续守方减量维持治疗；服药一天休息一天。

【按语】：本案据"反酸，烧心，口臭"辨为胃火炽盛，投以清胃散合左金丸，一诊即获佳效。清胃散出自李东垣《兰室秘藏》，由升麻、黄连、当归、生地、丹皮组成，或加石膏，一般用于胃火炽盛的牙痛、牙龈肿痛、口臭等的治疗。本案以之治疗胃火炽盛的反酸、烧心亦获佳效，可谓"异病同治"。左金丸出自《丹溪心法》，常用于肝火犯胃之嘈杂吞酸。

第十二节 S

一、桑菊饮医案

> 患者，男，11岁，2018年8月18日初诊。患儿咳嗽已两个月，曾辗转治疗多家医院，输液、打针、吃西药，但疗效不佳。刻诊：咳嗽；咽部有点红，舌尖红，除此无异常症状。

方药：桑菊饮加鱼腥草。处方：桑叶8g、菊花8g、桔梗10g、连翘10g、杏仁10g、生甘草6g、薄荷8g、芦根15g、鱼腥草15g，水煎6分钟，分两次服用，共3剂。

2018年8月28日反馈：服药3剂，咳嗽已愈。

【按语】：桑菊饮见于清代温病学家吴鞠通的《温病条辨》，是治疗风热咳嗽的常用方，用药轻灵。注意煎煮时间为5～10分钟，本案嘱煎煮6分钟。本案患儿咳嗽两个月，对西医而言貌似"疑难杂症"，但对中医来说，却是一个很简单的桑菊饮证。中西医各有所长，应该相互取长补短。

二、射干麻黄汤医案

（一）射干麻黄汤——咳嗽案

> 吕某，女，46岁，教师，2016年4月8日初诊。患者反复咳嗽两个月，痰少，咽痒，咽痛，咽红，易上火；舌淡嫩暗，苔黄腻，脉浮缓。

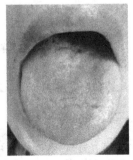

2016年4月20日舌象

方药：玄蒡小柴朴汤。处方：柴胡12g、黄芩4g、姜半夏15g、生姜3片、党参

12 g、生甘草 3 g、大枣 12 g、厚朴 10 g、茯苓 30 g、苏叶 10 g、玄参 20 g、牛蒡子 15 g，水煎服，每日一剂。

2016 年 4 月 20 日复诊：服上方后咳嗽无明显缓解，诉热敷背部后咳嗽有所缓解，咽痒、咽痛明显缓解，咽干不欲饮，舌淡嫩暗，根白腻，苔泛黄，脉浮缓。方药：射干麻黄汤。处方：射干 15 g、麻黄 8 g、姜半夏 15 g、细辛 3 g、五味子 8 g、紫菀 10 g、款冬花 10 g、生姜 5 g、大枣 12 g，水煎服，每日一剂。

2016 年 4 月 22 日三诊：服上方后咳嗽明显好转，拟守方治疗。

2016 年 4 月 29 日四诊：咳嗽已明显缓解，无痰，入睡困难，晨起咽部不适，大便干结；舌淡黯，苔淡黄腻，脉弱，有上火之象。方药：华盖散加生大黄善后。处方：麻黄 10 g、杏仁 15 g、生甘草 5 g、陈皮 10 g、茯苓 30 g、苏叶 10 g、桑白皮 12 g、生大黄 3 g，水煎服，每日一剂。

【按语】：射干麻黄汤是笔者治疗寒咳的"三剑客"（华盖散、射干麻黄汤、小青龙汤）之一。本案初诊据"咳嗽，咽红，咽痛，舌淡嫩暗，苔黄腻"而投以玄蒡小柴朴汤，咽痛、咽痒明显缓解，但对咳嗽无明显疗效。复诊据"热敷背部后咳嗽有所缓解，舌淡嫩暗"辨为寒咳，投以射干麻黄汤而咳嗽明显缓解。本案患者易上火，用射干麻黄汤后虽然咳嗽明显缓解，但有上火之象，故以温燥指数低于射干麻黄汤之华盖散加生大黄 3 g（因已出现便秘）以善后治疗。

（二）射干麻黄汤——发热、咳嗽案

叶某，女，8 岁，2018 年 1 月 9 日初诊。患儿发热两天，咳嗽，咯黄黏痰；舌尖红，苔薄白；素体阳气亏虚，易畏寒。

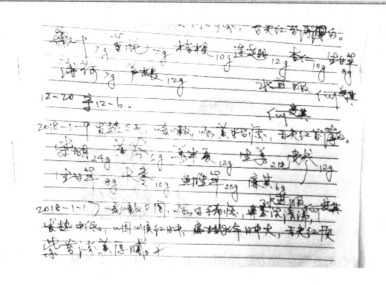

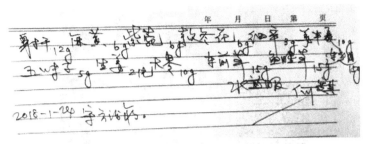

病历资料

方药：小柴胡汤加鱼腥草、麻黄。处方：柴胡24 g、黄芩5 g、姜半夏12 g、生姜2片，党参12 g、生甘草8 g、大枣10 g、鱼腥草20 g、麻黄6 g，水煎服，每日一剂。

2018年1月17日复诊：服上方后病情曾一度缓解，但之后发热及咳嗽复作，前往某三甲医院诊治，服西药后未见好转，遂继续求诊于我处。刻诊：咳嗽两周，咯白稀痰，鼻塞，流清涕，中低度发热；咽喉红肿，扁桃体肿大，舌尖红质紫，苔淡黄厚腻。据"咳嗽，咯白稀痰，鼻塞，流清涕"辨为寒咳；而"咽喉红肿，扁桃体肿大，舌尖红"为热毒亢盛；"苔淡黄厚腻"为夹湿。所以，本案考虑为寒热错杂型咳嗽。方药：射干麻黄汤加车前草、鱼腥草、连翘。处方：射干12 g、麻黄6 g、紫菀6 g、款冬花6 g、细辛3 g、姜半夏10 g、五味子5 g、生姜2片，大枣10 g、车前草15 g、鱼腥草15 g、连翘15 g，水煎服，每日一剂。

2018年1月24日三诊：服用上方后咳嗽已经大为缓解，服药两天后热退，现仅微咳；守方治疗以收尾。

【按语】：对于咳嗽的中医治疗，单纯的寒咳或热咳相对好治，但临床上经常会遇到寒热错杂型咳嗽，治疗起来难度较大，需要医者对寒热药的比例有较精准的把握。本案以麻黄、细辛、姜半夏、生姜散寒宣肺止咳，射干、车前草、鱼腥草、连翘清热祛湿，解毒散结，利咽止咳，最终获得很好的疗效。

另外，对于小儿外感发热，很多家长往往很着急，但笔者认为，39℃以上需要积极退热，而39℃以下不必积极退热。发热也是人体抵抗疾病的一种反应，如果39℃以下就盲目退热，势必削减人体的抵抗力，导致病程拉长、病情迁延，可谓弊多利少。坚持正确的中医治疗也可达到不退烧而烧自退的效果。另外，在发热时，清淡饮食、多饮水、注意休息等生活调理也非常重要。

（三）射干麻黄汤——过敏性鼻炎案

陈某某，男，7岁，2017年3月31日初诊。患儿鼻塞反复发作两年，加重一周，流清涕，咳嗽，咯白稀痰；咽红，舌尖红，苔黄腻。

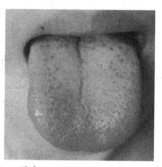

舌象

中医诊断：风寒犯肺，兼有湿热。

方药：射干麻黄汤加味。处方：射干 12 g、麻黄 8 g、紫菀 7 g、款冬花 7 g、细辛 3 g、五味子 5 g、姜半夏 10 g、生姜 4 g、大枣 10 g、车前草 12 g、鱼腥草 12 g、蒲公英 12 g，颗粒剂，每日一剂。

2017 年 4 月 14 日复诊：服上方后诸症明显好转；守方治疗。

2017 年 4 月 28 日三诊：鼻塞已明显缓解，已不流鼻涕，打鼾也大为改善；现有鼻痒、眼痒、后背痒，偶有喷嚏；舌尖红，苔白厚腻。病情已进入缓解期，宜行固本治疗。

方药：桂枝加芍药汤、玉屏风散合苓桂术甘汤。处方：桂枝 7 g、炒白芍 20 g、炙甘草 8 g、大枣 12 g、生姜 3 g、生黄芪 15 g、生白术 15 g、防风 3 g、蝉蜕 5 g、茯苓 30 g，颗粒剂，每日一剂。

【按语】：对于小儿过敏性鼻炎，纯中医治疗通常可收到很好的疗效，年龄越小，断根的可能性越大，但如果患儿有过敏家族史，则断根较难，不过也不妨一试。据笔者观察，过敏性鼻炎或咳嗽变异性哮喘患者属寒者较多，急性期常用麻黄类方之寒咳"三剑客"（华盖散、射干麻黄汤、小青龙汤），可适当加用祛风止痒之品，如蝉蜕、白蒺藜、徐长卿、白僵蚕等；而在缓

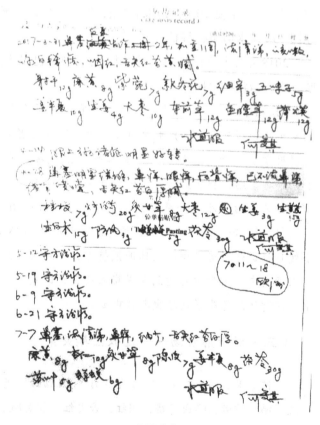

病历资料

解期宜行固本治疗，桂枝类方应用机会较多，笔者最常用的是桂枝汤合玉屏风散、桂枝加芍药汤合玉屏风散（内含芍药甘草汤意），也可适当加用补肾填精之品，如补骨脂、沙苑子、胡桃肉、菟丝子、紫河车、蛤蚧等，正如李可老中医所说："补肾以重建免疫系统"。

　　本案患儿急性发作时施以麻黄类方——射干麻黄汤加味，在慢性缓解期则施以桂枝加芍药汤、玉屏风散合苓桂术甘汤，鼻炎症状显著缓解。患儿除鼻塞明显改善外，打鼾的症状也有了明显改善，以前需要家长抱着才能睡觉，现在已可平躺着睡觉了。另外，缓解期固本治疗是减半量维持，即每日服用一盒中药颗粒剂（常规为每日两盒）。希望中药治疗能根治其鼻炎，即使不能根治，也能明显缓解症状。需要注意的是，对过敏性鼻炎患者来说，夏天少吹空调或改吹风扇也是非常重要的。

三、生地紫草汤医案

（一）生地紫草汤——荨麻疹案

> 　　柯某，男，6岁，2015年12月26日初诊。患儿皮肤红斑、风团、瘙痒一个多月；舌尖边红，苔薄，黄白相兼而润。

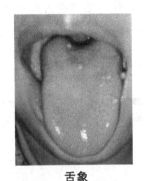

舌象

(diagnosis record)

病历资料

中医诊断：血分风热证。

处理如下：

（1）内服方：生地紫草汤加茜草、旱莲草、炒白术、茯苓。处方：紫草 30 g、茜草 20 g、旱莲草 20 g、生地 30 g、丹皮 6 g、赤芍 6 g、徐长卿 12 g、白蒺藜 15 g、炒白术 15 g、茯苓 20 g，水煎服，每日一剂。

（2）外洗方：茜草干蟾汤。处方：生大黄 50 g、黄柏 30 g、川椒 15 g、茜草 50 g、干蟾 1 只或 2 只、苍耳子 30 g、芒硝 50 g（兑入），水煎外洗，每日一次。

复诊：治疗 4 天后红斑消失，风团及瘙痒未作。数月后有所复发，但程度较轻，按上方治疗而愈。

【按语】：生地紫草汤是笔者据犀角地黄汤改良而来，由紫草、生地、丹皮、赤芍、白蒺藜、徐长卿组成，主要用于血分风热的荨麻疹、湿疹、毛囊炎、皮肤瘙痒症等疾病；临证应用时，常加茜草、旱莲草以加强疗效。白蒺藜、徐长卿也可以改用荆芥、防风或乌梢蛇、蝉蜕。外洗方即笔者创立的茜草干蟾汤，由茜草、干蟾、苍耳子、生大黄、黄柏、川椒、硼砂（或芒硝）组成，主要用于血分风热的荨麻疹、湿疹等症的药浴治疗。

（二）生地紫草汤——湿疹案

王某，男，45 岁，2016 年 3 月 4 日初诊。患者全身红斑皮疹 4 个月余，奇痒难忍，头皮皮疹有渗出，因皮肤瘙痒而影响睡眠，大便偏稀；舌淡嫩紫，边有齿痕，苔淡黄，脉细。

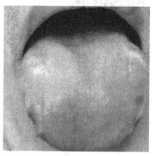
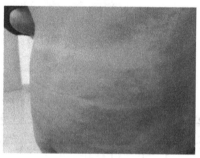

舌象　　　　　　　　皮疹

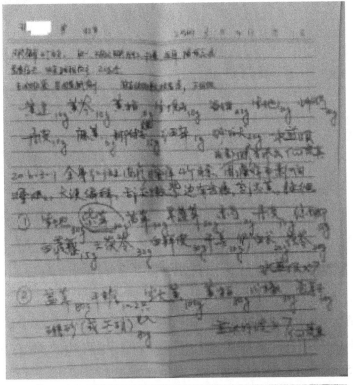

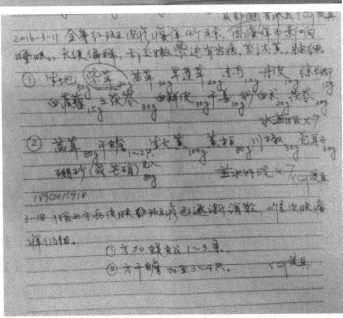

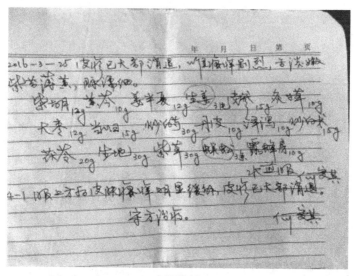

病历资料

中医诊断：火毒较盛，脾胃虚寒。

方药：温清饮川芎改丹皮合麻黄附子细辛汤加炒白术。处方：黄连10 g、黄芩10 g、黄柏10 g、生栀子10 g、当归20 g、生地30 g、炒白芍30 g、丹皮10 g、麻黄6 g、制附子15 g（先煎）、细辛5 g、炒白术20 g，水煎服，每日一剂。

2016年3月11日复诊：服上方后竟无寸功。处理如下：

（1）内服方：生地紫草汤合苦参紫草汤加减。处方：生地30 g、紫草30 g、茜草30 g、旱莲草20 g、赤芍10 g、丹皮10 g、徐长卿15 g、白蒺藜15 g、土茯苓30 g、白鲜皮30 g、干姜10 g、炒白术20 g、茯苓20 g，水煎服，每日一剂。

（2）外洗方：茜草干蟾汤。处方：茜草80 g、干蟾1只或2只、生大黄100 g、黄柏80 g、川椒30 g、苍耳子30 g、硼砂80 g（兑入），煎水药浴，药浴后用毛巾蘸干，不要用清水冲洗。

2016年3月18日三诊：服上方后皮肤斑疹已逐渐消散，唯皮肤瘙痒依旧；复诊内服方（2016年3月11日）加蜈蚣3条，外洗方干蟾加至3只或4只。

2016年3月25日四诊：皮疹大部分消退，唯瘙痒依然剧烈；考虑从肝气犯皮肤着手治疗，拟柴归汤合生地紫草汤化裁。处方：柴胡12 g、黄芩10 g、姜半夏12 g、生姜3片、党参15 g、炙甘草10 g、大枣12 g、当归15 g、炒白芍30 g、丹皮10 g、泽泻10 g、炒白术15 g、茯苓20 g、生地30 g、紫草30 g、蜈蚣3条、露蜂房10 g，水煎服，每日一剂；外洗方照旧。

2016年4月1日五诊：皮疹基本消退，背部、头皮和皮肤皱褶处残留部分皮疹，尤其是皮肤瘙痒大效。治疗已到收尾阶段，内服方守方继服；外洗方改为2～3天一次。

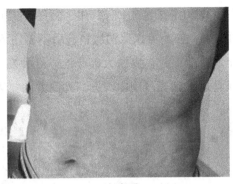

治疗后

【按语】：本案患者湿疹虽然病程只有4个多月，但极为顽固，西医治疗无效，遂求诊于我处。第一阶段：单用内服方温清饮合麻黄附子细辛汤无效。第二阶段：内服生地紫草汤合苦参紫草汤化裁，外用大剂茜草干蟾汤药浴，对皮肤斑疹显效，但对皮肤奇痒难忍无效。第三阶段：从肝气犯肌肤入手治疗，内服柴归汤合生地紫草汤化裁，加蜈蚣3条、露蜂房10 g以解毒止痒，外洗方依旧，皮肤瘙痒明显好转。五诊时，病势已去大半，进入收尾阶段。本案在治疗过程中，注重祛风解毒的治疗，用了蜈蚣、露蜂房，而且观察到有趣的"斑疹－瘙痒疗效分离"现象。

（三）生地紫草汤——孕妇湿疹案

某孕妇，2020年2月10日初诊。患者全身泛发斑疹，瘙痒难忍，夜不能寐，便秘；舌尖红，质紫，苔薄黄。

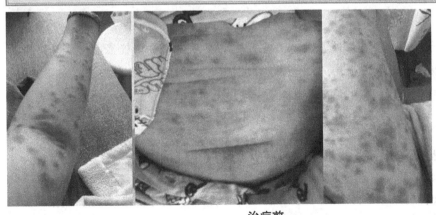

治疗前

中医诊断：血分热毒。

处理如下：

（1）内服方：生地50 g、紫草30 g、土茯苓50 g、蛇舌草30 g、蝉蜕10 g、白蒺藜30 g，水煎服，每日一剂。服药后可发生适当腹泻，无须担心。

（2）外洗方：茜草 100 g、苍耳子 30 g、干蟾 12 g、生大黄 30 g、黄柏 30 g、川椒 15 g，纱布包水煎外洗，每日一两次，一帖药可以煎两次；洗后不要用清水冲洗。

2020 年 2 月 17 日复诊：治疗 8 天后，身体皮肤大部分地方红肿发痒消退，在蜕皮中，偶尔会有点痒，尤其是晚上睡着后；嘱其停用内服方，外洗方两三天用一次。

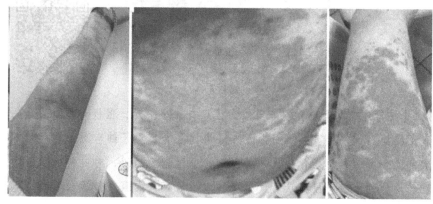

治疗一周后

2020 年 2 月 25 日反馈：巩固治疗 5 天后已停药，皮肤状况良好，患者称"药方很有效"。

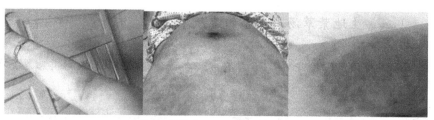

治疗两周后

【按语】：孕妇很容易出现皮肤瘙痒，主要是怀孕后身体热毒较盛所致，本案即是一例。内服方以生地紫草汤化裁，因怀孕，不用丹皮、赤芍等凉血化瘀药，用土茯苓、蛇舌草清热解毒；外洗方使用茜草干蟾汤。治疗 8 天即获佳效，以外洗方 2～3 天药浴一次善后治疗。一般来说，分娩后皮肤症状可不药而愈。

（四）生地紫草汤——皮肤瘙痒案

张某，女，1977 年 6 月 24 日出生，2017 年 5 月 31 日初诊。患者皮疹、瘙痒一个月，畏寒，易惊醒；舌尖红，质淡紫，苔薄黄腻，脉涩无力。

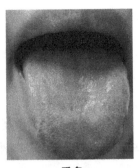

舌象

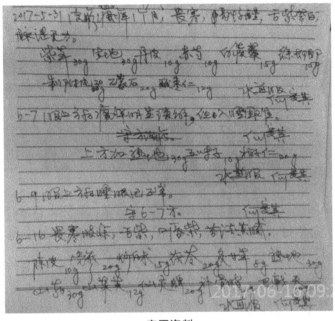

病历资料

中医诊断：皮肤热毒，体质虚寒，兼有瘀血。

治法：寒温同调。

方药：生地紫草汤合潜阳封髓法。处方：紫草 30 g、生地 30 g、丹皮 10 g、赤芍 10 g、白蒺藜 15 g、徐长卿 15 g、制附片 30 g（先煎）、礞石 20 g、酸枣仁 12 g，水煎服，午后及睡前各服一次。

2017 年 6 月 7 日复诊：服上方后，皮疹瘙痒明显缓解，但入睡困难；上方加熟地 30 g、五味子 10 g、柏子仁 20 g。

2017 年 6 月 9 日三诊：服上方后睡眠已正常；守复诊方继服。

2017 年 6 月 16 日四诊：患者皮疹瘙痒、失眠已愈，转而调理身体，拟补益先后天以固本。处方：陈皮 10 g、党参 20 g、炒白术 15 g、茯苓 20 g、炙甘草 8 g、熟地 30 g、山药 30 g、山茱萸 12 g、淫羊藿（仙灵脾）20 g、补骨脂 20 g、巴戟天 20 g，水煎服。

【按语】：本案患者表热里寒，以生地紫草汤合潜阳封髓法寒温并调，最终皮肤瘙痒和失眠都得以治愈。

四、十味温胆汤医案

张某，女，25岁，2017年3月1日来诊。患者素体脾胃虚弱，服用健脾益气药物已使健康状况有了较大改善。近一周来入睡困难，大便干结难解；舌淡紫，边有齿痕，苔薄白腻，右脉弱。

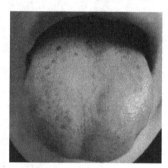

舌象

方药：十味温胆汤加山药、莲子。处方：陈皮10 g、姜半夏12 g、茯苓30 g、炙甘草8 g、枳实5 g、党参15 g、熟地20 g、五味子10 g、酸枣仁15 g、远志8 g、山药20 g、莲子15 g，水煎服，每日一剂。

2017年3月8日复诊：失眠已愈，大便畅通；守方巩固治疗。

【按语】：十味温胆汤出自《世医得效方》，由陈皮、半夏、茯苓、甘草、枳实、人参、熟地、五味子、酸枣仁、远志组成。本案患者舌苔薄白腻，大便干结，属痰湿气滞；入睡困难，素体脾胃虚弱，舌淡紫，边有齿痕，右脉弱，当为心脾两虚。单用温胆汤则进一步损耗正气，单用补气养血方（如归脾汤、八珍汤、六味养心汤）则碍胃，而十味温胆汤则可两者兼顾，确为对症之方。另外，加山药、莲子可增强健脾益气之功，治疗一周就获得了满意的疗效。由此可见，十味温胆汤为扶正祛邪之方，尤其适用于虚实夹杂之失眠证。

五、十二味温胆汤医案

黄某，女，61岁，2019年5月17日初诊。患者入睡困难、多梦4个月，胸闷，易上火，疲乏无力；手掌黄，舌紫，苔黄，脉虚涩。

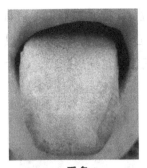

舌象

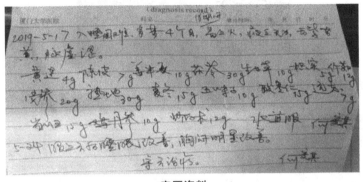

病历资料

方药：十二味温胆汤加黄连、当归、丹参。处方：黄连4g、陈皮7g、姜半夏10g、茯苓30g、生甘草10g、枳实5g、竹茹12g、党参20g、熟地30g、麦冬15g、五味子10g、酸枣仁15g、远志7g、当归15g、丹参10g、炒白术12g，水煎服，每日一剂。

2019年5月24日复诊：服药后睡眠改善，胸闷明显好转，体力也得到增强；守方治疗。

【按语】：十二味温胆汤即十味温胆汤加竹茹、白术，由陈皮、半夏、茯苓、甘草、枳实、竹茹、人参、熟地、五味子、酸枣仁、远志、白术组成。其方证与十味温胆汤相似，主要用于痰湿与心脾两虚并存之虚实夹杂证，有热象如口干苦，口臭，急躁易怒，小便黄，舌尖红或舌红，舌苔黄腻，可加黄连或丹皮、栀子。

六、四逆散医案

洪某某，女，50岁，教师，2017年2月17日初诊。患者腰酸痛10多天，胁肋胀痛，少腹酸胀，心情郁闷；口唇紫，舌紫，苔白，左脉沉。详询病情，患者因家庭琐事而心情郁闷，遂发此病。曾做过CT、B超检查，并未发现器质性病变。

中医诊断：情志所伤，肝气郁滞。

方药：四逆散合桂枝茯苓丸。处方：柴胡15g、炒白芍40g、炙甘草10g、枳实

10 g、桂枝 3 g、茯苓 30 g、丹皮 5 g、桃仁 12 g，水煎服，每日一剂；并嘱其到针灸科行针刺治疗。另外，"解铃还须系铃人，心病还须心药医"，嘱其放松心情，告知若单用药物或针灸而不管理好自己的情绪，则无法取得理想的疗效。

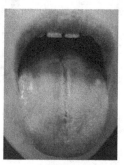

舌象

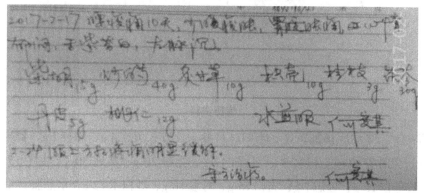

病历资料

2017 年 2 月 24 日复诊：病情大为缓解；继续守方治疗。诉针刺后的当天晚上，腹痛难忍，后腹泻 4 次，最后一次泻出大量粪便，之后感全身通泰。

【按语】：本案为典型的肝气郁结所致的腰痛，部位多在侧腰部；有的患者仅表现为子时（23 点—次日 1 点）或凌晨腰痛发作，疼痛剧烈者可被痛醒。治疗上，内服药多用芍药甘草汤、四逆散、逍遥散一类；针刺有捷效，可针灸肝胆经穴位，如太冲、阳陵泉、曲泉等。"针刺后的当天晚上，腹痛难忍，后腹泻 4 次，最后一次泻出大量粪便，之后感全身通泰"是典型的治疗反应（也称为排病反应），是针刺调动气机，阻滞的气机在疏通前的强烈反应。另外，对于本病，排除相关器质性病变也非常必要。笔者除用四逆散治疗腰痛外，还将其用于痛经，凌晨发作的尿频、尿急等症，都取得了较好的疗效。有瘀血者，合用桂枝茯苓丸或失笑散。

第十三节　T

一、桃核承气汤医案

（一）桃核承气汤——肩背痛案

患者，女，老年人，2019年11月17日初诊。患者肩背疼痛许久，做了针刺但疗效不显，刺络拔罐还有点疗效。患者一直认为是风湿所致（中医称为"痹证"），很多中医也按风湿痹痛来治疗。详询病情：右肩背部酸痛，涉及肩胛骨，口干苦欲饮，大便干结，小便黄、灼热，小腹胀满。

方药：桃核承气汤合芍药甘草汤加葛根、生地。处方：生大黄15 g、桂枝7 g、桃仁15 g、芒硝12 g（另包兑入）、生甘草5 g、葛根30 g、生地30 g、生白芍30 g，水煎服，每日一剂。

2019年11月28日复诊：肩背疼痛已明显缓解；嘱其坚持服药以巩固治疗。

【按语】：对于肩背疼痛，或四肢酸痛，或麻木，一般很容易以风寒湿所致的痹证论治，如羌活胜湿汤、独活寄生汤等，但临床上也有用柴胡类方、大黄类方者。例如，本案"小腹胀满"可看作条文"少腹急结"的引申症，加之大便秘结，故考虑用桃核承气汤。当然，这个用方思路也借鉴了山西经方家赵明锐先生的经验，他在《经方发挥》一书中首列桃核承气汤，其中就有用其治疗肩周炎的案例。赵明锐先生对桃核承气汤的应用颇有心得，厦门经方医生江鸿儒先生研习《经方发挥》后，也有用桃核承气汤治疗肩周炎的验案。本案除了桃核承气汤外，还合芍药甘草汤以缓急止痛，加葛根以解肌舒筋，加生地以养阴生津（《本经》称生地可"逐血痹"）。

柴胡类方者，包括柴胡桂枝汤、大柴胡汤、柴胡加龙骨牡蛎汤、逍遥散等。笔者以柴胡桂枝汤治疗肩胛骨酸痛，以柴胡加龙骨牡蛎汤治疗全身酸重、下肢麻木，都有相关的验案。肩背痛有时是胆囊炎牵涉所致，疏肝利胆的大柴胡汤对此常有卓效。

（二）桃核承气汤——掌跖脓疱病案

患者，女，48岁，2020年3月16日初诊。患者手脚皮疹、脓疱、瘙痒3个月，脱皮，被诊断为"掌跖脓疱症"，口干苦欲饮，小便黄；舌淡嫩紫，边有齿痕，苔薄白。

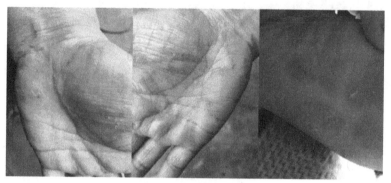

治疗前

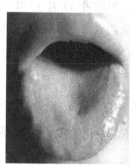

舌象

处理如下：

（1）内服方：荆芥 10 g、防风 10 g、柴胡 12 g、黄芩 8 g、姜半夏 12 g、生姜 2 片、党参 15 g、生甘草 10 g、大枣 15 g、当归 15 g、丹皮 10 g、生白芍 30 g、泽泻 10 g、炒白术 15 g、茯苓 30 g，水煎服，每日一剂，先服 5 天。

（2）外洗方：黄精 70 g、夏枯草 70 g、白矾 30 g（兑入），煎水浸泡手脚。

2020 年 3 月 20 日复诊：服上方后病情无改善；口淡，易上火，全身肿胀，按之凹陷，左肩酸痛，睡眠差，小便黄、灼热，大便正常。内服方：桃核承气汤合五苓散加蜈蚣、露蜂房、白僵蚕。处方：桃仁 12 g、桂枝 5 g、生大黄 6 g、芒硝 20 g（冲入）、生甘草 12 g、泽泻 10 g、猪苓 12 g、茯苓 30 g、炒白术 15 g、蜈蚣 3 条、露蜂房 12 g、白僵蚕 30 g，水煎服，每日一剂，先服 3 剂（服药后轻微腹泻是正常现象，如果腹泻严重，可适当减少芒硝的量）。外用方：大枫子 50 g（捣碎）、干蟾 12 g、川椒 15 g、苍耳子 30 g、黄连 30 g，布包煎水浸泡手足，每日一两次；每帖药可以煎两次。

2020 年 3 月 27 日三诊：手脚已无脓疱发出，皮肤瘙痒已愈；守方治疗 3 天以巩固疗效。

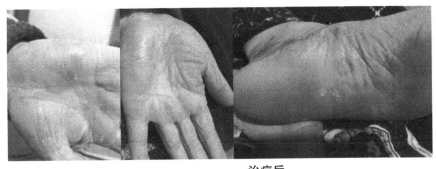

治疗后

【按语】：患者手脚皮疹、脓疱、瘙痒3个月，经多方诊治未见效，遂求诊于我处。初诊考虑为正虚邪恋，内服方拟用荆防柴归汤；因为皮肤干燥脱皮，外用方用黄精白矾夏枯草汤洗浴，但未见效。复诊时处方思路：①以桃核承气汤祛除瘀热毒，虽没有便秘，依然用此方，另外，左肩酸痛也是应用桃核承气汤的指征之一；（2）因为全身肿胀，按之凹陷，拟用五苓散；（3）露蜂房、白僵蚕、蜈蚣，笔者将其简称为"蜂蚕蜈"，为祛风解毒止痒的虫类药，用于顽固性皮肤瘙痒。外洗方：大枫子、干蟾解毒止痒；苍耳子、川椒祛风止痒；黄连清热燥湿解毒。复诊治疗后获得了较好的近期疗效，而长期疗效尚待观察。

桃核承气汤是笔者治疗皮肤科疾病常用之方，以"瘀、热、毒"为用方指征，尤其是便秘者更为适用。本案初诊用荆防柴归汤未获效，复诊试用桃核承气汤合五苓散加蜂蚕蜈而获得较好疗效。桃核承气汤治疗皮肤科疾病见于山西经方家赵明锐先生的《经方发挥》，笔者借鉴该经验用于皮肤科疾病的治疗而获较好疗效，此案即是一例。对于顽固性皮肤瘙痒，加用祛风解毒止痒之品"蜂蚕蜈"可显著增强疗效。另外，本案内服药与外洗药相互配合也是取效的关键。

二、调免方医案

蔡某，女，8岁，2019年5月19日初诊。患儿皮疹瘙痒数年，夜间为甚，挠破后流血、渗出皆有，食欲欠佳；舌淡红，苔白腻。

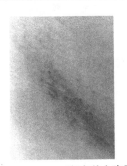
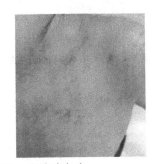

治疗前（腹股沟，左胸肩部）

中医诊断：病程日久，正虚邪恋。

（1）内服方：荆防柴归汤化裁。处方：荆芥7g、防风7g、柴胡10g、黄芩3g、姜半夏8g、生姜1片、党参12g、生甘草10g、大枣10g、当归12g、丹皮6g、炒白芍25g、生白术10g、土茯苓20g、泽泻7g，水煎服，每日一剂。

（2）外用方：①茜草干蟾汤：茜草80g、干蟾7g、苍耳子20g、生大黄30g、黄柏30g、川椒15g、硼砂40g（兑入），煎水药浴。②皮白金草本乳膏，重点涂抹较严重的皮损处。

2019年5月29日复诊：服上方后病情有一定缓解，但疗效不够明显；拟用调免方加祛风解毒止痒之品。处方：生黄芪15g、生地25g、炒白芍25g、炙甘草8g、青风藤12g、紫草15g、白鲜皮12g、土茯苓30g、蜈蚣1条、露蜂房8g、蝉蜕10g，水煎服，每日一剂；外治同前。

2019年5月31日三诊：上方加丹皮7g继服。

2019年7月3日随访：皮疹瘙痒已大为缓解；嘱其每周服用两天内服方，外用方停用。如后续无皮疹瘙痒发作，可停药观察。

【按语】：调免方，由青风藤（或白僵蚕）、生黄芪、生地、甘草、白芍组成，组方思路基于"中药药理的临床回归"，有调节免疫的功效，主治湿疹、荨麻疹等免疫功能紊乱性疾病。方中青风藤、白芍有一定的免疫抑制作用，生地、甘草有类糖皮质激素作用。

本案属顽固性皮疹瘙痒，要重视风毒的治疗。祛风解毒常用蜈蚣、露蜂房、蕲蛇、全蝎、白僵蚕等药，本案用的是蜈蚣和露蜂房。

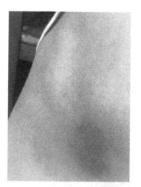
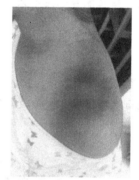

治疗后（腹股沟、左胸肩部）

第十四节 W

一、温胆汤医案

> 阮某，女，45岁，2017年10月13日初诊。患者入睡困难、易惊醒3年，时常咳白黏痰，月经量少，四肢末端厥逆；舌淡嫩紫，苔淡黄微厚，脉寸关浮。

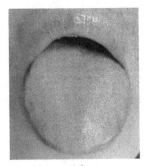

舌象

方药：温胆汤合桂枝茯苓丸。处方：陈皮10 g、姜半夏12 g、茯苓30 g、炙甘草10 g、枳实5 g、竹茹12 g、桂枝3 g、丹皮7 g、炒白芍20 g、桃仁12 g，水煎服，午饭后和晚上9点左右各服一次。

2017年10月20日复诊：服上方后睡眠已明显改善；效不更方，守方治疗。

2017年10月27日三诊：守方治疗。

2017年11月10日四诊：把脉时觉脉有虚象，拟用扶正祛邪的十味温胆汤加丹参调理。处方：陈皮10 g、姜半夏15 g、茯苓30 g、炙甘草8 g、枳实5 g、党参15 g、熟地20 g、五味子8 g、酸枣仁15 g、远志7 g、丹参15 g，水煎服，服法同前。

2017年11月15日五诊：服用十味温胆汤方后自觉上火严重，睡眠反而不好，仍投以初诊方（2017年10月13日）。

2017年11月25日六诊：服初诊方后，睡眠转好；初诊方加肉桂3 g（后下）。后期以温胆汤合桂枝茯苓丸时常煎水当茶饮，诉服用后睡眠很好，身体也觉得通泰。

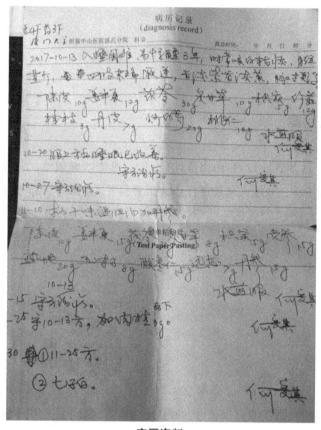

病历资料

【按语】：

（1）温胆汤家族方是笔者治疗实证失眠非常常用的方药，使用概率仅次于柴胡加龙骨牡蛎汤。临床上应用黄连温胆汤或丹栀温胆汤的机会更多，单用温胆汤的时候较少，本案即是其中一例。

（2）本案应用温胆汤的指征：入睡困难、易惊醒，时常咳白黏痰，脉寸关浮。因舌淡嫩紫，有瘀象，故合用桂枝茯苓丸。患者失眠3年，当晚服药后就迷糊犯困，疗效立竿见影。

（3）本案舌苔淡黄，但未有口苦、小便黄、舌质红等热证，故笔者不认为苔黄是热证，用方也总体偏温。实际上，舌苔黄主热证的概率远比舌质红主热证的概率低得多，舌质红有95%以上的概率主热证，而舌苔黄主热证的概率只有60%左右。如果舌苔黄同时舌质红，或伴口干苦，小便黄，或咽红、咽痛，则可明确地断定主热证。

（4）四诊把脉时发现脉有虚象，考虑到患者服用温胆汤合桂枝茯苓丸已有三诊，恐继续服用会损耗正气，故投以扶正祛邪之十味温胆汤加丹参，结果导致上火严重，失眠复作。因此，该患者属不宜补益的体质。

（5）该患者有痰湿体质家族史：妈妈咽部阻塞喜吐黏痰；弟弟也患慢性咽炎多年，咽部阻塞，咳痰，以小柴朴汤治疗而获愈。

（6）六诊时加肉桂，因患者四肢厥逆、舌淡嫩紫，有阳气亏虚之象，故用桂枝及肉桂以温通阳气。

二、温清饮医案

陈某，女，29岁，2017年3月25日初诊。患者皮疹、瘙痒近一年，挠破后流水；舌淡红而暗，苔薄白偏少。

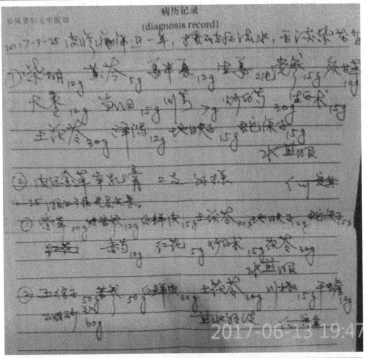

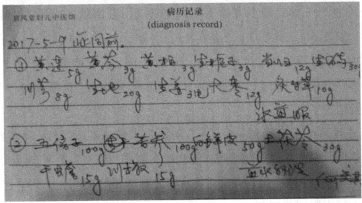

病历资料

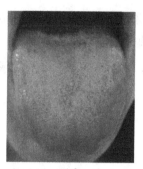

舌象

处理如下：

（1）内服方：柴归汤。处方：柴胡12 g、黄芩5 g、姜半夏12 g、生姜2片，党参15 g、炙甘草10 g、大枣12 g、当归15 g、川芎7 g、炒白芍30 g、生白术15 g、土茯苓30 g、泽泻12 g、地肤子15 g、蛇床子15 g，水煎服，每日一剂。

（2）外用方：皮白金草本乳膏，外搽患部。

【按语】：患者患有湿疹一年，但舌淡暗，苔薄白而少，考虑有一定的正虚，故用扶正祛邪之柴归汤化裁。湿疹合并如此舌象，每每用柴归汤奏效；外以皮白金草本乳膏外搽。

2017年4月25日复诊：服上方后无效。内服方：苦参紫草汤。处方：紫草20 g、苦参12 g、白鲜皮15 g、土茯苓30 g、地肤子12 g、蛇床子15 g、赤芍10 g、红花5 g、炒白术15 g、茯苓30 g，水煎服，每日一剂。外用方：五倍子散。处方：五倍子50 g、苦参50 g、白鲜皮30 g、土茯苓30 g、川椒15 g、干蟾12 g、硼砂60 g（兑入），煎水药浴，每日一次。

【按语】：柴归汤是笔者治疗慢性湿疹的王牌方之一，但对该患者没有一点效果。复诊改用苦参紫草汤化裁，但考虑舌象情况，加炒白术、茯苓以顾护胃肠，这是笔者治疗皮肤科疾病的一贯手法。外用五倍子散药浴。

2017年5月9日三诊：服上方后无效，于是试用温清饮。内服方：温清饮合芍药甘草汤。处方：黄连5 g、黄芩3 g、黄柏3 g、生栀子3 g、当归12 g、生白芍30 g、川芎8 g、生地20 g、生姜3片、大枣12 g、炙甘草10 g，水煎服，每日一剂。外用方：五倍子散。处方：五倍子100 g、苦参100 g、白鲜皮50 g、土茯苓30 g、干蟾15 g、川椒15 g，水煎药浴。

【按语】：连续两诊竟都没有一点效果。好在患者信任笔者，仍然坚持就诊。试用温清饮合芍药甘草汤，方中加生姜、红枣，仍是顾护脾胃的手法；外用仍以五倍子散药浴。

2017年6月13日四诊：患者诉这是治疗以来疗效最好的药方，病情已好了八九成；守方继服，改为每周服用两三剂。

【按语】：使用温清饮合芍药甘草汤治疗后终于获得了捷效。继续减量维持治疗（每周两三剂）。该案提示，哪个方药对患者有效，有时需要尝试才能确定，这需要医患的通力合作。

温清饮：来源于明朝龚廷贤《万病回春》（《万病回春》中的方名为"温清散"）。方剂组成：当归、白芍、熟地黄、川芎、黄连、黄芩、黄柏、栀子各一钱半。

用法：水煎服，每日一剂，分两三次服用。

功效：清热泻火，燥湿解毒，养血活血。

方证：血虚血瘀、火毒或湿热证。《万病回春》中将其用于：治妇人经行不住，或如豆汁，五色相杂，面色萎黄，脐腹刺痛，寒热往来，崩漏不止。笔者主要用本方治疗皮肤科疾病：①湿疹。皮肤丘疹或水疱，瘙痒，或有抓痕、渗液，或面部皮肤油腻，舌红，苔黄腻。②荨麻疹。皮疹色红，瘙痒，挠抓后常留血痕或红斑，遇热加重，心烦，口苦，小便黄，大便干结，舌红，苔黄或黄腻。③痤疮。炎性丘疹型、脓疱型或粉刺型痤疮，色鲜红，痤疮鼓突，或有脓点、白头或黑头，或面部油腻，口苦口臭，小便黄，或大便干结，舌尖红或舌红，苔黄或黄腻。

日本汉方医家将其广泛用于各科疾病，如妇人漏下或带下、男子便血、白塞氏病、慢性荨麻疹、带状疱疹、异位性皮炎、特应性皮炎、湿疹、复发性口疮等。

笔者是在阅读日本汉方医家的著作时接触到本方的，如矢数道明的《临床应用汉方处方解说》《汉方临床治验精粹》等书详尽阐述了本方的临床应用。日本汉方医家对本方积累了丰富的应用经验，尤其在皮肤科疾病的治疗方面。因此，笔者借鉴日本汉方医家的经验，将本方广泛用于皮肤科疾病，如湿疹、荨麻疹、痤疮，收到了很好的疗效。体会：本方一可用于火毒较盛者，二可作为常规的方剂，如生地紫草汤、苦参紫草汤、麻杏石甘汤等治疗无效之后的二线用方。笔者曾治疗一患有慢性湿疹的男性患者，首剂用苦参紫草汤，治疗一周后无明显效果，后改用温清饮而获效。

三、五苓散医案

（一）五苓散——盗汗案

患者，男，2016年11月19日初诊。患者多年来苦于盗汗，时好时坏，最近两三个月盗汗特别厉害，睡个觉起来像洗了个澡一样。虽然这只是个小恙，但每天都要换洗被褥，非常麻烦，生活质量也大打折扣。详询病情：平素畏寒，冬天特别严重，疲乏无力，饮食尚可，口渴，睡眠浅，多梦，小便短赤，大便偏溏，会粘马桶；舌尖红，质淡紫，边有齿痕，苔薄黄。曾于当地诊治，有所好转，但仅有四成左右的疗效。

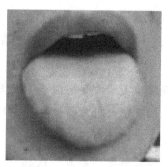

舌象

中医诊断：阳气虚，水液代谢障碍。

方药：五苓散合防己黄芪汤（重用生黄芪）。处方：茯苓50 g、泽泻12 g、猪苓15 g、炒白术30 g、桂枝10 g、防己15 g、生黄芪100 g、炙甘草8 g、生姜3片、大枣5个、肉桂5 g（后下），水煎服，每日一剂，先服3剂。

2016年11月22日反馈：已经连续3天晚上睡好了，未再出汗。

【按语】：

（1）气虚自汗、阴虚盗汗，这是教材所言，也是常见的考题。但在临床上果真如此吗？本案就是一例典型的由阳气虚所致的盗汗，所以"尽信书不如无书"。

（2）本案"汗出，口渴，小便短赤"，根据《伤寒论》第七十一条："太阳病，发汗后，大汗出，胃中干，烦躁不得眠，欲得饮水者；少少与饮之，令胃气和则愈。若脉浮、小便不利、微热、消渴者，五苓散主之。"第七十三条："伤寒，汗出而渴者，五苓散主之。不渴者，茯苓甘草汤主之。"辨为五苓散证。另外，五苓散证的舌象是淡白、淡嫩、淡胖、淡紫，或边有齿痕，苔白润或水滑。本案舌淡紫，边有齿痕，也是应用五苓散的指征之一。

（3）五苓散和防己黄芪汤给人的印象是用来治疗水肿的，但这个观念要彻底改变了。它们其实是用于调节水液代谢障碍的，而水液代谢障碍既可能引起水肿，也可能引起汗出、口渴、腹泻等症。本案患者并没有水肿，而有汗出、口渴、大便溏粘马桶、小便短赤等水液代谢障碍症状，所以选用五苓散合防己黄芪汤以温阳益气、调节水液代谢，仅3剂即获佳效。

（4）舌尖红一定是心火亢旺吗？对本案患者来说，舌尖红既可能是心火亢旺，也可能是睡眠不好在舌尖上的反映。

（5）患者口渴，睡眠浅，多梦，小便短赤，舌尖红，苔薄黄，按脏腑辨证，可以辨为热证伤津、心火下移小肠，但本案患者以阳气亏虚为主，治疗上当以温阳益气利水为主。本案治疗未用清心利尿、养阴生津之品，如果服用上方后患者觉得火气大，则务必反佐清热泻火之品。

（6）本案茯苓50 g、生黄芪100 g，重用这两味药是取效的关键。

（二）五苓散加麻黄、蝉蜕（麻蝉五苓散）——过敏性鼻炎案一

> 陈某某，女，31岁，大学教师，2019年12月24日初诊。患者鼻塞、流清涕、喷嚏、鼻痒4个月，易上火，易出汗，易口渴，胃肠对寒凉敏感，畏寒，大便干结难解，常感四肢沉重；舌淡嫩紫，边有齿痕，舌下络脉瘀紫怒张，苔黄白相兼而润泽，脉浮。

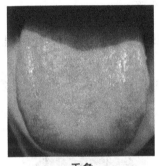

舌象

病历资料

方药：五苓散加麻黄、蝉蜕、赤芍。处方：麻黄15 g、蝉蜕12 g、桂枝6 g、生白术30 g、茯苓30 g、猪苓12 g、泽泻10 g、赤芍10 g、黄芩10 g（另包，服药后上火才加），水煎服，每日一剂，早上、午后各服一次。

2020年1月14日复诊：服上方后鼻部症状大为缓解，大便已不再干结难解，拟固本治疗。方药：桂枝汤合玉屏风散加蛤蚧、沙苑子、胡桃仁。处方：桂枝10 g、生白芍10 g、炙甘草10 g、大枣15 g、生姜3片、黄芪20 g、生白术15 g、防风3 g、蛤蚧6 g、沙苑子20 g、胡桃仁3个，水煎服，隔日或隔两日服用一剂。

2020年2月25日反馈：处方效果佳。

【按语】：本案患者过敏性鼻炎病程不长，加之体质壮实，方证合拍，一诊病情即好转八成以上，取效迅捷。初诊据其鼻塞，流清涕较多，投以五苓散加麻黄、蝉蜕、赤芍，反佐黄芩。麻黄、蝉蜕是一个非常经典的方根，在本案中，蝉蜕既可以祛风止痒（类似西医抗过敏作用），也可以预防麻黄的副作用（心悸）。即使如此，患者服药后还

是出现了一定的心悸现象。对于麻黄的副作用心悸，古代的预防方法是在煎服的时候撩去上面的浮沫，而现代一般是配合蝉蜕服用。为了预防本方对睡眠的影响，服药时间为早上和午后。患者平素易上火，为了预防服药后上火，反佐黄芩10 g，嘱其服药后上火才加，但后来患者服药后并未上火，故并未加入。因舌紫、舌下络脉瘀紫怒张，故加赤芍。病情大为缓解后，不宜"恋战"，当思固本治疗，故拟桂枝汤合玉屏风散，加补肺肾之品如蛤蚧、沙苑子、胡桃仁。

关于本案口渴、大便干结的问题，笔者认为跟鼻流较多清涕、易汗出、四肢易酸沉等症状形成一个证据链，提示身体体液（水）代谢障碍，故服用五苓散后，大便也得以顺畅。五苓散是经方中调节水液代谢的要方。

（三）五苓散加麻黄、蝉蜕（麻蝉五苓散）——过敏性鼻炎案二

> 李某某，女，4岁，2020年7月31日初诊。患儿鼻痒、鼻塞、喷嚏、流清涕两年，眼痒；舌紫，苔白。

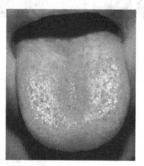

舌象

西医诊断：过敏性鼻炎。中医诊断：鼻渊或鼻鼽，考虑为寒饮、瘀血。

方药：麻蝉五苓散加味。处方：蜜麻黄4 g、蝉蜕5 g、猪苓12 g、茯苓30 g、泽泻7 g、生白术15 g、桂枝3 g、当归7 g、菟丝子10 g、沙苑子10 g、巴戟天8 g，水煎服，每日一剂。

2020年8月7日复诊：已无鼻塞，偶有流涕、鼻痒、眼痒，面色苍白无华，舌暗红，苔薄白腻；拟固本治疗，宜用温补加祛风止痒法。方药：桂枝汤加味。处方：桂枝5 g、炒白芍15 g、炙甘草8 g、大枣10 g、干姜2 g、麻黄3 g、生黄芪20 g、红景天15 g、菟丝子12 g、沙苑子12 g、补骨脂10 g、白僵蚕10 g、蝉蜕10 g，水煎服，每日一剂。

2020年8月14日三诊：已无鼻塞、喷嚏及流涕，鼻痒、眼痒未愈，舌尖红，苔黄腻；拟调节免疫。调免方加味：生黄芪12 g、生地15 g、炒白芍15 g、炙甘草6 g、白僵蚕10 g、蝉蜕6 g、蜜麻黄3 g、生白术10 g、茯苓30 g，水煎服，每日一剂。

2020年8月28日四诊：鼻痒、眼痒已有所改善；效不更方，守方续进。

2020年9月14日五诊：鼻痒、眼痒已愈；近一周因感冒而流白色浊涕，喷嚏，舌紫，苔白腻。方药：小青龙汤。处方：麻黄5g、桂枝5g、干姜5g、炒白芍7g、炙甘草3g、姜半夏10g、细辛3g、五味子5g，水煎服，每日一剂。

【按语】：本案患儿过敏性鼻炎两年，初诊考虑为寒饮伏肺兼有瘀血，以五苓散加麻黄、蝉蜕温肺化饮，当归活血，菟丝子、沙苑子、巴戟天补肾固本，仅一诊鼻塞即消失，偶有流涕，但鼻痒、眼痒未见改善。复诊行固本治疗，拟温补加祛风止痒法。三诊鼻塞、喷嚏及流涕已消失，而鼻痒、眼痒症状依旧，拟换方治疗，投以调免方加味，服用两周后鼻痒、眼痒消失。五诊时，因感冒而鼻流涕、喷嚏，用小青龙汤治疗，此为后话。本案过敏性鼻炎的成功治疗主要分两个阶段：第一阶段用五苓散加麻蝉、桂枝汤加味，鼻塞、流涕、喷嚏等症状得以消除；第二阶段用调免方加味，解除鼻痒、眼痒症状。调免方是笔者自拟方，由黄芪、生地、白芍、甘草、青风藤（或白僵蚕）组成，功效为调节免疫，主要用于变态反应性疾病，如湿疹、荨麻疹、过敏性鼻炎等的治疗。

（四）五苓散合防己黄芪汤——腹泻案

黄某某，男，87岁，2020年9月21日初诊。患者反复胸闷、心慌两年多，加重伴呼吸困难14天，住院期间接受西医硝酸异山梨酯注射液、谷红注射液、夫塞米、地高辛、阿普唑仑、环磷腺苷葡胺、沙库巴曲缬沙坦钠片治疗，因为有房颤而长期服用华法林。患者自觉西医治疗效果不理想，遂自行服用麦门冬汤。刻诊：腹泻，畏寒，伴轻微腹痛，水样便，每天2～4次，无味，色黄，纳差，眠可，小便正常；查体发现患者左上腹有固定的轻微压痛点，无反跳痛，得温则减，胃肠对寒凉敏感，口渴不甚，喜热饮，疲乏无力，口唇紫，舌淡嫩紫，舌边有齿痕，苔糙白腻有裂纹。大便常规提示：正常。

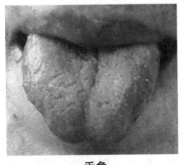

舌象

方药：五苓散合防己黄芪汤加益母草、川牛膝。处方：泽泻30g、猪苓15g、茯苓60g、焦白术15g、桂枝5g、肉桂3g（后下）、防己15g、生黄芪30g、炙甘草3g、大枣15g、生姜5片、益母草30g、川牛膝15g，水煎服，每日一剂。

2020年9月22日复诊：腹泻、畏寒缓解，已无水样便，但大便偏溏，腹部已不疼痛，纳差，诉服用上述药方后感觉腹部温暖舒适，拟换方善后调理。处方：木香3g、砂仁5g（后下）、陈皮3g、姜半夏8g、党参12g、炒白术10g、茯苓20g、炙甘草3g。

【按语】：本案患者以腹泻求治，其病机有：①阳虚、气虚——畏寒，胃肠对寒凉敏感，疲乏无力；②水液代谢障碍——口渴，舌苔干燥，腹泻，提示口内津液不足，而大肠水湿过多；③瘀血——口唇紫，舌淡嫩紫。五苓散是调理水液代谢障碍的重要方剂，因本案患者气虚较盛，故合用防己黄芪汤以益气健脾、燥湿利水；另加益母草、川牛膝以活血利水。方证丝丝相扣，故一诊即获佳效。后以香砂六君子汤调理善后。

四、《外台》神秘汤医案

陈某，女，2岁4个月，2016年11月10日因"反复咳嗽、气喘一月余"拟以"肺炎"收住某医院。入院后确诊："1.肺炎。2.哮喘。"入院后给予阿奇霉素口服抗感染，沐舒坦化痰，布地奈德＋可必特雾化吸入平喘化痰，美普清扩张气道，开瑞坦抗过敏。

2016年11月15日，患者家属要求出院，出院时情况：偶有咳嗽，无明显喘息，无气促，无呕吐、腹泻等。出院带药：辅舒酮，每次一喷，经口腔吸入，早晚各一次，疗程一年半（每三个月复诊一次）；万托林（必要时；喘息时先使用万托林，5分钟后使用辅舒酮）。出院后，患儿家属带着患儿求诊于我处。刻诊：患儿精神欠佳，面色晦暗无华，偶有咳嗽，未见明显喘息；舌淡，苔白腻。

【按语】：西医在控制感染和喘息发作方面，功劳还是肯定的。

中医诊断：寒痰哮喘，同时正气亏虚。

处理如下：

（1）停用西药。

（2）《外台》神秘汤：麻黄4g、杏仁6g、炙甘草3g、陈皮10g、苏叶4g、柴胡5g、厚朴3g，水煎服，隔日一剂。

（3）六君子汤加味：陈皮5g、姜半夏6g、党参12g、炒白术10g、茯苓15g、炙甘草3g、莲子10g、山药30g，水煎服，隔日一剂。以上两方交替服用。

一周后反馈：虽停用西药而单用中药治疗，但患儿情况稳定；守方续进。

【按语】：在停用西药的情况下，单用中药能达此效果还是很不错的。这也为后续的纯中医治疗奠定了基础。

2016年12月3日复诊：咳嗽3天，微喘，鼻塞，流浊涕，舌淡红，苔白厚腻。处理如下：（1）急则治标，先治疗风寒咳嗽。方药：华盖散加姜半夏、细辛。处方：麻黄4g、杏仁7g、炙甘草3g、陈皮15g、茯苓30g、苏叶4g、桑白皮6g、姜半夏10g、细辛3g，水煎服，每日一剂。咳嗽控制后服用以下两方。（2）《外台》神秘汤：麻黄4g、杏仁6g、炙甘草3g、陈皮10g、苏叶4g、柴胡5g、厚朴3g，水煎服，隔日一剂。（3）陈皮5g、姜半夏6g、党参12g、炒白术10g、茯苓15g、炙甘草3g、莲子10g、山药30g、补骨脂12g、山茱萸6g、胡桃肉2粒，隔日一剂。2号方和3号方交替服用。

一周后反馈：咳嗽已愈，转以2号方和3号方交替服用。

【按语】：患儿此次感冒咳嗽还是出现了微喘，在用华盖散加姜半夏、细辛控制咳嗽后，仍以《外台》神秘汤与补益脾肾之药交替服用治疗。

2017年2月3日三诊：此次不慎外感风寒，咳嗽，喉间痰鸣，但已不再发作哮喘，咽部不红。起初家长自作主张予服《外台》神秘汤，但未见效；予射干麻黄汤原方。鉴于哮喘已不再发作，嘱咳嗽控制后，单用2016年12月3日3号方补益脾肾固本，以绝哮喘之源。

【按语】：此次虽然外感导致咳嗽，但已无哮喘发作，治疗上进入了一个新的阶段。待咳嗽控制后，嘱不必再服用《外台》神秘汤止喘息，单用补益脾肾法固本，正如李可老中医所说的"重建免疫系统"。

2017年2月13日反馈：服射干麻黄汤3帖后，咳嗽已愈；转以2016年12月3日3号方补益脾肾固本。

【按语】：前期入院治疗，西医在控制感染和哮喘症状方面还是应当给予充分肯定的。但出院后，完全靠纯中医治疗，已无哮喘发作，患儿体质也得到了极大改善。另外，患儿妈妈反馈了一个情况：她的表弟居住于香港，其两个孩子均患有小儿哮喘，香港医生说长大后会自愈，故未做特殊处理，后来果如香港医生所言，这两个孩子的哮喘竟然自愈了。因此，小儿哮喘是否有自愈性值得探讨。但笔者认为，为稳妥起见，用中药调理还是非常必要的。对于小儿哮喘、过敏性鼻炎、智力发育迟缓等儿科疾病，调理要趁年龄小，年龄越小调理效果越好，断根的可能性越大。

五、《外台》茯苓饮医案（黄煌医案）

傅某，女，32岁，2020年5月11日初诊于黄煌教授处。患者胃胀眠差，头晕胸闷，经量大，怕风冷，手脚出汗，心情不佳，脉弱，腹部松软脐跳；舌淡紫，边有齿痕，有瘀点，苔微黄。

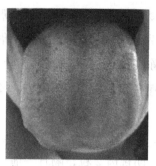

舌象

中医诊断：不定愁诉症。

处理如下（以下三方轮流服用）：

（1）茯苓40 g、党参10 g、生白术15 g、炒枳壳30 g、陈皮30 g、干姜5 g，水煎服。

（2）桂枝15 g、茯苓20 g、炙甘草5 g、生龙骨15 g、煅牡蛎15 g、干姜5 g、红枣20 g，水煎服。

（3）浮小麦50 g、炙甘草15 g、红枣50 g、百合30 g，水煎服。

2020年5月23日反馈：经以上治疗，诸症皆明显好转；继续守方治疗。

【按语】：本案患者先经我手治疗，收效不佳，后求诊于黄煌教授，取得较好疗效。兹将该案整理如下：

（1）不定愁诉症：黄煌老师在病历上首先就点明患者为不定愁诉症。不定愁诉，源自日本汉方医家，是一种疾病，也叫作"不定愁诉综合征"。该症非特异的共同症状一般有头痛、头重、失眠、精神不安、焦躁、眩晕、视疲劳、倦怠、肩凝等。患者所诉的症状只是自觉症，虽然有时自觉很严重，但没有任何体征及实验室检查的客观证据，即使有临床症状与体征，但与其主诉的症状间没有因果关系。中文直接引用"不定愁诉"四个字。不定

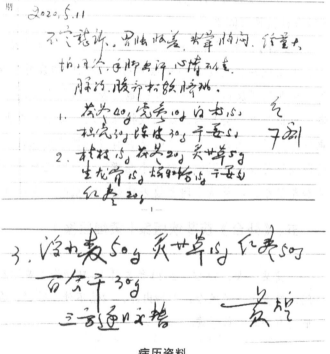

病历资料

愁诉，属于西医神经官能症、癔症等疾病范畴。

（2）本案采用的治疗方案为联合方组。联合方组，即针对同一个患者的不同病机同时开出一组方剂（包含2～4个药方）轮流服用，山西名医门纯德最擅长此法。笔者认为，此法的长处为可以"集中优势兵力，各个击破"，以避免合方或复方大法中方药之间相互牵扯，反而影响疗效；缺点是有时操作起来会更麻烦些，如根据医保规定，一张医保卡每日只能开一张处方，所以如果要开3个药方，患者需连续跑3次医院。

（3）1号方的用方思路：怕风冷、脉弱、舌淡，考虑阳气亏虚；胃胀、胸闷，为气滞；头晕、脐跳，为痰饮。投以《外台》茯苓饮，重用茯苓，枳壳易枳实，干姜易生姜，全方意在温养脾胃，行气化饮。《外台》茯苓饮条文："治心胸中有停痰宿水，自吐出水后，心胸间虚，气满不能食，消痰气，令能食。"1号方实际寓橘枳姜汤、理中汤（人参汤）之意，橘枳姜汤条文："胸痹，胸中气塞、短气，茯苓杏仁甘草汤主之；橘枳姜汤亦主之。"人参汤条文："胸痹心中痞，留气结在胸，胸满，胁下逆抢心，枳实薤白桂枝汤主之；人参汤亦主之。"同为治疗胸满：茯苓杏仁甘草汤偏重于痰饮，橘枳姜汤偏重于气滞，枳实薤白桂枝汤偏重于痰凝、气滞，人参汤偏重于虚，《外台》茯苓饮则兼顾痰饮、气滞、正虚。当然，除了以上治疗胸满之方外，诸如半夏厚朴汤、柴胡加龙骨牡蛎汤都可治疗胸满之症，此处不再赘述，可复习相关条文。

（4）2号方的用方思路：因患者眠差，头晕，怕风冷，手脚出汗，脉弱，腹部松软脐跳，考虑用桂枝加龙骨牡蛎汤合苓桂甘枣汤去白芍。怕风冷，手脚汗出，舌淡，脉弱，用桂枝汤调和营卫，如"太阳病，头痛发热，汗出恶风，桂枝汤主之"；眠差，加龙骨牡蛎重镇安神。因为白芍于胀满不利，故去之，考仲景用芍药，有胸满者则去之，如"太阳病，下之后，脉促胸满者，桂枝去芍药汤主之"。胃胀，故龙骨、牡蛎仅用15 g；手脚汗出，用煅牡蛎可以敛汗；桂枝汤中生姜换成干姜，是黄老师的一贯风格。水饮上泛故头晕、脐跳，合用苓桂甘枣汤，如"发汗后，其人脐下有悸者，欲作奔豚，苓桂枣甘汤主之"。实际上1号方《外台》茯苓饮也有化水饮之意。

（5）3号方为甘麦大枣汤加百合。患者为不定愁诉，眠差，心情不佳，故用甘麦大枣汤，因为淮小麦药房中常不备，加之患者手脚汗出，故改用浮小麦，如"妇人脏躁，喜悲伤欲哭，象如神灵所作，数欠伸，甘麦大枣汤主之"。黄老师在本案中使用本方的剂量也值得注意，浮小麦50 g、炙甘草15 g、大枣50 g，用量是较大的；用百合，是宗《金匮要略》百合病之意，如"百合病者，百脉一宗，悉致其病也。意欲食，复不能食，常默然，欲卧不能卧，欲行不能行；饮食或有美时，或有不用闻食臭时；如寒无寒，如热无热；口苦，小便赤；诸药不能治，得药则剧吐利。如有神灵者，而身形如和，其脉微微"，因本案属纯寒无热，而百合性偏微寒，所以黄老师仅用了30 g百合。甘麦大枣汤及百合类方都是临床上治疗神经官能症、癔症以及日本汉方医家所称"不定愁诉"的常用方剂。

患者对医生的信任，医生对患者的心理疏导，对本案这类心因性疾病也有重要的治疗作用，诚如黄煌教授所言："医生本人就是一味药。"

舌淡暗，有瘀点，另外口唇也偏紫，考虑有瘀血，而黄老师的处方并没有针对瘀血的药物，似可适当添加活血化瘀药。

第十五节　X

一、逍遥散医案

> 张某，男，40岁，2018年7月18日初诊。患者纳少，食后胃胀，嗳气，胃肠对寒凉敏感，大便不成形，入睡困难，疲乏无力；面色晦暗无华，舌淡紫，边有齿痕，苔白润，脉弦滑。

中医诊断：肝郁脾虚，兼有瘀血。

方药：逍遥散化裁。处方：柴胡12g、当归15g、炒白芍20g、香附10g、炒白术15g、茯苓30g、炙甘草8g、桂枝3g、姜黄10g、党参15g、山药30g、莲子15g，水煎服，每日一剂。

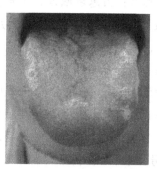

舌象

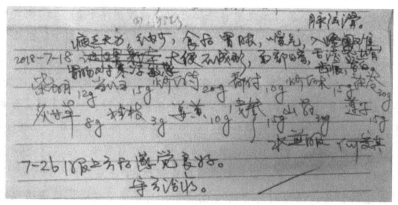

病历资料

2018年7月26日复诊：服上方后诸症好转，守方治疗。后以此方进退，长期调理，体质得到较大改善。

【按语】：本案"脉弦滑，纳少，食后胃胀，大便不成形，疲乏无力"为典型的肝郁脾虚，逍遥散证；"舌淡紫，面色晦暗无华"为瘀血之征，故加桂枝、姜黄，仿桂枝茯苓丸意；加党参、山药、莲子以加强健脾益气之功。因患者入睡困难，故加酸枣仁、柏子仁、五味子一类的养心安神药。逍遥散是调理体质、妇科调经的要方，笔者应用时，方中薄荷常以香附或郁金替代。

二、小柴胡汤医案

（一）小柴胡汤——胁胀案

卢某，男，52岁，2016年8月31日初诊。患者右胁肋胀闷半个月，口干苦，咽干，目眩；口唇紫，舌淡紫，苔淡黄腻，脉弦。患者乙肝两对半检查结果正常，B超提示"轻度脂肪肝"，肝功能检查提示 r-GT、ALT升高。

肝功能检查结果

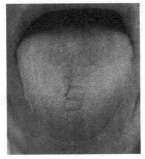

舌象

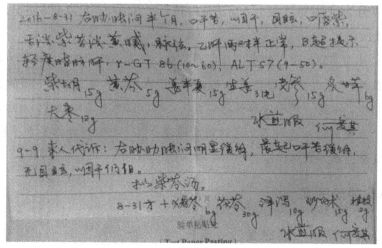

病历资料

处方：柴胡 15 g、黄芩 5 g、姜半夏 15 g、生姜 3 片，党参 15 g、炙甘草 6 g、大枣 12 g，水煎服，每日一剂。

2016 年 9 月 9 日复诊：右胁肋胀闷、晨起口干苦明显缓解，已无目眩，咽干仍旧，舌苔较厚。方药：柴苓汤。处方：柴胡 15 g、黄芩 5 g、姜半夏 15 g、生姜 3 片，党参 15 g、炙甘草 6 g、大枣 12 g、猪苓 6 g、茯苓 30 g、泽泻 10 g、炒白术 15 g、桂枝 2 g，水煎服，每日一剂。

【按语】：本案是非常典型的小柴胡汤证。伤寒少阳病提纲"口苦，咽干，目眩"，小柴胡汤证四大主症（寒热往来，胸胁苦满，默默不欲饮食，心烦喜呕）之一的"胸胁苦满"以及脉弦，都见于本案患者。初诊投以小柴胡汤原方，复诊时即获明显效果。考虑到患者舌苔偏厚，拟合五苓散以利水祛湿，即柴苓汤。另外，本案患者瘀血较重，也可以加活血化瘀药姜黄、丹参、丹皮等，或合桂枝茯苓丸。

（二）小柴胡汤合升降散加大黄——高热、咽痛案

> 患者，女，中年，2020 年 2 月 17 日初诊。患者发热、咽痛 2 天，反复高热，无汗，头痛，全身酸软，便秘，胃肠对寒凉敏感；服用防风通圣丸、连花清瘟胶囊等疗效不佳，服用布洛芬仅能一时性退热；舌淡嫩紫，苔白而少。

诊治思路：据"发热，咽痛，胃肠对寒凉敏感"，拟小柴胡汤；据"发热，咽痛，便秘"，合升降散；因无汗、头痛，加麻黄。处方：柴胡 30 g、黄芩 5 g、姜半夏 12 g、生姜 3 片、党参 15 g、大枣 15 g、生甘草 8 g、生大黄 6 g、白僵蚕 30 g、蝉蜕 10 g、姜黄 10 g、麻黄 12 g，每日一剂，共 2 剂；若服药后感凉胃，生姜片可加量。

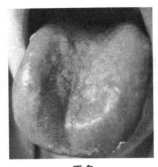

舌象

2020 年 2 月 18 日反馈：服药一帖后感凉胃，生姜片加量至六片，发烧、头痛、浑身酸软等大部分症状改善；服药两帖之后以上症状消除。

2020 年 2 月 19 日反馈：已无发热，有轻微咳嗽，自行服用止咳化痰中药善后。

三、小柴朴汤医案

（一）小柴朴汤——咳嗽案一

> 陈某，男，40 岁，2016 年 1 月 22 日初诊。患者干咳 50 多天，上气（胸中有气上冲感），焦虑，心烦；咽红，舌淡嫩紫，边有齿痕，苔微黄腻，舌两边有肝郁线，脉弦滑。

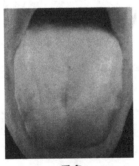

舌象

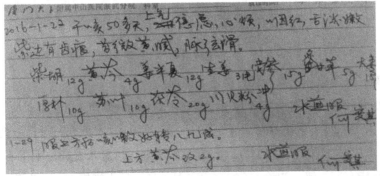

病历资料

方药：小柴朴汤。处方：柴胡 12 g、黄芩 4 g、姜半夏 12 g、生姜 3 片，党参 15 g、炙甘草 5 g、大枣 15 g、厚朴 10 g、苏叶 10 g、茯苓 20 g，水煎服，每日一剂。

2016 年 1 月 29 日复诊：服上方后咳嗽好转八九成；上方黄芩改为 2 g 以善后。

【按语】：小柴朴汤即小柴胡汤合半夏厚朴汤。本案患者咳嗽持续 50 多天，焦虑，心烦，上气，舌两边有肝郁线，脉弦滑，当为小柴朴汤证，投以小柴朴汤原方。复诊咳嗽即大为缓解，黄芩改为 2 g，守方继服。

（二）小柴朴汤——咳嗽案二

何某，女，72 岁，2016 年 4 月 6 日来诊。患者咳嗽 2 周，痉咳，咳至欲呕，咯少量白黏痰，气短，咽痛，咽干，入睡困难，晨起侧头痛，揉按后缓解；面色苍白，口唇紫，咽红，舌淡嫩紫，苔灰黄厚腻，脉浮滑。

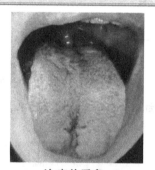

治疗前舌象

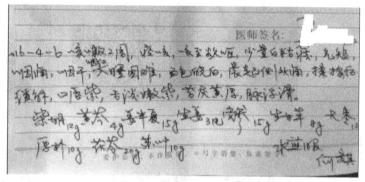

病历资料

中医诊断：湿温蕴肺，兼有脾胃虚寒、瘀血。

方药：小柴朴汤。处方：柴胡 12 g、黄芩 4 g、姜半夏 15 g、生姜 3 片、党参 15 g、生甘草 8 g、大枣 12 g、厚朴 10 g、茯苓 20 g、苏叶 10 g，水煎服，每日一剂。

2016 年 4 月 13 日复诊：服上方后咳嗽明显缓解，已愈八九成；咽干不适，有少量白黏痰，余症皆有所缓解；初诊方（2016 年 4 月 6 日）加木蝴蝶 10 g、牛蒡子 15 g 善后。

【按语】：小柴朴汤是治疗湿热蕴肺兼有脾胃虚寒的重要方剂，本案初诊用小柴朴汤原方即获佳效。本案患者"咳嗽2周，痉咳，咳至欲呕，咽干，晨起侧头痛，舌淡嫩紫，苔灰黄厚腻"，都是应用小柴朴汤的指征。小柴朴汤证，从舌象来讲，通常是舌淡嫩或淡紫，或边有齿痕，舌苔淡黄腻。

四、小青龙汤医案

> 陈某某，2019年12月23日初诊。患者多年被慢性鼻炎困扰，症状包括鼻塞、流清涕、喷嚏、咳嗽，服用过多种西药，均告无效；舌淡嫩偏暗，苔薄黄水滑。

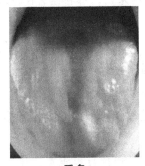

舌象

病历资料

处理如下：

（1）急性发作期：小青龙汤。处方：麻黄15 g、桂枝5 g、干姜3 g、炒白芍15 g、炙甘草8 g、姜半夏12 g、细辛5 g、五味子8 g，水煎服。

（2）慢性缓解期：桂枝汤、苓桂术甘汤合玉屏风散加菟丝子、沙苑子。

（3）缓解期：在冬天服用鹿茸，每次3～5 g，每周两三次。

（4）建议做三伏贴、三九贴。

2019年12月24日上午反馈：鼻塞、流涕等大为缓解，但咳嗽加剧。考虑咳嗽加剧为治疗反应；嘱其不必紧张，如果3天后咳嗽无缓解再考虑换方。

2019年12月24日下午反馈：鼻部症状和咳嗽均痊愈；嘱其继续上述（2）（3）（4）治疗方案，以巩固疗效。

【按语】：

（1）慢性鼻炎、过敏性鼻炎，急性期在用麻黄类方时，麻黄量要足够。本案用15g算比较保守的用量，因为患者的个头比较大。

（2）本案患者舌苔黄，千万不要认为是热证。舌质红主热证概率为95%以上，舌苔黄主热证仅60%左右的概率。本案是典型的寒证，患者称吃百合则咳嗽加剧，吃桂圆则咳嗽减轻，可以佐证。

（3）本案患者舌淡嫩偏暗，苔水滑，鼻流较多清涕，每天早上都要洗去鼻部的鼻涕一类的脏物。中医认为这是水饮，所以温阳化饮非常重要，如干姜、细辛、桂枝、麻黄等，或五苓散、苓桂术甘汤、真武汤等。

（4）苍耳子散，是治疗慢性鼻炎或过敏性鼻炎的专方，寒热虚实都可以用，在辨证处方中加入以增强疗效。

（5）对于慢性鼻炎或过敏性鼻炎，生活调理也很重要，属寒者要避寒保暖，尽可能少吹或不吹空调，饮食忌生冷寒凉。过敏性鼻炎者则应尽量少接触过敏原。

五、玄蒡小柴胡汤医案

> 黄某，女，46岁，2016年4月8日初诊。患者咽痒、咽干一周，咽部有堵塞感，咽红，咳嗽，咯黄黏痰，口渴，疲乏无力，鼻塞声重，流清涕；舌尖红，质紫，苔黄白相兼而腻，脉弱。

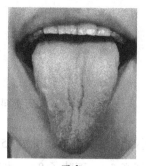

舌象

方药：玄蒡小柴胡汤加麻黄、蝉蜕。处方：柴胡12g、黄芩10g、姜半夏12g、生姜3片、党参15g、生甘草8g、大枣12g、玄参30g、牛蒡子15g、麻黄8g、蝉蜕10g，水煎服，每日一剂。

2016年4月13日复诊：服上方后咳嗽已愈，余症皆明显好转；唯咽干不适，咽红，口苦，疲乏无力，舌脉同前。方药：小柴胡汤加木蝴蝶、牛蒡子善后。处方：柴胡12 g、黄芩5 g、姜半夏12 g、生姜3片、党参15 g、生甘草10 g、大枣15 g、木蝴蝶10 g、牛蒡子15 g，水煎服，每日一剂。

【按语】：咽痒、咽干、咽红，咽部有堵塞感，咳嗽，咯黄黏痰，为痰热壅肺；疲乏无力，脉弱，为气虚；鼻塞声重，流清涕，为外感风寒；口渴，为津伤之象。拟扶正祛邪之小柴胡汤，加玄参、牛蒡子以清热利咽、生津止渴，加麻黄、蝉蜕以辛温解表、疏风止痒。一诊即获佳效。对于咽红、咽干、咽痒，或伴有咳嗽，同时有正气亏虚或脾胃虚寒者，用玄蒡小柴胡汤，常常能收到捷效。

六、玄翘小柴胡汤医案

> 患者，女，中年，2016年6月29日初诊。患者咳嗽4天，咯黄黏痰，量多，咽痒，恶寒；咽部红肿，扁桃体肿大，舌淡紫，苔薄黄腻，脉弱。

方药：玄翘小柴胡汤。处方：玄参40 g、连翘30 g、柴胡15 g、黄芩10 g、姜半夏15 g、生姜10 g、党参15 g、生甘草8 g、大枣12 g，中药颗粒剂，每日一剂。

2016年7月6日复诊：服上方后咳嗽已愈；咽痒，仍有红肿。初诊方玄参改15 g，连翘改15 g，黄芩改5 g，巩固治疗。

【按语】：玄翘小柴胡汤，用于咳嗽，咯黄黏痰，咽喉红肿疼痛，扁桃体红肿，但正气亏虚或脾胃虚寒者，如疲乏无力，舌淡嫩或淡紫，或边有齿痕，食寒凉或吹冷风则胃脘不适，甚则腹泻，平素畏寒，脉弱等。本案"咳嗽，咯黄黏痰，咽喉红肿疼痛，扁桃体红肿，舌苔薄黄腻"，为痰热、火毒内盛；"舌淡，脉弱"，为正气亏虚，故投以玄翘小柴胡汤，仅一诊咳嗽即愈，疗效相当不错。如果咽喉只红不肿，同时正气亏虚或脾胃虚寒，则一般用玄蒡小柴胡汤（小柴胡汤加玄参、牛蒡子）。如果咳嗽，咯黄黏痰，咽喉红肿疼痛，扁桃体红肿，舌尖红或舌红，苔黄，但脾胃未见虚寒，则宜选用桑菊饮、黄鱼夏蒌汤、玄麦甘桔汤、升降散、麻杏石甘汤等。

七、玄蒡小柴朴汤医案

> 阮某，男，42岁，2017年11月17日初诊。患者咽部不适反复发作多年，有堵塞感，咽痛，咯黏痰，口干苦欲饮，口渴，大便黏腻，小便黄，口臭；咽部微红，舌淡暗，有"肝郁线"，中根部淡黄厚苔，脉虚。

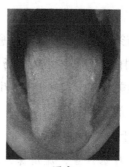

舌象

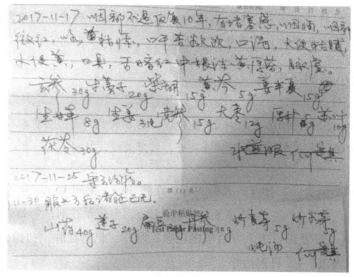

病历资料

方药：玄蒡小柴朴汤。处方：玄参 30 g、牛蒡子 20 g、柴胡 15 g、黄芩 5 g、姜半夏 15 g、生甘草 8 g、生姜 3 片，党参 15 g、大枣 12 g、厚朴 5 g、苏叶 10 g、茯苓 30 g，水煎服。

2017 年 11 月 25 日复诊：服上方后诸症明显缓解；守方治疗。

2017 年 12 月 1 日三诊：服上方后诸症已愈；以甘淡健脾之品做成汤包调理身体。处方：山药 40 g、莲子 20 g、扁豆 30 g、丹参 10 g、炒麦芽 5 g、炒谷芽 5 g，纱布包炖汤服用，3～5 天一次。

【按语】：本案患者慢性咽炎病程达 10 年之久，据"咽痛、咽红，口渴，口苦，舌淡，有'肝郁线'，脉虚"，用玄蒡小柴胡汤；据"咽部不适，有堵塞感"，用半夏厚朴汤。仅治疗半个月，咽部症状全部消除。经方之效令人称奇！当然，虽然近期疗效颇佳，但还需要观察远期疗效，因为慢性咽炎易复发，平时须注意戒烟限酒，少吃辛辣刺激性食物，这对慢性咽炎的预防非常重要。

八、选奇汤医案

> 患者，女，2019年7月6日初诊。患者因头痛住院，做了相关的检查也没查出具体原因，虽经治疗，但收效不佳。患者反复额部头痛两个月，时有颠顶部掣痛，头部有昏蒙感，口苦，口臭，小便黄；舌暗红，中前部剥苔，根部白厚苔。

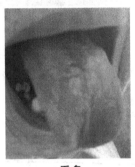

舌象

中医诊断：湿热上蒙清窍，为阳明及厥阴头痛。

方药：选奇汤加川芎、白芷。处方：防风10 g、羌活12 g、黄芩10 g、炙甘草5 g、川芎10 g、白芷12 g，水煎服，每日一剂，共5剂。

2019年7月12日反馈：头痛已痊愈。

【按语】：本案是很典型的阳明头痛，结合口苦、口臭，小便黄，舌苔白厚，考虑湿热上蒙清窍，辨为选奇汤证，投以选奇汤加入阳明经的川芎、白芷，5剂即收功。这也是笔者第一次用选奇汤。选奇汤记载于金元时期补土派医家李杲的《兰室秘藏》中，由炙甘草、羌活、防风、酒黄芩组成，为治阳明头痛的代表方剂，治疗头痛眩晕，眉棱骨痛，证型属热证者。如果属寒，则一般用川芎茶调散。本案患者经过系统性的检查，未发现颅内有器质性病变，这对诊断非常重要。毕竟年龄大了，要排除颅内肿瘤一类的器质性病变。

九、玄麦甘桔汤医案

（一）玄麦甘桔汤——咽源性咳嗽案一

> 施某，男，38岁，2016年4月8日初诊。患者反复咳嗽两个月，干咳无痰，咽痛、咽痒一周；咽红较盛，舌尖红，质淡红，苔薄白，脉弦滑。

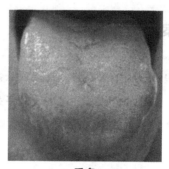

舌象

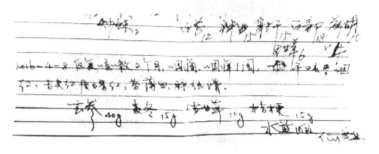

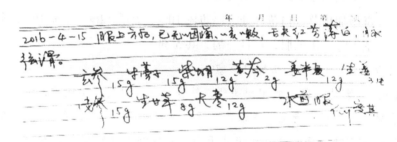

病历资料

中医诊断：风热袭肺之咳嗽，为咽源性咳嗽。

方药：玄麦甘桔汤。处方：玄参40 g、麦冬15 g、生甘草10 g、桔梗15 g，水煎服，每日一剂。

2016年4月15日复诊：服上方两剂后咽痛、咳嗽即消除，现查咽部偏红，舌脉同前；以玄莠小柴胡汤善后。

【按语】：玄麦甘桔汤是治疗风热咽痛咳嗽的要方，临证应用，每收捷效。本案单用本方两剂，对持续两个月的咽源性咳嗽即收到了药到病除的效果。临床应用玄麦甘桔汤时，玄参的用量要足，对成人笔者一般用 30 ～ 60 g。

（二）玄麦甘桔汤——咽源性咳嗽案二

> 李某，女，71岁，2017年3月9日初诊。患者干咳半年，咽红，咽部不适；舌紫，苔少，脉浮。

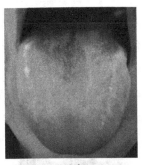

舌象

病历资料

方药：柴胡桂枝汤加玄参牛蒡子。处方：玄参30 g、牛蒡子15 g、柴胡12 g、黄芩5 g、姜半夏12 g、生姜3片、党参15 g、生甘草8 g、大枣12 g、桂枝10 g、炒白芍10 g，水煎服，每日一剂。

2017年3月15日复诊：服上方后咳嗽缓解约三成；口渴，舌紫偏红，苔少而干。方药：玄麦甘桔汤。处方：玄参40 g、麦冬20 g、生甘草10 g、桔梗15 g，水煎服，每日一剂。

2017年3月25日三诊：服上方后咳嗽明显缓解，已好转八成以上；入睡困难，口渴，咽红，咽部不适，舌紫红，苔少而干，脉浮。守方巩固治疗。

【按语】：玄麦甘桔汤是笔者治疗热证咽源性咳嗽的常用方之一，其方证为：①咳嗽，咽红或咽部红肿，或咽痛，或咽痒，或口渴；②舌质不淡，舌苔不厚；③胃肠对寒凉不敏感，如吃寒凉生冷食物、吹冷风不会引起胃痛或腹泻；④如果脾胃虚寒或正气亏虚，则用玄麦甘桔汤合小柴胡汤。

（三）玄麦甘桔汤——咽痛案

> 患者，中学英语老师，2019 年 11 月 21 日初诊。患者咽痛两个月左右，曾一度喑哑，讲话超过半小时就会疼痛剧烈，作为中学老师，病情已严重影响她的工作。曾在某医院诊治，吃了两个月的西药，但收效不佳。患者诉咽痛，讲话超过半小时则加剧，颌下淋巴结肿痛，口渴，恶寒，疲乏无力；舌淡红偏暗，边有齿痕，苔黄，舌两侧苔厚；脉象未采集。电子耳鼻喉镜、颈部彩超检查诊断为"咽喉炎、鼻炎"。

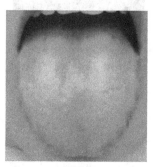

舌象

诊治思路：（1）咽痛，口渴，辨为玄麦甘桔汤证；（2）病程已达两个月，中途经西医治疗但疗效不佳，疲乏无力，舌边有齿痕，已成正虚邪恋之势，同时脾胃亏虚，用小柴胡汤，一则扶正祛邪，二则小柴胡汤对胃肠较为"友好"；（3）恶寒，考虑本病由外感所致，遵"有一分恶寒，就有一分表证"的古训，加之正气亏虚，故用桂枝汤。

方药：玄麦甘桔汤合柴胡桂枝汤。处方：玄参 40 g、麦冬 15 g、生甘草 10 g、桔梗 15 g、柴胡 12 g、黄芩 10 g、姜半夏 15 g、生姜 3 片、党参 15 g、大枣 15 g、桂枝 10 g、生白芍 10 g，水煎 40 分钟，分两次温服，每日一剂，先服 3 剂。嘱患者服药后大便偏稀是正常的，如果服药后觉胃寒较重，可以适量增加生姜片的用量。

2019 年 11 月 24 日复诊：咽痛有所缓解，颌下淋巴结肿痛明显好转；守方治疗。

2019 年 11 月 27 日三诊：咽痛大为缓解，已基本不会疼痛；嘱其坚持服药以巩固疗效，同时嘱患者到农贸市场购买新鲜的石橄榄炖鸭汤以进行食疗。

【**按语**】：本案患者为中学英语老师，咽喉是其工作的利器。咽痛（曾一度喑哑）已达两个月，经某医院诊治但收效不佳，讲话超过半小时则咽痛剧烈，严重影响工作。笔者接诊后，拟用玄麦甘桔汤合柴胡桂枝汤，用方思路见前述，3 天后病情有所松动，6 天后大效，嘱坚持服药 3 帖以巩固疗效。另外，嘱其用新鲜石橄榄炖鸭汤作为食疗。石橄榄是福建地区的地方草药，药食两用，炖汤甘甜味美，《文山中草药》记载其"治咳嗽、咽喉肿痛，外用治外伤出血"。

第十六节　Y

一、茵陈五苓散医案

丁某某，男，62 岁，退休教师，2011 年 9 月 29 日初诊。主诉：目黄、身黄、小便黄 27 天。患者因"目黄、身黄、小便黄 10 天"于 2011 年 9 月 12 日入住四川省某三甲医院。入院后，对黄疸的病因诊断不明确，怀疑为肝内胆管胆汁淤积；治疗上主要以保肝治疗为主。经治疗，虽然转氨酶有所降低，但胆红素水平却逐步升高，黄疸症状也逐渐加重。2011 年 9 月 28 日查肝功能（括号内为正常值）：谷丙转氨酶（ALT）76 U/L（0～40 U/L），谷草转氨酶（AST）43 U/L（0～40 U/L），胆碱酯酶（CHE）5112 U/L（3000～13000 U/L），碱性磷酸酶（ALP）235 U/L（42～140 U/L），谷氨酰转肽酶（GGT）93 U/L（0～50 U/L），总胆红素（TBIL）145.9 μmol/L（1.7～21 μmol/L），直接胆红素（DBIL）118.5 μmol/L（0～7 μmol/L），间接胆红素（IDBIL）27.5 μmol/L（0～16 μmol/L）。甲型、乙型、丙型病毒性肝炎相关检查均为阴性。B 超提示：肝、胆管、胰、脾未见明显异常，胆囊已手术切除。CT 提示：肝内、外胆管稍扩张，肝门区结构欠清，十二指肠乳头区管壁稍增厚；胆囊显示不清；脾脏稍大。住院期间，曾请四川大学华西医院的专家会诊，认为：黄疸病因尚不明确，为进一步明确诊断，可考虑肝穿刺；治疗上仍以保肝治疗为主。因诊断不明确，患者病情逐渐加重，该医院建议患者转四川大学华西医院做进一步诊断治疗。患者因不愿意转院，遂求诊于我处。刻诊：目黄，身黄，小便黄，食欲差，睡眠尚可，大便偏白；舌紫，苔微黄厚腻。

中医诊断：黄疸——肝胆、脾胃湿热，湿重于热，兼有瘀血。

治法：清热祛湿退黄，兼以活血化瘀。

方药：茵陈五苓散加味。处方：绵茵陈 60 g、猪苓 50 g、茯苓 30 g、泽泻 30 g、苍术 30 g、桂枝 10 g、虎杖 30 g、郁金 15 g，水煎服，每日一剂。

2011 年 10 月 4 日复诊：目黄，面色暗黄无华，皮肤黄染，食欲欠佳，睡眠尚可，大便偏白，小便黄，舌紫，苔微黄厚腻，脉弦。2011 年 10 月 2 日肝功能检查（括号内为正常值）：谷丙转氨酶（ALT）66 U/L（0～40 U/L），谷草转氨酶（AST）36 U/L（0～40 U/L），胆碱酯酶（CHE）4465 U/L（3000～13000 U/L），碱性磷酸酶（ALP）190 U/L（42～140 U/L），谷氨酰转肽酶（GGT）80 U/L（0～50 U/L），总胆红素（TBIL）103.2 μmol/L（1.7～21 μmol/L），直接胆红素（DBIL）84.7 μmol/L（0～7 μmol/L），间接胆红素（IDBIL）18.5 μmol/L（0～16 μmol/L）。加用中药治疗后，持续升高的胆红素开始下降，患者信心大增，继续进行中医治疗，投以茵陈五苓散合芍药甘草汤加味。处方：茵陈蒿60 g、猪苓30 g、茯苓30 g、泽泻20 g、苍术30 g、桂枝10 g、炒白芍20 g、赤芍30 g、炙甘草10 g、三七10 g（打），水煎服，每日一剂。

2011年12月16日反馈：以上方加减，至2011年12月16日症状全部消除，肝功能检查提示各指标完全恢复正常。

随访：患者黄疸消除，面色红润，精神佳，饮食、睡眠和大小便正常，但舌紫，苔淡黄薄腻，脉弦，嘱其停止服药，予以生活调理即可。

【按语】：本案患者之黄疸，经西医各种检查未能明确病因，治疗上也是一片茫然。中医却能根据其症状、体征进行辨证论治，辨为肝胆湿热、湿重于热，第一次处方为茵陈五苓散加虎杖、郁金，第二次处方为茵陈五苓散合芍药甘草汤加三七。在本案的治疗过程中，绵茵陈的用量一直是60 g，茵陈蒿乃中医退黄要药，严重的黄疸非重用不足以克功；第二次处方中用赤芍30 g，乃借鉴汪承柏教授用大剂量赤芍退黄的经验，而用芍药甘草汤，乃借鉴黄煌教授用芍药甘草汤治疗肝病（如肝硬化、黄疸）的经验。令西医颇感棘手的黄疸，用中药治疗两个多月而获愈，这再一次说明中西医各有所长，应取长补短，相互配合，以更好地为患者解除疾苦。

二、薏苡附子败酱散医案

（一）薏苡附子败酱散——痤疮案一

> 徐某某，女，21岁，2010年1月2日初诊。患者面部痤疮两个月，色红，饮食、睡眠和小便正常，大便3～4天一行，但便质和排便正常，月经延后，经色正常，行经期4天，月经前胸部和小腹胀痛；四肢末端厥冷，舌淡嫩，苔薄黄，脉浮弦细。

中医诊断：粉刺——阳虚，热毒壅滞，肝气郁结。

治法：温阳散寒，清热解毒，疏肝理气。

方药：薏苡附子败酱散加味。处方：制附片12 g（先煎）、生薏苡仁30 g、败酱草30 g、桂枝10 g、升麻15 g、白芷12 g、皂角刺20 g、连翘30 g、生黄芪30 g、香附12 g，水煎服，每日一剂。

2010年1月9日复诊：服上方后痤疮即消除大半；继服上方治疗。

随访：治疗一个月左右，痤疮基本消除；后偶有复发，但程度较前为轻。

（二）薏苡附子败酱散——痤疮案二

王某某，女，20岁，2009年9月12日初诊。患者面部痤疮3年，色暗红，曾在多家医院诊治，但未见明显疗效，饮食、睡眠和小便正常，口干欲饮，大便干结难解，月经正常；舌淡嫩紫，苔黄。

中医诊断：粉刺——热毒壅滞，阴阳两虚，兼有血瘀。

治法：清热解毒，温阳养阴，活血化瘀。

方药：薏苡附子败酱散加味。处方：制附片10 g（先煎）、生薏苡仁30 g、败酱草30 g、生大黄6 g、白芷12 g、皂角刺12 g、升麻12 g、白僵蚕15 g、玄参30 g、夏枯草20 g，水煎服，每日一剂。

2009年9月22日复诊：服上方后痤疮明显缓解，口干好转，余症尚可。

随访：后以上方为主，适度加减，治疗一个多月，面部痤疮基本痊愈。

（三）薏苡附子败酱散——痤疮案三

刘某某，女，28岁，2009年10月11日初诊。患者面部痤疮多年，疮粒红肿，面部较油，饮食、睡眠和小便正常，大便干结难解，月经正常；舌淡紫，苔淡黄腻，脉滑。

中医诊断：粉刺——湿热毒壅滞，兼有阳虚瘀血。

治法：清热解毒祛湿，温阳散寒活血。

方药：薏苡附子败酱散加味。处方：川附子5 g（先煎）、生薏苡仁50 g、败酱草30 g、皂角刺12 g、升麻12 g、白芷12 g、蛇舌草30 g、生大黄6 g、白僵蚕15 g、桃仁15 g，水煎服，每日一剂。

2009年10月22日复诊：面部痤疮明显好转，大便通畅。

随访：继以上方加减治疗，一个多月后面部痤疮基本治愈。

【按语】：痤疮虽为小疾，但影响容颜，所以患者求治心情是很迫切的，尤其是女性患者。

病机探讨：薏苡附子败酱散所主治的痤疮，当属寒热错杂型痤疮。其病机为：阳虚，虚火亢旺于上，发为痤疮；或阳虚体质，或失治误治、损伤阳气，而面部肌肤局部热毒或湿热蕴结。

方证探讨：在方证的识别上要特别重视舌象。本方证的舌象多为：舌淡白而嫩（案一），舌淡紫（案二、案三）；苔黄（案一、案二），或苔淡黄腻（案三）。其中，舌质对本方证的识别至关重要。对于本方证面部痤疮的望诊情况，笔者还未观察出明显的特征。另外，本方证还常见畏寒肢凉等阳虚见症。在病史上，本方证的痤疮表现常因过用寒凉误治而病程持久、迁延难愈，甚至出现痤疮未愈、脾胃先伤的结局。

薏苡附子败酱散是《金匮要略·疮痈肠痈浸淫病脉证并治》里治疗肠痈的一张名方，其主治条文："肠痈之为病，其身甲错，腹皮急，按之濡，如肿状，腹无积聚，身无热，脉数，此为肠内有痈脓，薏苡附子败酱散主之。"后世医家多发挥运用，用于慢性盆腔炎、慢性湿疹、肌肤甲错、黄水疮、鹅掌风、手足皲裂等病症的治疗。笔者在临床上常以薏苡附子败酱散为主方治疗寒热错杂型痤疮，取得了明显的疗效。在运用薏苡附子败酱散治疗痤疮时，笔者通常会在原方的基础上加味，常加用的药物为：升麻、白芷，引诸药达于头面；连翘、皂角刺，清热解毒，活血消痈；大黄、桃仁，通便活血；生黄芪、炒白术，同附子一起温补阳气，根据病情需要灵活加味。笔者经验：方证相应后，通常治疗一周即有明显疗效，总的疗程通常为1～3个月。笔者在治疗痤疮的过程中，体会到大便和睡眠的情况对痤疮的治疗非常关键，如果大便干结难解，睡眠不佳，则会极大地影响中医治疗痤疮的疗效，因此，临证时务必关注患者大便和睡眠情况，保持大便通畅，睡眠正常。例如上述案二、案三，两位患者都有便秘，所以在投以薏苡附子败酱散时都加用了大黄。另外，笔者也常为痤疮患者配以外用方七子白（详见医话篇·第四章）。笔者体会到，对于痤疮，内外结合治疗能极大地提高疗效。

以上三个痤疮验案都以薏苡附子败酱散为主方，但由于病情不同和患者体质不同，处方用药也有所不同，正所谓"观其脉证，知犯何逆，随证治之"。

三、右金丸、温胆汤合乌贝散医案

> 钞某，男，22岁，2020年5月6日初诊。患者烧心、泛酸伴嗳气一个多月，有时感胸膈灼热，有时感胃脘胀满；幽门螺杆菌（Hp）阳性，曾服用西药行幽门螺杆菌根治治疗；今年3月份曾因"左季胁部胀痛"而以温胆汤加味治愈；舌紫，苔白厚腻，脉弦滑。

中医诊断：胆郁痰扰，胃气上逆，兼有瘀血，病性偏寒。

方药：右金丸、温胆汤合乌贝散加味。处方：吴茱萸10g、黄连3g、陈皮7g、姜半夏12g、茯苓30g、炙甘草5g、枳实5g、竹茹12g、乌贼骨20g、浙贝母15g、川牛膝12g、降香7g，中药颗粒剂，每日一剂。

2020年5月11日复诊：服上方后诸症明显好转，厚苔减退，现舌根部厚腻灰黄苔；

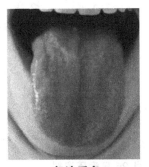

守方治疗。因患者要返回上海上学，遂带 28 小盒中药颗粒剂，每日服用一盒（减量维持治疗）。

复诊舌象

治疗前：胃反酸，有灼热感，有时胃胀，有打嗝。大小便正常。吃西药 14 天后开始服用中药调理，现在各种症状有所减轻

患者复诊时的反馈信息

【按语】：本案以"烧心、泛酸伴嗳气一个多月"为主诉，可归属西医慢性胃炎、胆汁反流性胃炎、反流性食道炎等疾病范畴，中医病机为胆郁痰扰，胃气上逆，兼有瘀血，病性偏寒。《丹溪心法》的左金丸，由黄连、吴茱萸组成，黄连：吴茱萸＝6：1，用于肝火犯胃之热证吞酸嘈杂；笔者调整吴茱萸的量大于黄连，称为"右金丸"，用于寒证或偏寒之吞酸嘈杂、烧心、胸膈灼热等。本案之烧心、泛酸偏寒证，故用右金丸；以温胆汤降气和胃；以乌贝散制酸；以川牛膝、降香降气活血。一诊即获得佳效。

对于反流性食道炎、胆汁反流性胃炎、慢性胃炎、胃及十二指肠溃疡等疾病引起的泛酸、烧心、胸膈甚至胃至咽喉一线灼热感、嗳气、胃胀或胀痛等症，属热者治以左金丸合温胆汤，另以金钱草泡水当茶饮；属寒者治以右金丸合温胆汤。制酸常加乌贝散、瓦楞子、赤石脂，热证者还可以加败酱草；嗳气明显者加旋覆花、代赭石；瘀血者可加川牛膝、降香、莪术；属胃或十二指肠溃疡者可加生地榆、蒲公英、生甘草以护膜止疡；以上两个合方较燥，应用过程中需注意伤津之虞，一旦发现伤津，需加养阴生津之品。

【附】：2020 年 3 月 25 日因"左季胁部胀痛"就诊，以温胆汤治愈。

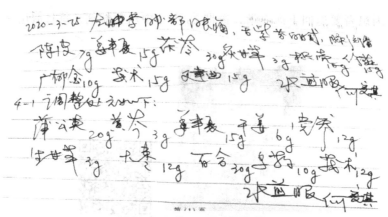

2020 年 3 月 25 日病历资料

第十七节　Z

一、增液汤医案

　　林某某，78 岁，2018 年 4 月 25 日初诊。患者口渴数年，饮不解渴，喉间白黏痰，大便易秘结，形体消瘦，极易上火，从来不敢服用温补之品；舌紫红，苔少而干燥，脉弦滑。

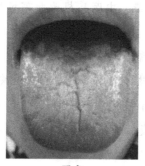

舌象

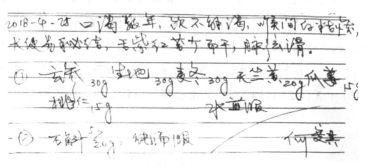

病历资料

中医诊断：阴虚燥热，痰热内壅，兼有瘀血。

方药：增液汤加味。处方：玄参30g、生地30g、麦冬30g、天竹黄20g、瓜蒌15g、桃仁15g，水煎服，每日一剂；另以石斛适量炖汤或煎水当茶饮。

2018年5月2日复诊：口渴已明显缓解，大便已通畅，白黏痰有所减少；守方治疗。

【按语】：在厦门，身体湿气重者居多，阴虚燥热者难得一见。本案患者来自闽西北，是非常典型的阴虚燥热证，而且形体消瘦，正应中医"瘦人多火"之说。这种体质是辛辣刺激、燥热炙烤、温补参茸之品的严格禁忌证，而宜选用清凉滋润之品，如杨桃汁、梨汁、甘蔗汁、荸荠汁等，患者女儿深谙此道，榨汁予其饮用，对改善燥热体质、通导大便很有帮助。据证予以增液汤养阴生津清热，天竹黄、瓜蒌清热化痰，桃仁活血化瘀，另外，瓜蒌、桃仁本身有润肠通便的作用，方证合拍，取得了较好的疗效。但燥热体质绝非一朝一夕能改变，需要长期调理。

二、镇肝熄风汤医案

林某，女，67岁，2016年3月12日初诊。患者反复眩晕发作一个月，发作时视物旋转，无耳鸣、恶心，有颈椎病史，口渴、口苦，夜间为甚，多梦，易急躁、紧张、汗出，大小便正常，腰酸；舌淡嫩暗，边有齿痕，苔薄白而干，脉细，双寸关浮。曾因畏寒、便溏、腰酸而被诊断为"肾阳虚"，以中药调理，现已不畏寒，大便已正常。

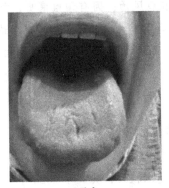

舌象

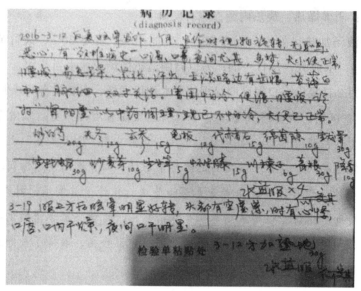

病历资料

中医诊断：阴虚阳亢。

方药：镇肝熄风汤加葛根、降香。处方：炒白芍 20 g、天冬 12 g、玄参 15 g、龟板 12 g、代赭石 15 g、绵茵陈 10 g、生龙骨 30 g、生牡蛎 30 g、炒麦芽 10 g、生甘草 5 g、怀牛膝 15 g、川楝子 6 g、葛根 30 g、降香 10 g，水煎服，每日一剂。

2016 年 3 月 19 日复诊：服上方后眩晕明显好转，头部有空虚感，时有心悸，口唇、口内干燥，夜间口干明显；上方加熟地 30 g，水煎服。后以此方为主长期调理。

【按语】：本案据"眩晕，口渴，口苦，夜间为甚，多梦，易急躁、紧张、汗出，双寸关浮"，辨为阴虚阳亢之眩晕，投以镇肝熄风汤；因有颈椎病史，加葛根；因舌暗，加活血降气的降香。方证对应，取得了较好的疗效。患者舌质淡嫩暗，边有齿痕，加之以前有"肾阳虚"的病史，而镇肝熄风汤偏寒凉，所以要密切注意治疗过程中是否出现阳虚之象，一旦出现即应立即加用温补脾肾之品，如干姜、肉桂、炮附子、炒白术、茯苓、补骨脂、巴戟天等。若患者因颈椎病而出现眩晕，建议配合推拿、牵引、针灸、理疗等非药物治疗。

三、真武汤、桂附理中汤医案（江鸿儒医案）

患儿，女，发热十多日不退，火气比较大，其父于 2020 年 7 月 29 日上午来我诊所买羚羊角予其女儿退热。详询病情：患儿一直发热不退，伴腹泻，每日七八次，恶寒，头疼，疲倦等。告之羚羊角千万不能服，遂将其女儿带过来面诊。症见：发热，恶寒，头痛，汗出，脸色苍白，日泻下七八次，四肢欠温；舌淡，苔薄白，脉沉乏力。

中医诊断：少阴病，虚寒证。

告之断不可再服用苦寒药物。方药：真武汤。处方：茯苓 30 g、白术 15 g、白芍

12 g、附子 10 g（应为制附片，宜先煎 30 分钟——何宽其注）、生姜 6 片，水三碗煎八分，一日煎服，不用二煎，日进三副。

2020 年 7 月 30 日复诊：投真武汤，日进三副，泻下好转，精神转佳，日泻下减至两次，体温 38℃；守方续进三，仍不用二煎，日进三副。

2020 年 7 月 31 日三诊：体温降至正常（37℃），精神正常，大便日泻七次；转用桂附理中汤。处方：党参 15 g、白术 15 g、干姜 15 g、炙甘草 15 g、桂枝 15 g、附子 10 g（应为制附片，宜先煎 30 分钟），日进一副，煎两次，分两次温服。

【按语】：本案患儿发热，火气较大，当为阳虚，虚阳上越、外越所致，属真寒假热证，羚羊角之属切不可再用。《伤寒论》第八十二条："太阳病发汗，汗出不解，其人仍发热，心下悸，头眩，身瞤动，振振欲擗地者，真武汤主之。"本条明示真武汤可用于发热的治疗，本案投以真武汤原方，取重剂，两天则烧退，真可谓"一剂知二剂已"。《伤寒论》第三百一十六条："少阴病，二三日不已，至四五日，腹痛，小便不利，四肢沉重疼痛，自下利者，此为有水气。其人或咳，或小便利，或下利，或呕者，真武汤主之。"提示真武汤亦可用于腹泻的治疗。本案应用真武汤后，患儿腹泻曾一度缓解，但三诊腹泻依然，故改用桂附理中汤。《伤寒论》太阴病提纲："太阴之为病，腹满而吐，食不下，自利益甚，时腹自痛，若下之，必胸下结硬。"腹泻为太阴病的主要症状之一，而理中丸为太阴病之主方，加桂枝、附子，意在加强温阳散寒之力。

2020 年 8 月 4 日四诊：投桂附理中汤 3 副，一天一副，今大便日一次，基本正常；体温正常，唯疲倦乏力，纳差，舌淡苔白，脉沉。方药：六君子汤善后。处方：党参 10 g、白术 10 g、茯苓 10 g、半夏 10 g、陈皮 6 g、炙甘草 6 g、生姜 4 片、大枣 3 粒，水二碗煎七分，渣二碗煎七分，共 7 副，每日一副。

【按语】：投桂附理中汤 3 剂，大便已恢复正常，足见桂附理中汤治疗阳虚腹泻之功。患儿虚象明显，转以六君子汤调理善后。本案经方应用纯粹，方证相应，效如桴鼓，足见江鸿儒先生应用经方的深厚功力，堪为后学典范。

四、猪苓汤医案

> 陈某，女，32 岁，2020 年 7 月 14 日初诊。患者近一周小便短黄，排便有灼热、涩痛感，尿道口不适，口干、唇干欲饮，口臭，牙齿有上浮松动感，眼睛灼热干涩，上腹部胀满，双肋弓下胀痛，以右侧为甚，头晕、烦躁、失眠，月经淋漓不断，近两日下腹部有刺痛灼热感，大便干结难解，舌紫，苔黄。

诊治思路：据"小便涩痛灼热，短黄"，予以导赤散；据"下腹部刺痛灼热感，大便干结难解，烦躁"，予以桃核承气汤。方药：导赤散合桃核承气汤。处方：桂枝 10 g、桃仁 15 g、生大黄 10 g、芒硝 15 g（兑入）、生甘草 12 g、生地 30 g、木通 10 g、淡竹叶 30 g，水煎服，每日一剂。

2020年7月18日复诊：服上方后腹泻厉害，感疲乏无力，遂停服。目前症见：尿短少而黄，尿灼热，排便涩痛，尿道口不舒服，眼屎多，牙齿有上浮松动感，余症同前。据"小便涩痛，小便短赤，口渴，烦躁"等症，试用猪苓汤。处方：猪苓30 g、茯苓50 g、泽泻30 g、滑石30 g、楮实子30 g、益母草30 g，水煎服，每日一剂。

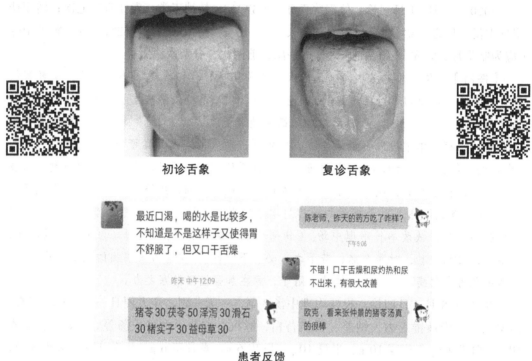

初诊舌象　　　　复诊舌象

患者反馈

【按语】：初诊以导赤散合桃核承气汤治疗，小便症状未见改善，反增腹泻、疲乏等症。复诊据"小便涩痛，小便短赤，口渴，烦躁，睡眠不佳"，试用猪苓汤，根据王幸福老中医的经验，阿胶以楮实子替代，因有瘀血，加益母草以活血利水。

2020年7月19日三诊：口干舌燥、尿灼热和尿不出来均有了很大改善。

【按语】：复诊应用猪苓汤，仅两帖即获佳效。《伤寒论》第二百二十三条猪苓汤条文："若脉浮，发热，渴欲饮水，小便不利者，猪苓汤主之。"《伤寒论》第二百二十四条："阳明病，汗出多而渴者，不可与猪苓汤，以汗多胃中燥，猪苓汤复利其小便故也。"《伤寒论》第三百一十九条："少阴病，下利六七日，咳而呕渴，心烦，不得眠者，猪苓汤主之。"对应本案，计有：渴欲饮水，小便不利，呕，心烦，不得眠。猪苓汤中阿胶价格昂贵，而且对水湿内停患者则显滋腻，所以很多学者探索了替换的药物：李国鼎主张用旱莲草，王幸福主张用楮实子，其他还有用白茅根、生地、蒲黄等替换。笔者倾向于用楮实子。

2020年7月27日四诊：小便症状已明显改善，月经已干净；拟猪苓汤加味巩固治疗。处方：猪苓30 g、茯苓50 g、泽泻30 g、滑石30 g、楮实子30 g、益母草30 g、虎杖20 g，水煎服，每日一剂，共5剂。

五、左金丸合温胆汤医案

张某，女，45岁，2020年4月23日初诊。患者食后两小时开始泛酸、胸膈至咽喉部有烧灼感两年多，嗳气，食欲偏差，有时因为食后胸膈烧灼感而不想进食，胃脘无胀满或疼痛。胃镜检查提示："慢性浅表性胃炎伴隆起糜烂；反流性食管炎"。因生病而恐惧、烦躁易怒、焦虑，甚至有轻生念头，入睡困难，多梦，易惊醒，右胁肋有胀满感，以致睡觉时不能右侧卧位，大便偏稀；舌淡紫，边有齿痕，苔薄白腻。

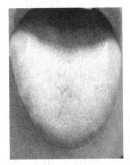

舌象

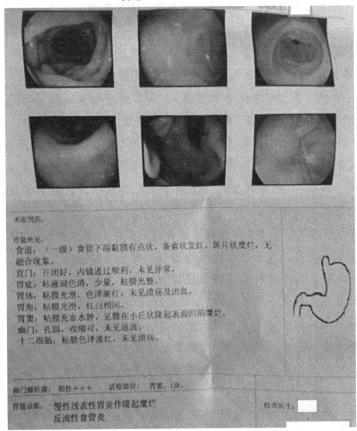

胃镜检查结果

中医诊断：肝火犯胃，兼有瘀血。

处理如下：

（1）左金丸合温胆汤加生白术、丹参：黄连7g、吴茱萸3g、姜半夏10g、陈皮5g、茯苓15g、炙甘草3g、枳实3g、竹茹12g、生白术12g、丹参5g，水煎服，每日一剂，共3剂。

（2）金钱草30g泡茶饮，一剂泡4次。

2020年4月27日复诊：服药一帖后胸膈至咽喉的烧灼感即消失，现仅食管及胃部有轻微不适；嘱其每周服用一两次内服方，金钱草茶应坚持饮用。

 我的药吃完了，并且这几天是我这两年来最幸福开心的！没有反流，只是稍微食管和胃有点不太舒服。

患者反馈

2020年5月8日三诊：食管及胃部症状已经消失。刻下症见：目赤，眼干涩，于是转治眼睛的问题。考虑肝阴亏虚、肝火上炎，拟滋养肝阴、清肝明目。处方：菊花12g、夏枯草30g、女贞子50g、石斛12g、枸杞子20g、楮实子20g、羌活7g、生地15g，服药后如果觉得凉胃，可加适量生姜片、大枣同煎。原本嘱患者停服治疗反流性食管炎的中药，但其担心停药后复发而不愿停药，因此嘱其交替服用治疗反流性食管炎的中药与治疗眼睛的中药。

【按语】：该患者食后两小时开始泛酸、胸膈至咽喉部有烧灼感两年多，这个症状深深困扰着她，西医诊断为"反流性食管炎"，多方治疗未效，服用西药奥美拉唑仅能临床控制症状。笔者接诊后，据"胸膈至咽喉部有烧灼感，烦躁易怒，右胁肋胀满不适"，诊断为肝火犯胃之泛酸；据"泛酸、嗳气，入睡困难，多梦，易惊醒"，合温胆汤；加白术以健脾益气，加丹参以活血化瘀。另以金钱草泡茶饮用，方证相应。一帖就解决了两年多的"顽疾"，患者大喜过望。治疗半个月后随访，疗效稳定，嘱其停药观察，患者因担心复发不愿停药。

左金丸，中医方剂名，出自《丹溪心法》卷一，为泻火剂，具有泻肝火、行湿、开痞结之功效，主治肝火犯胃、嘈杂吞酸、呕吐胁痛、筋疝痃结、霍乱转筋。原方黄连：吴茱萸＝6：1，临床上可根据病情灵活确定比例，如本案黄连：吴茱萸＝7：3，但黄连必须比吴茱萸量大，这是不能更改的。

本案应用温胆汤的指征：①胃肠道症状，如泛酸、嗳气；②精神情志症状，如入睡困难、多梦、易惊醒、恐惧、焦虑；③柴胡带症状，如右胁肋胀满。

金钱草茶治疗反流性胃炎、反流性食管炎见于王幸福老师的书中，本法由重庆名医王仁强先生首创。

患者得效后，内服药宜减量（金钱草茶不减量）维持，以巩固治疗一段时间。

本案如果泛酸明显，可选加乌贝散（乌贼骨、浙贝母）、败酱草、瓦楞子、赤石脂等。

本案所用方较燥，易损伤肝胃之阴，此时需加滋养肝胃之阴的方药，如一贯煎、益胃汤等。

六、竹叶石膏汤、知柏地黄汤医案

> 钞某，男，成人，2020 年 3 月 18 日初诊。患者手心、足心烦热 3 周，晨起口渴，胃肠对寒凉不敏感，胸闷；双手掌黄，舌淡紫，苔少，有裂纹，脉弦。

中医诊断：气阴两虚，燥热内生，肝郁血瘀。

处理如下：

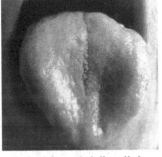
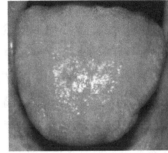
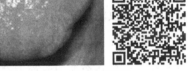

患者舌象：舌淡紫，苔少　　　典型阴虚内热舌象：舌红，苔少而干燥

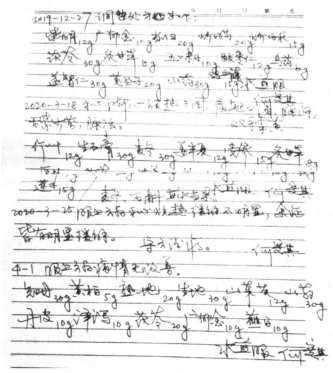

病历资料

（1）竹叶石膏汤合半夏厚朴汤化裁：竹叶 12 g、生石膏 30 g、麦冬 30 g、姜半夏 12 g、党参 15 g、炙甘草 8 g、厚朴 7 g、茯苓 20 g、苏叶 10 g、郁金 10 g、山药 30 g、莲子 15 g，水煎服，每日一剂。

（2）麦冬、石斛适量，煎水当茶饮。

【按语】：五心烦热，晨起口渴，考虑为阴虚内热；手掌黄，舌淡苔少，考虑为脾气虚；胸闷，脉弦，考虑为肝郁气滞；舌紫为瘀血。用方思路：竹叶石膏汤益气养阴，半夏厚朴汤理气；加山药、莲子甘淡健脾，加郁金行气活血。另以麦冬、石斛煎水当茶，以养阴生津。本案虽有明显的阴虚内热症状，但舌象却不是典型的阴虚内热舌象——舌红苔少而干燥，辨证时当"舍舌从症"。

2020 年 3 月 25 日复诊：服上方后除手心烦热未改善外，其余症状均明显缓解；守方治疗。

2020 年 4 月 1 日三诊：手心烦热依然未见改善，脚心烦热已消失，有胸闷；投以知柏地黄汤加郁金、薤白。处方：知母 30 g、黄柏 5 g、熟地 20 g、生地 30 g、山茱萸 12 g、山药 30 g、丹皮 10 g、泽泻 10 g、茯苓 20 g、郁金 10 g、薤白 10 g，水煎服，每日一剂。另以石斛、麦冬、银耳等煎水当茶饮。

【按语】：服用竹叶石膏汤后，脚心烦热很快就得以消除，唯手心烦热经两诊治疗未见好转，故投以养阴退热的知柏地黄汤调理，因胸闷，加郁金、薤白。另以石斛、麦冬、银耳煎水当茶，以增强养阴生津之力。

2020 年 4 月 22 日四诊：手心烦热有所改善；守方治疗。

2020 年 4 月 29 日五诊：手心烦热已消除；守方巩固治疗一周。

【按语】：经一个多月的养阴退热治疗，患者五心烦热症状终于得以治愈。本案除了医者辨证论治准确外，服用养阴生津茶也对治疗起到了重要的辅助作用。

【附】：赵明锐先生用三物黄芩汤治疗手足心烦热验案赏析。

三物黄芩汤由黄芩、生地、苦参三味药组成。《金匮要略》用以治妇人产后发烦热。《千金方》用以治疗天行热病。《类聚方》辨曰："三物黄芩汤治血脱，郁热在里者。曰四肢苦烦热者。"郁热原为实热，烦热为虚热，可见此方既可清郁热，又能治烦热。在临床上，笔者常将其用于治疗妇女每到春夏季所现的手足心烦热之证，每多获效。

病例一：韩某某，女，23 岁，每年春季即现手足心烦热，已三四年之久，伴心悸、心烦、失眠、盗汗、纳呆、倦怠等症。曾累用一般滋阴之品，如鳖甲、知柏、沙参、地骨皮等药治疗但未获效。年年春夏如此发作，待立秋以后，天气凉爽则逐渐好转。诊得其脉弦而数，舌红，苔薄黄。

投以三物黄芩汤，前后共服 10 剂，诸症痊愈。次年春天仍有复发，再以此方治之，数剂而愈。后随访 3 年未见复发。

病例二：沙某某，女，38 岁。患者于 10 年前生产后即患五心烦热，经多方治疗获愈。但以后每年二三月间开始即感到周身烦热，手足心尤甚，至十月以后才逐渐热退身凉。10 余年来一直如此，虽经断续治疗但未见好转。患者在发热期间伴有口渴能饮、咽干、舌燥、皮肤枯槁搔痒、大便燥结等症；脉数有力，舌红，苔白；其他尚属正常。

投以三物黄芩汤 20 余剂，诸症痊愈，随访 3 年未见复发。

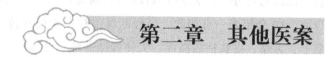

第二章　其他医案

🔲 第一节　辅助人工生殖（试管婴儿）案 🔲

> 患者，女，44岁，某小学老师，2019年3月27日初诊。患者结婚以来一直未能受孕，曾在多家医院行试管婴儿，皆告失败，遂求诊于我处。

治法：滋补先后天。

方药：五味异功散加补肾填精之品。处方：陈皮7g、党参15g、炒白术15g、茯苓30g、炙甘草6g、菟丝子20g、沙苑子30g、麦冬15g、党参10g、山茱萸15g，水煎服。

2019年5月15日三诊：初诊方（2019年3月27日）加强补肾填精之品。计加紫河车12g、巴戟天20g、熟地20g、肉苁蓉12g、黄柏4g（另包，服药后上火才加，否则不加）。

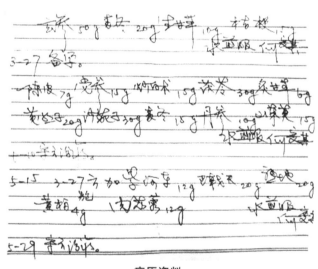

病历资料

2020年6月26日反馈：服用以上备孕中药期间去泰国做试管婴儿，竟然一次成功。此次因乳汁不足来开药调理。

【按语】：本案患者多年不孕，曾行试管婴儿6次，均告失败，遂来我处以中药调理备孕，期间去泰国行试管婴儿，竟然一次成功。可见，中药辅助人工生殖的作用不容忽视，曾见报道称中药可有效提高试管婴儿的成功率。中医认为，肾主生殖，因此在辅助人工生殖方面，补肾填精之品常能起到重要作用，如本案紫河车、熟地、菟丝子、沙苑子、山茱萸等。

第二节 3岁幼儿发育迟缓案

> 患儿，男，2岁10个月，2019年10月9日初诊。患儿语言发育迟缓，想说话却说不出来，说出的话无法听懂，囟门未闭合，弄舌，身体肌肉痿软，走路动作迟缓；被某医疗机构诊断为"疑似自闭"。

在吗？医生您好，我小孩今年2周10个月。他的症状是1.语言发育迟缓，想说出来，说不出来，有几次想跟人沟通，说的都是听不懂的。2.囟门还有一两指的距离。3.舌头会弄舌，我看到时会示意他不用弄舌。4.舌头很软，都不想咀嚼，硬的东西不吃，或者不想尝试，得硬塞给他，尝到味道了才要吃，不知是不是辅食没做好。5.身体肌肉软，营养不够，平时走路动作缓慢，有点扁平足，但跟其他小朋友玩耍跑起来也是还不错的。

初诊症状

治法：滋补先后天，尤其是补肾填精。

处方：熟地10 g、山药15 g、紫河车5 g、沙苑子10 g、菟丝子10 g、枸杞子10 g、盐杜仲8 g、生白术10 g、茯苓12 g、莲子10 g、陈皮3 g、炒麦芽3 g，中药颗粒剂，共3剂，每日一剂。

2020年6月26日反馈：服用中药后进展很好，语言能力获得较大改善，目前已上幼儿园，但智力比一般小孩还是偏差些。现在依然在服用之前开的中药调理。患儿服药8个多月并不抗拒，依从性很好。

【按语】：本案患儿病情当属中医"五迟、五软"范畴。中医认为，肾主生长发育，因此五迟、五软当从填补肾精着手。投以紫河车、熟地、山茱萸、菟丝子、沙苑子等，结合滋补后天，坚持服药8个多月，取得了较好的疗效。对于小儿发育不良，尤其是智能的发育不良，治疗窗口期非常重要。3岁以内最好，超过8岁效果则较差，超过14岁几乎没有治疗意义，因此趁年龄小进行调理至关重要。取得疗效，当坚持不辍，可以治疗到8岁左右，最大限度地提高患儿的智力水平。本案患儿及家属能做到耐心服药实属精神可嘉。

第三节 小儿多动症验案

陈某某，男，8岁，2020年9月5日初诊。患者面部及四肢多动一年多，紧张或睡眠不足则加重，小便黄，大便黏腻臭秽，平素易紧张，性格急躁；舌淡苔白，左脉偏虚。曾行小儿推拿，病情有所缓解，近期开学后因学习压力大而病情加重。

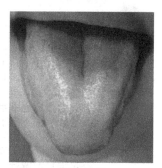

初诊舌象

方药：柴胡加龙骨牡蛎汤。处方：柴胡12 g、黄芩5 g、酒大黄2 g、姜半夏10 g、生姜2片、桂枝5 g、生龙骨20 g、煅牡蛎20 g、礞石20 g、党参15 g、茯苓50 g、大枣15 g，水煎服，每日一剂。小儿推拿继续。

2020年9月12日复诊：服上方后多动明显缓解，已几乎见不到抽动，睡眠也明显改善；柴胡加龙骨牡蛎汤每周服用两天。另投以补益脾胃汤包：山药30 g、生白术15 g、茯苓20 g、莲子15 g、大枣20 g、陈皮3 g、炒谷芽3 g、炒麦芽3 g，布包炖汤。小儿推拿继续。

2020年10月初患儿病情复发，但程度不如之前严重。此时患儿肝火之象已无，面色㿠白，舌淡暗，苔薄白润。投以桂枝加龙骨牡蛎汤化裁调理，病情得到很好的控制。之后减量维持治疗，每周服用2帖药。

2020年12月5日患儿病情有所反弹，主要表现为半声咳嗽（俗称"清嗓子"），右手多动，口渴。考虑为前段时间温药对津液有所耗伤，表现为阴津亏虚、虚风内动之象。咽部望诊正常，面色㿠白较甚，脉虚。治法：益气养阴生津，潜阳息风止痉。方药：百合地黄汤合甘麦大枣汤加重镇平肝、息风止痉之品。处方：百合30 g、生地黄30 g、炙甘草12 g、大枣20 g、山药20 g、蝉蜕10 g、天麻12 g、生龙骨30 g、生牡蛎30 g、青礞石15 g，水煎服，每日一剂。

2020年12月12日反馈：服药3天后半声咳嗽即消失，睡眠也明显改善；守方减量维持治疗。

【按语】：本案的治疗分为3个阶段：

第一阶段：2020年9月5日，据"性格急躁、易紧张，小便黄，大便黏腻臭秽"，考虑肝火、肝气亢逆，选用柴胡加龙骨牡蛎汤。

第二阶段：2020年10月初，病情复发，此时肝火已清，据"面色㿠白，舌淡暗，苔薄白润"，拟以桂枝加龙骨牡蛎汤化裁调理，病情得到较好控制，减量维持治疗。

第三阶段：2020年12月5日，病情又有所反弹，主要表现为半声咳嗽（咽部望诊正常，应为"小儿多动症"的症状之一），右手多动，据"阴津亏损，虚风内动，加之脾气亏虚"，拟百合地黄汤合甘麦大枣汤加重镇平肝、息风止痉之品，病情又得到很好的控制。

总结以上治疗经历，可以得出本案治疗成功的原因：

（1）调神为先，并非"见风止风"。在3个阶段的治疗中，用到了柴胡加龙骨牡蛎汤、桂枝加龙骨牡蛎汤、百合地黄汤、甘麦大枣汤，这些都是经方里调神的常用方。

（2）方随证变，并非一方治到底。所谓"观其脉症，知犯何逆，随证治之"。灵机活法，取决于医者，不应刻舟求剑、胶柱鼓瑟。

（3）适当配伍平肝熄风止痉药物，如方中所用天麻、蝉蜕；其余如钩藤、全蝎、蜈蚣、白僵蚕等，也可据证选用。

（4）配合小儿推拿的外治法，也对病情的控制起到了一定作用。另外，针刺、理疗等非药物治疗也可配合选用。

第四节　斑秃案

王某某，男性，因斑秃求诊于我处。患者斑秃主要位于后头部及左侧头部，舌淡暗，有瘀点，边有齿痕，苔少，有微黄腻苔，舌面水滑。

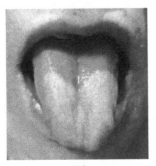
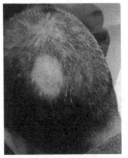

舌象　　　　　　　治疗前斑秃

治法：补肾健脾，祛风活血。

处方：制首乌20 g、白蒺藜12 g、荆芥7 g、防风7 g、茯苓30 g、炒白术15 g、丹参10 g、磁石20 g、沙苑子30 g、菟丝子20 g，水煎服，每日一剂。

2020年3月29日反馈：服药10帖后，后头部最大的斑秃已恢复九成以上。因新冠肺炎疫情影响买药不便，之后未再服药，嘱其坚持服药以根治。

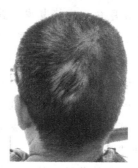

治疗后

【按语】：笔者很少接触斑秃的案例，在这方面并没有治疗经验。处方思路主要是补肾养发，健脾益气，祛风活血。本案主要从肾论治，用了制首乌、菟丝子、沙苑子、磁石等补肾养发药。从理论上说，发为血之余，肾主骨生髓，精、髓、血同源，本可互生，所以通过补肾可以养发。之所以用白蒺藜、荆芥、防风，是因为风药可上达巅顶，而活血药可以改善患部局部的血液循环。处方开具后，患者一直未有反馈，本以为可能无效，后来得知患者斑秃有了很大的改善，方才收集本案临床资料以备研究。

笔者曾在日本汉方医家矢数道明的《汉方治疗百话摘编》一书中看到用柴胡加龙骨牡蛎汤治疗斑秃获效的案例。现代社会压力很大，不少患者因精神情志影响而患斑秃，所以从肝论治是重要的一途。

斑秃，配合外治可增强疗效：①生姜片适量、侧柏叶100 g，用500 mL酒精浸泡后外搽患部，每天3～5次；②局部皮肤针叩刺治疗；③患部用生姜片涂擦，然后按摩10分钟，每日一次。

中医治疗失败者可求诊于西医，如植发治疗，对病情顽固者或许有效。

第五节　肾结石案

杨某，女，32岁，2019年11月29日初诊。患者双肾结石，时有右腰痛；舌淡红偏暗，边有齿痕，苔白稍厚。

处方：金钱草30 g、海金沙30 g、郁金12 g（包煎）、鸡内金15 g、王不留行10 g、炒白芍30 g、炙甘草10 g、炙黄芪30 g、麦冬20 g，药引子为核桃肉3枚或4枚；若服药后觉凉胃，可加适量生姜片、红枣同煎。

2020年3月4日复诊：患者本欲住院手术，结果B超复查提示右输尿管上段最大的结石（10 mm×7 mm）已排出，患者欣喜不已。因其双肾集合系统尚有多发结石，故嘱继续服药以排石。

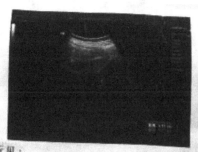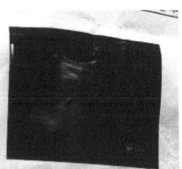

检查所见：

左肾大小101×42×44mm，右肾大小99×40×58mm。

双肾大小、形态正常，肾轮廓光整，左肾集合系统见多个强回声，大小约4×3mm，伴声影，右肾见强回声，大小约2×2mm，伴声影。

右输尿管上段里一大小10×7mm的强回声，后方伴声影。

左侧输尿管衔接部未见扩张，输尿管散段及盆段未见显示。

右肾集合系统分离，范围约55×9mm。

膀胱充盈好，输尿管膀胱壁内段未见扩张，膀胱壁厚度均匀，内壁光整连续，腔内未见异常回声。

检查提示：

右输尿管上段结石。

右肾积液。

右肾强回声，考虑钙化灶或小结石。

左肾多发结石。

治疗前检查结果

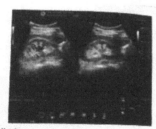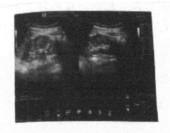

超声描述：

双肾大小、形态正常，轮廓规则，界限清楚，肾锥体部回声增强，显示清楚，环绕集合系统呈放射状排列。

双肾体集合系统内检出强回声病变，左肾：数量数个，最大约4mm，右肾：数量多个，最大约6mm，部分伴声影。

双肾血供正常，肾血流呈树枝状分布。

双侧输尿管上段未见扩张，下段管内未见明显异常回声。

膀胱壁不厚，内膜平整，腔内未见异常回声。

超声提示：

双肾结石

双肾集合系统回声增强，考虑海绵肾与痛风肾鉴别

治疗后

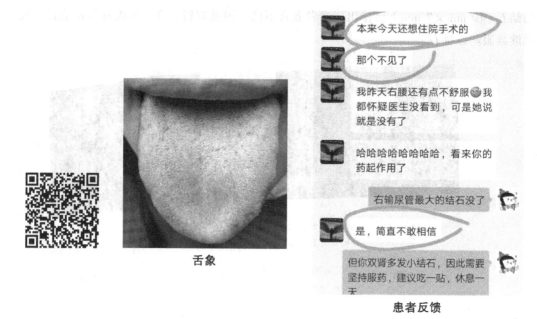

舌象

患者反馈

【按语】：对于结石病的中医治疗，笔者经验很少。本案处方思路：金钱草、鸡内金、海金沙、郁金、核桃肉，常用于肾结石的治疗；芍药甘草汤可以缓急止痛，解除输尿管的痉挛，有利于结石排出；王不留行可以活血通窍；核桃肉、炙黄芪、麦冬、芍药甘草汤可扶助正气。结石的中医治疗通常需要较长的疗程，本案患者服药3个月左右，右输尿管上段最大的结石才得以排出。长期服用排石的中药会损耗正气，所以应配伍扶正的药物，如补肾健脾之品，这样祛邪方不伤正。本案郁金可行气止痛，除了郁金，临床上还可用乌药、枳壳、厚朴等。

笔者推荐的治疗尿路结石、肝胆结石的处方如下：

（1）尿路结石方：金钱草、郁金、海金沙、鸡内金、白芍、甘草、乌药、杜仲、牛膝、核桃仁。

（2）肝胆结石方：金钱草、郁金、虎杖、鸡内金、白芍、甘草、枳壳、白术、茯苓、核桃仁。

临床应用时，可以此为主方，根据病情适当进行加减，如阳虚者当加温补药，脾虚者当加健脾药，肾虚者当加补肾药。

另外，鱼脑石也常用于结石的治疗，但患者反馈口感不佳，故笔者较少应用。

结石较大或中医治疗失败者，需及时求诊西医，如接受手术治疗、碎石治疗等。

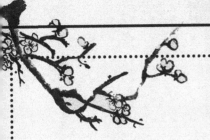

第 二 篇

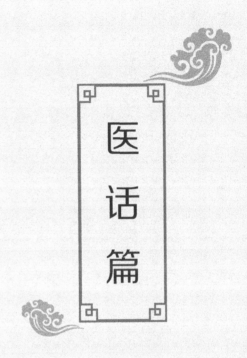

医
话
篇

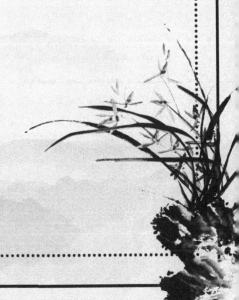

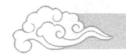

第三章 中医诊断与治疗

第一节 舌尖主病探讨

舌诊历史悠久，是中医诊断方法的重要组成部分，在中医诊断学中具有举足轻重的作用。舌尖望诊是舌诊必不可少的部分。探讨舌尖主病，对深入研究舌诊具有重要的意义。

一、舌尖的脏腑分部

传统分部：江笔花的《笔花医镜》提出"舌尖主心"，梁玉瑜的《舌鉴辨正》认为"舌尖主心、心包、小肠、膀胱（应大肠命门）"，吴坤安的《伤寒指掌》指出"舌尖属上脘"，大学统编五版教材《中医诊断学》主张"舌尖属心肺"。

现代分部：当代学者黄英儒提出了舌面脏腑分部的九区分法，该分区法认为舌尖为泌尿生殖器官、神经系统的分部区域。对男性而言，舌尖中部为前列腺的分部，舌尖的两边为睾丸的分部；对女性而言，舌尖中部为子宫的分部，舌尖的两边为卵巢和输卵管的分部。舌尖脏腑的传统分部和现代分部既有区别，又有一定的联系，在临床运用时可以互补。

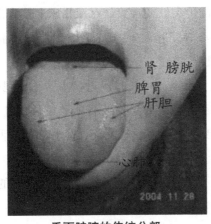

舌面脏腑的传统分部

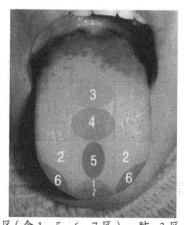

注：1区（含7区）—大脑；2区（含1、5、6、7区）—肺；3区—胃；4区—十二指肠和小肠；5区—大肠；6区—卵巢和乳房；7区—子宫、前列腺。

相对确定的舌面脏腑现代分部

二、舌尖主病

单独出现舌尖淡白、淡红、绛的情况在临床上少见，所以舌尖淡白、淡红或绛常常是整个舌体淡白、淡红或绛的一部分，与整个舌体淡白、淡红或绛的主病一致。需要注意的是，有些患者伸舌时较紧张，使舌前部的肌肉收缩，而呈现舌前部淡白的征象，并无病理意义。嘱患者放松，自然伸舌，就会消除这一现象。

舌尖红，或有红点，或有芒刺，可主以下病证：

（1）心火亢旺。舌尖脏腑的传统分部认为，舌尖属心，故心火亢旺可出现舌尖红或舌尖红点，或舌尖芒刺，临床表现为失眠、心烦、口疮、口腔溃疡等症。

（2）失眠症。根据黄英儒和笔者的临床观察，失眠症患者大多会出现舌尖红或舌尖红点，这已被大量的临床病例所证实。除心火亢旺导致的失眠可出现舌尖红或舌尖红点外，心脾两虚、心胆虚怯、胆郁痰扰、肝胆火盛等导致的失眠也可出现这一病理征象。

（3）风热外感。风热外感引起的舌尖红或舌尖红点在临床上较为常见，古代文献中也有诸多记述。中医认为，舌尖属心肺，叶天士的《温热论》提出"温邪上受，首先犯肺"，故风热或风温侵袭肺卫可出现舌尖红。

（4）血热型或阴虚火旺型崩漏、月经先期、月经过多。张靖敏观察的1260个妇科病例中，因过度劳心、心火偏亢、引动相火、迫血妄行所致之月经过多（65例）、崩漏（15例）、月经先期（30例），均出现舌尖部之丝状乳头处呈鲜红色或舌边尖出现散在分布之鲜红色点。

（5）前列腺炎（慢性或急性）。根据厦门大学医学院王彦晖教授的经验，前列腺炎患者常会出现舌尖红，这与舌尖为前列腺的分部一致。笔者亦曾亲历一例舌尖红主慢性前列腺炎的病例，该病例的舌尖红排除了由失眠、风热外感、心火亢旺等因素引起，确定为慢性前列腺炎引起。当然，如果舌尖红只是整个舌体红的一部分，那么其主病与整个舌体红的主病一致。

舌尖青紫，或有瘀点、瘀斑，主瘀血病证，尤其是对妇科瘀血病证有较高的诊断价值。根据笔者的临床观察，月经不调、月经颜色暗黑、月经有血块、痛经、瘀血型崩漏、癥瘕积聚（子宫肌瘤、卵巢囊肿以及妇科恶性肿瘤）大多会出现特征性的舌尖青紫或瘀点瘀斑。张靖敏观察的1260例妇科病例中，因情志不和、肝气郁结、气滞血瘀所致之月经病（崩漏27例、痛经33例、经闭8例、癥瘕4例、乳癖6例）等病常会出现舌质紫褐或舌尖、边有紫点（或块）或褐红色点（或块）。根据笔者的临床观察，男性舌尖单独出现青紫或瘀点瘀斑的现象较少。少数患者舌尖的瘀点或瘀斑为色素沉着，并无病理意义。如果舌尖青紫只是整个舌体青紫的一部分，那么其主病与整个舌体青紫的主病一致。

三、结语

舌尖望诊，既要注重舌尖局部的舌象特征改变，也要和整个舌体的舌象特征改变结合起来分析。笔者根据文献和临床经验对舌尖主病进行了探讨，但大多还处于经验状态，尚须借助临床流行病学和统计学方法做进一步研究，对舌尖主病进行科学的整理、归纳和总结。

（本文原载于《中华中医药杂志》2008年第5期）

【参考文献】

[1] 黄英儒，王荣球. 舌体应内脏部位的九区分法探讨 [M]. 北京：中华医学音像出版社，1987.

[2] 张靖敏. 中医舌诊与妇科病的关系 [J]. 光明中医，1997（1）：20-24.

第二节　用补益药时对舌象的要求

曹同学（以下简称"曹"）：老师，临床治疗用补益药，或日常生活调理用补药，对舌象有什么要求呢？

何宽其博士（以下简称"何"）：这个问题问得太好了。用补药对舌象有较高的要求，具体为：①舌苔薄或少，食纳正常者，可放心用补；②舌苔薄或少，食纳欠佳者，可少量用补；③舌苔厚或厚腻，食纳尚可者，用补当慎，一般可选用甘淡健脾之品，如太子参、山药、莲子、扁豆、芡实、白术、茯苓；④舌苔厚或厚腻，食纳欠佳者，不宜用补。

曹：看来舌苔对是否用补益药具有重大的参考价值，另外还要参考食纳情况。那为什么舌苔能决定是否用补呢？

何：舌苔厚薄标志着邪气的浅深，舌苔厚，说明邪气重，尤其是厚腻苔，说明湿浊、痰浊、食积内盛，这些邪气很容易碍脾胃，这时病人即使身体虚弱，也往往虚不受补。舌苔薄或少，说明邪气轻浅或纯虚无邪，如果食纳正常，即可放心用补。

曹：对于舌苔厚、虚不受补者，应该如何治疗呢？

何：这时就要采用宋代医学家许叔微的观点"先驱邪后议补"，先把邪气驱除，待舌苔转薄、食纳转佳时，逐渐开始补益正气。

曹：舌质对用补有何指导意义呢？

何：舌苔决定是否用补，舌质决定用什么补。一般来说，舌质淡白，多为气虚、血虚、阳虚，所以通常选用补气药、补血药和补阳药；舌质红，苔薄或少，舌面干燥，多为阴津亏虚，通常选用养阴生津药。

曹：这里谈到了用补的舌象要求，我想还要结合症状、体征、脉象等进行综合分析吧。

何：对，这就是中医诊断学所谓的"四诊合参"。

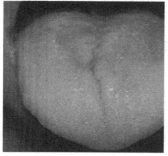
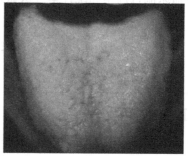

适合用补的舌象　　　　　　　　慎补或禁补的舌象

第三节　舌苔少或镜面舌主病探讨

舌苔少或镜面舌，教材中一般认为主脾胃气阴亏虚或大伤，但临证每每遇到此等舌象，诊断上仍然感到不得要领，直到聆听中医舌诊专家王彦晖教授的教诲后，方才醍醐灌顶。

王老师指出：

（1）舌苔剥、少、无，是脾胃虚证之象，无论阴虚、阳虚和气虚均可致此象（脾胃无血虚，要是有想必也是这样）。

（2）剥苔或少苔而干，舌质红或绛，主胃阴虚，伴便秘、口干。

（3）剥苔或少苔不干，舌质淡或淡嫩，或边有齿痕，主脾气虚和脾阳虚，伴泄泻、口不干，寒象重者为脾阳虚。

（4）剥苔或少苔而干，舌质淡，主脾阴虚，伴口干不多饮、泄泻。

观临床脾胃虚证，脾阳气虚多而胃阴虚少。阳气虚者误用滋阴泻火之品必伤阳气，多出现泄泻、腹胀痛。临床教训数不胜数，不可不知。

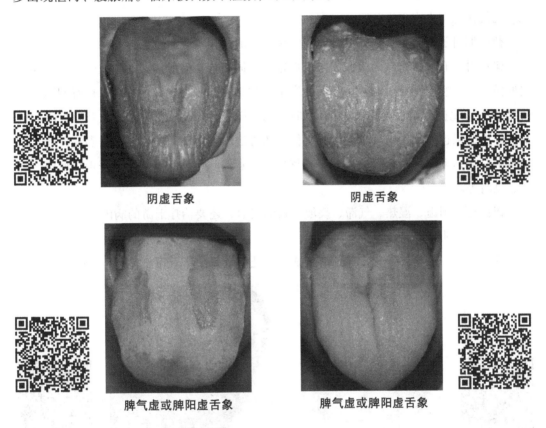

阴虚舌象　　　　　　　　　　　　　阴虚舌象

脾气虚或脾阳虚舌象　　　　　　　脾气虚或脾阳虚舌象

第四节　瘀血舌象，十之七八

曹：老师，上了临床才知道，瘀血舌象这么常见。

何：是的，说"瘀血舌象，十之七八"也不为过。我考考你，瘀血舌象的特征有哪些呢？

曹：瘀血舌象，主要在舌质上体现，如舌紫，舌暗，有瘀斑、瘀点。

何：不错。补充一点，舌下络脉瘀紫怒张。在诊断瘀血证时，常相互参看舌质与舌下络脉，有时虽舌质未见瘀血征象，但舌下络脉却反映出来了。当然，对舌下络脉的诊查，有时会因患者不能卷舌而受影响。

曹：噢。那为什么临床上会见到如此多的瘀血舌象呢？

何：我想原因是多方面的。正常的淡红舌质通常在小孩中容易见到。这时脏腑轻灵，气血冲和，所以瘀血舌象相对少见。但随着年龄增长，机体逐渐衰老，加上成年后精神情绪易波动，生活方式不健康，如熬夜、运动过少、过食肥甘厚腻，身体就偏离"气血冲和"越来越远，逐渐出现气血流通欠佳甚至障碍的情况，所以瘀血舌象比较常见，尤其在老年人中更为普遍。

曹：那对于有瘀血舌象的人，我们应该怎么治疗和养生保健呢？

何：对于有瘀血舌象的人，如果瘀血很重，同时近亲有肿瘤、心脑血管疾病，应该定期做体检，监测肿瘤、心脑血管病的发生；如果有临床症状，体检结果也有问题，那就要用活血化瘀或破血化瘀的方药，如桂枝茯苓丸、血府逐瘀汤等；如果没有临床症状，体检结果也正常，则可以施以养生保健的方法，使用三七粉、复方丹参滴丸等，嘱患者平时多运动，保持良好的心态，不熬夜，注意保暖，多吃点木耳、海带、血旺、魔芋、豆腐等。

曹：对于阳虚、湿热、气滞、痰浊导致的瘀血，还要治疗上游的病因吧。

何：真聪明。

注：舌暗、舌紫、舌青，都主瘀血证，只是瘀血程度不同而已。

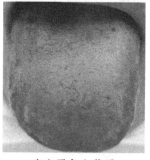
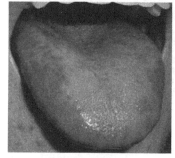

瘀血舌象之紫舌   瘀血舌象之瘀斑舌

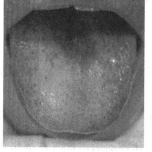
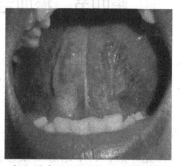

瘀血舌象之瘀点舌   瘀血舌象之舌下络脉瘀紫怒张

第五节　阳盛体质却见淡嫩舌、薄白苔

某实习学生："老师，帮我把把脉、看看舌象吧。"

笔者一看舌象，舌淡白嫩而暗，苔薄白，于是说："身体很寒呀。要少吃寒凉生冷之品。"

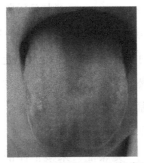

淡嫩紫舌，边有齿痕，薄白苔

舌质淡，95% 以上属寒证或阳虚，但这位学生就是那除外的 5%。这回笔者算是马失前蹄了。原来这位学生属阳盛体质，非常怕热，贪凉饮冷，易上火。《中医诊断学》大学本科教材："舌质淡白主气血两虚、阳虚、寒证等。"这位同学的淡白舌不主寒证或阳虚，但主气血亏虚，因为她面色苍白，手掌黄，具气血亏虚之象，虽然有气血亏虚，但因为属阳盛体质，故不宜温补，可考虑甘淡健脾的山药、莲子、芡实、扁豆一类的平补之剂。

第六节　舌象就是鉴别燥证与类燥证的关键点

燥证是指外感燥邪或体内津液亏少，脏腑、组织、官窍失却滋润、濡养、充盈，以口渴尿少，口、鼻、咽喉、唇、舌、皮肤、大便干燥等为主要表现的证候。中医学对燥证的论述可追溯到《黄帝内经》时代，在《黄帝内经》中就有"清气大来，燥之胜也""岁金太过，燥气流行""岁木不及，燥乃大行"等记载。金元时期，刘河间在《素问玄机原病式·燥类》中指出"诸涩枯涸，干劲皴揭，皆属于燥"，补充了《黄帝内经》病机十九条中燥气为病的缺如。清代喻嘉言的《医门法律》立"秋燥论"专篇论述，不仅首创了秋燥病名，还对内燥、外燥做了较系统的论述。俞根初在《通俗伤寒论·秋燥伤寒》中对秋燥提出"燥凉"和"燥热"的概念。目前，学术界认为燥证有内、外之分，

内燥为内伤津血、阴液干涸之证；外燥为秋季外感燥邪所致，有温燥和凉燥之别。

 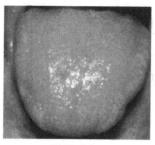 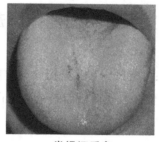

燥证舌象　　　　　　　类燥证舌象

　　临床表现的口渴、咽干、眼干涩、鼻干涩、唇燥、皮肤干燥、大便干结、小便短赤等干燥症状，其病机可分为津液的绝对不足和津液的相对不足。津液的绝对不足是指津液或阴津亏虚；津液的相对不足是指瘀血、痰饮、湿热、气滞、阳虚、气虚等导致津液传输和敷布障碍，而津液本身并无亏虚。历代所论述的燥证，其病机应当是指津液的绝对不足。津液相对不足所导致的干燥症状在临床上大量存在，在诊治时常与津液绝对不足的燥证混淆不清。为此，笔者提出用"类燥证"来概括津液相对不足所致的干燥症状。类燥证临床表现与燥证类似，但是有所区别。例如，舌象就是鉴别燥证与类燥证的关键点，燥证的舌象常常是舌红少苔或无苔，而类燥证的舌象可表现为舌质紫、淡白或胖嫩，舌苔白厚腻或黄厚腻。

　　对于燥证的治疗，《黄帝内经》提出了"燥者润之""燥者濡之"的治法，后世多遵循此法。目前，对于燥证的治疗，外燥多采用透解燥邪、生津润燥的治法，内燥多采用滋养阴液、生津润燥的治法。而类燥证的治法，则根据其病因分别采用活血化瘀、祛痰逐饮、清热利湿、疏肝理气、温阳益气等治法。燥证和类燥证虽然症状相似，但由于其病机不同，有时在治疗上会有很大的差别，所以类燥证概念的提出具有重要的临床意义。例如，风湿免疫科常见的干燥综合征是一种全身性自身免疫性疾病，主要表现为口干和眼干。根据笔者的观察，干燥综合征属湿热蕴结所致的类燥证者不在少数，清热祛湿才是其正治，此时如果因为患者有口干、眼干的症状而不加以区别，就盲目地投以治疗燥证的滋养阴液、生津润燥的方药，则反而会使病情加重。

　　患者，女，25岁，2007年10月31日初诊。患者干咳两个月，咽痒，咽部微红，扁桃体不肿大，饮食、睡眠和大小便正常，月经和白带正常；舌紫，苔厚腻，黄白相兼，脉弦细数。患者经多方治疗，曾服用过玄麦甘桔汤、沙参麦冬汤、川贝枇杷糖浆等，未见好转。

　　西医诊断：急性咽炎。中医诊断：咳嗽——湿热蕴肺，瘀血内阻。

治法：清热利湿，宣肺止咳，兼以活血化瘀。

方药：千金苇茎汤合三拗汤加味。处方：芦根30 g、冬瓜子20 g（杵）、桃仁12 g（杵）、生薏苡仁30 g、车前子15 g（包煎）、白僵蚕15 g、蝉衣8 g、麻黄8 g、杏仁12 g（杵）、生甘草3 g、前胡12 g、川贝粉5 g（冲服），水煎服，每日一剂，分3次服用。

患者服用3剂后咳嗽即缓解，后以生薏苡仁30 g、绿豆30 g、赤小豆30 g、扁豆30 g，水煎当饮料服用，并嘱其饮食宜清淡。该患者经治疗及调理两周而痊愈。

【按语】：该患者以"干咳两个月"为主诉，前医据此认为属燥证，治以滋养阴津，投以玄麦甘桔汤、沙参麦冬汤等，未见缓解。笔者根据"舌紫，苔厚腻，黄白相兼"，认为患者干咳乃湿热蕴肺、瘀血内阻而肺不布津所致，为类燥证，治宜清热利湿，宣肺止咳，兼以活血化瘀，投以千金苇茎汤合三拗汤加味，患者仅服3剂即取得了明显的疗效。吴鞠通在《温病条辨·上焦篇》第四十七条中说："太阴湿温，喘促者，千金苇茎汤加杏仁、滑石主之。"本案针对湿热蕴肺的病机，投千金苇茎汤以清热利湿，合三拗汤，一则宣肺止咳，二则促进肺宣发津液，方证相应，故取效尤佳。在笔者工作的厦门地区，由气候潮湿、湿热蕴肺导致的干咳无痰或少痰的症状非常常见，笔者每每根据患者舌苔厚腻而投以千金苇茎汤合三拗汤加味，常能取得满意的疗效。

注：医案未注明引用出处者为笔者自己的医案；所有医案的按语为笔者加注。

> 患者，女，38岁，2004年8月2日初诊。患者口渴已有3个多月，初患时已就医，服西药两周，无效；后求诊于中医，医者给予养阴生津剂，两周未效，继而改用消火养阴药，仍未效。患者口渴依旧，夜寐醒后口渴更甚，甚至舌不能活动，一定要起身喝口温水舌才能动弹几下，方觉舒适；平时食欲欠佳，无饥饿感；大便偏溏，日行一两次；全身常感乏力；舌苔白腻，脉濡，重按近细。

中医诊断：湿困脾虚，虚则不运。

治法：芳燥化湿，理脾升清。

处方：制苍术6 g、焦白术10 g、广藿香10 g、法半夏10 g、广陈皮10 g、焦薏苡仁12 g、煨葛根10 g、干荷叶10 g、芦根15 g，水煎服，共7剂。嘱其平时暂不吃水果及甜腻食物，同时牛乳、鸡蛋及其他荤菜亦暂停食用；多食清淡易消化蔬菜。

以上方为主加减治疗至2004年8月23日，诸症悉解，饮食有增，大便亦趋正常。

【按语】：本案为南京中医药大学孟景春教授的验案。患者以"口渴3个多月"为主诉，前医据此误诊为燥证，予养阴生津或消火养阴药治疗，未见好转。孟老据"舌苔白腻，脉濡，全身常感乏力，大便偏溏"，辨为湿困脾虚证，治宜芳燥化湿，理脾升清，此乃"以燥治燥"的手法。方中制苍术、广藿香、法半夏、焦薏苡仁、芦根芳燥化湿；

焦白术、广陈皮、煨葛根、干荷叶理脾升清。方证切合，故取佳效。而前医误予养阴滋腻药，更助湿邪，故治之无功。本案实为类燥证治验之典范，其"口渴"症状产生的机制：一是湿困脾土，气机阻滞，气不布津，正如清代石寿棠所说"湿郁不能布津而又化燥"；二是脾虚不运，精气不能上归于肺。通过本案也可以看出，舌诊在鉴别燥证和类燥证中具有重要作用。

> 患者，女，72岁，1996年11月19日初诊。患者口渴、尿多伴尿中大量泡沫半年，诊时述口渴喜热饮，量多，每日3000～4500 mL，同时尿量明显增多并含大量泡沫，排尿时有不爽利感，颜色较清亮；食欲尚正常，食量无明显改变；全身畏寒，伴腰膝酸软、外阴瘙痒；尿糖（＋＋＋），空腹血糖8.9 mmol/L。诊断为糖尿病，患者要求中药治疗。刻诊：舌质淡，苔白，脉沉细无力。

中医诊断：阴阳两虚之下寒上燥证。

方药：栝蒌瞿麦丸。处方：栝蒌根30 g、瞿麦20 g、山药45 g、茯苓30 g、附片45 g（先熬去麻味）、蛇床子20 g（包熬），水煎服，每日3次。

患者服药2剂后，口渴开始减轻，尿量亦随之减少，尿中泡沫不似以前严重。药中病机，效不更方，再进10剂，上述症状大部分消失。上方附片减为30 g继续治疗，前后共进30余剂，一切症状消失，复查尿糖阴性，血糖降至正常（4.8 mmol/L）。遂以栝蒌根30 g、瞿麦15 g、山药30 g、茯苓15 g、附片20 g（先熬去麻味）巩固治疗一个月，再次复查血糖正常，尿糖阴性而停药。随访一年未复发。

【按语】：本案为刘登祥医师的验案，当属中医"消渴病"范畴。本案的消渴应责之于肾。肾主水，水亏或水寒都可导致消渴。水亏，即肾阴亏虚，水亏所致的消渴属阴液绝对不足的燥证。水寒，即肾阳亏虚不能蒸腾气化津液，犹如釜中存水，釜底乏薪，不能使水液蒸腾上润釜盖，故水寒也可导致消渴，而这种消渴属阴液相对不足的类燥证。本案患者全身畏寒，腰膝酸软，舌质淡，苔白，脉沉细无力，故笔者认为其口渴为肾阳亏虚不能蒸腾气化津液以上润所致，当属类燥证。治疗上，刘医师选用的是栝蒌瞿麦丸加味，方中重用附片45 g，意在温补肾阳以蒸腾气化津液。《金匮要略·消渴小便利淋病脉证并治》指出："小便不利，有水气，其人若渴，栝蒌瞿麦丸主之。"栝蒌瞿麦丸的方证为下寒上燥证，应用于本案乃方证相应，故能取得较好的疗效。

当然，在临床实践中，干燥症状也可能由燥证和类燥证同时引起，如在湿热伤津证中的口渴，既可能为湿热困阻气机、气不布津所致，也可能为湿热耗伤津液所致，必须根据临床表现、舌、脉综合分析。对于干燥症状，不管其由燥证所致，还是由类燥证所致，只要牢牢把握住辨证论治的基本原则，就可执简驭繁，提高诊治水平。

（本文原载于《中医杂志》2009年第6期）

【参考文献】

[1] 孟景春.孟景春临床经验集[M].长沙：湖南科学技术出版社，2007：63-64.

[2] 刘登祥.栝蒌瞿麦丸加味治疗糖尿病27例[J].四川中医，1999，17（1）：24.

第七节　脉诊十二纲

　　脉诊十二纲：浮沉、迟数、虚实、大小（细）、滑涩、弦软。这十二纲是脉诊的基本要素：浮沉是标志脉象深浅的纲领；迟数是标志脉率快慢的纲领；虚实是标志脉象有力无力的纲领；大小（细）是标志脉体大小的纲领（小脉常称为"细脉"）；滑涩是标志脉象流利度的纲领；弦软是标志脉象紧张度的纲领。此外，长短、有律无律也是脉象的重要特征，但对中医临床指导意义不大，故不予列入脉诊纲领。中医以往的脉象理论太复杂，脉象种类太多，反而不利于学习和掌握，尤其是对初学者而言。所以，笔者主张对脉象进行完全简化，如把紧脉归并到弦脉；将洪脉与大脉整合；将缓脉分解为迟脉、软脉，弱脉分解为沉脉、细脉、虚脉，濡脉分解为浮脉、细脉、软脉，芤脉分解为浮脉、大脉、虚脉；等等。笔者在临床上一般也只把此十二纲脉象，当然还会结合寸关尺三部。不过，有时在习惯上仍可沿用缓脉等脉名，但需清楚缓脉就是脉诊要素中迟脉和软脉的组合脉。当然，如果对脉象特别有感觉，想要精深研究，则需在十二纲脉之基础上升华和提高。兹对脉诊十二纲详述如下：

一、寸口脉常见脉象

（一）脉位

（1）浮脉：脉位表浅，轻取既得。

生理：瘦人多见浮脉。

病理：①实证：浮而有力，重按不减，在外感病，主邪正交争于体表；在内伤病，主阳气亢盛于上，如肝阳上亢、肝气上逆、心肝火旺；②虚证：脉浮但重按无力，主正虚而阳气虚性亢奋，如虚阳上越、气虚阴火内生。

（2）沉脉：脉位较深，重按始得。

①实证：沉而有力，在外感病，为外邪入里，如伤寒病邪气从三阳入于三阴，大承气汤证燥屎与邪热搏结于肠腑；在内伤病，主阳气郁结于里，不得宣通，如肝气郁结可见脉沉弦细，临床表现多见四肢末端厥逆或厥冷。

②虚证：沉而无力，主阳气亏虚或下陷，阳气不能升发，多见于内伤病。

（二）脉率

（1）迟脉：脉率低于60次/分。

①生理：多见于运动员和体质壮实者。

②病理：可见于阳虚证、实寒证。

（2）数脉：脉率高于80次/分。

①实证：数而有力，主邪盛正不虚，邪正交争，如实热证。

②虚证：数而无力，主正虚，阳气虚性亢奋。

【按语】：教科书上通常以脉的迟数来分辨寒热，但对于寒热的辨别，主要通过舌象，即舌红主热，舌淡主寒，而脉象的迟数对寒热的分辨作用非常有限，即所谓诊断权重很小。

（三）脉的大小

（1）大（洪）脉：脉体宽大，主阳气亢旺，阴血充盛，邪正剧烈交争。

（2）小（细）脉：脉体细小。

①实证：细而有力，主阳气郁滞，如肝气郁结、湿证可致细脉。

②虚证：细而无力，主正虚，尤其是阴血亏虚。

（四）脉的力度

（1）实脉：脉象有力。

①生理：脉象柔和有力，为正常脉象。

②病理：脉象过度有力，主邪盛正不虚，阳气亢旺。

（2）虚脉：脉象无力，主正虚，尤其是阳气亏虚。

（五）脉的流利度

（1）滑脉：脉搏流利，古书形容为"如珠走盘"。

①生理：为正气充沛、气血流畅之象，为正常脉象或妊娠脉象。

②病理：为邪盛正不虚、邪正交争之象，如实热证、痰热证、食积证。

（2）涩脉：脉搏艰涩不畅，古书形容为"轻刀刮竹"，主气血不流畅，如血瘀证。

（六）脉的紧张度

（1）弦（紧）脉：脉体紧张度较高，古书形容为"如按琴弦"，主阳气郁结（气分）、血管硬化（血分）。脉弦者，多见情绪波动，如心烦、急躁、易怒、紧张、郁闷等，易患精神心理疾病。

（2）软（缓、濡）脉：脉体柔和或柔软。

①生理：柔和有力，为正常脉象的表现。脉象柔和者通常情绪佳、心态好、脾气温和，不易患精神心理疾病。

②病理：柔软无力，为正虚之象。

除了以上所述的十二脉外，还有长短脉。

（七）脉的长短

（1）长脉：脉体较长，寸关尺三部可触及。

①生理："长则气治"，在生理情况下，长脉多为正气充沛之象。古书认为，正常情况下，长脉为长寿之象。

②病理：为阳气亢旺、邪正交争之象。

（2）短脉：脉体较短，或不足于寸，或不足于尺，或不足于关，多为正虚之象。虽然教材上有短脉主气郁之说，但临床上较难见到。

二、寸口脉三部分诊

（一）寸口脉整体分部

寸：胸以上。关：膈下至脐。尺：脐以下。

《难经·十八难》曰："上部法天，主胸以上至头之有疾也；中部法人，主膈下至脐之有疾也；尺为下部，法而应乎地，主脐以下至足之有疾也。"《素问·脉要精微论》曰："上竟上者，胸喉中事也；下竟下者，少腹腰股膝胫足中事也。"

（二）寸口脉的脏腑分部

左脉：左寸关尺分别主心、肝胆、肾阴。

右脉：右寸关尺分别主肺、脾胃、肾阳。

【按语】：寸口脉的脏腑分部对脏腑辨证非常有意义。某脉独特地出现于某部，具有重要的诊断价值。《素问·三部九候论》曰："察九候，独小者病，独大者病，独疾者病，独迟者病，独热者病，独寒者病，独陷下者病。"

三、寸口脉的合参事宜

（一）寸口脉总诊与三部分诊合参

例如，弦脉出现在右手，虽然不在肝胆的分部，但仍可能主肝胆疾病（有的文献说这种情况是"木乘土位"）；虽然左手寸关尺三部为心肝肾阴，但左脉弱仍可能为肺脾气虚之象。

（二）寸口脉诊与望诊、问诊、闻诊、狭义按诊（含腹诊）的合参

例如寸口脉虚，不可单纯地据脉诊断为虚证，如果同时有舌紫、苔黄腻，则是虚实夹杂证，为正虚、瘀血、湿热（或痰热）夹杂之证。

（三）脉的顺逆

例如，身体极度虚弱本应见弱脉或虚脉，却见大脉，为正虚邪盛，预后不良，所谓"大则病进"；反之，邪气亢盛本应见大脉或洪脉，却见弱脉，为正气匮乏，无力抗邪之象，预后不良。

注：脉诊是中医诊断学里最难学习与掌握的技术，一般很难自学成才，几乎全靠老师手把手传授，方能把握。

第八节　脉象是鉴别肝气上逆和肝气郁结的关键

肝气上逆的脉象，早在《脉经·头眩》中就有"肝脉沉之而急，浮之亦然"的记载，《景岳全书·杂证谟》指出："气实而厥者，其形气愤然、勃然，脉沉弦而滑，胸膈喘满，此气逆证也。"王琦主编的《中医藏象学》认为肝气横逆证脉象为弦。大学本科第五版教材《中医诊断学》记述的肝火上炎证脉象为弦数，肝阳上亢证脉象为弦而有力或弦细数。肝气郁结的脉象，《中医藏象学》认为应该是脉弦或沉弦，大学本科第五版教材《中医诊断学》记述的肝气郁结证脉象为弦。可以看出，肝气上逆和肝气郁结的脉象，历代都公认为弦脉，这是无异议的。但是对于其相兼脉象，要么记载混乱，要么记述不详，这对临床鉴别肝气上逆和肝气郁结造成了很大的负面影响，因为弦脉的相兼脉恰恰是鉴别二者的关键。

笔者总结厦门大学医学院王彦晖教授的临证经验，并结合自身的临床体会，提出肝气上逆和肝气郁结的脉象鉴别要点。

肝气上逆常见的脉象：浮弦，浮弦大，浮弦数，浮弦滑，浮弦而有力，左手寸关尤为明显（常常令医者感觉左手脉大于右手脉）。肝气上逆之所以表现出浮弦的脉象，是与其气机亢逆于上的病理机制相呼应的，而浮弦脉之所以在左手寸关明显，是因为左手的寸关脉为心肝的脏腑分部。也有的患者在右手表现出以上脉象，笔者认为这就是所谓的"木乘土位"，肝气横逆犯脾胃所致。

肝气郁结常见的脉象：弦细，沉弦细，弦细滑。这些脉象是与其气机郁结于里的病理机制相对应的。

第九节　脉象与情绪、心理和性格

脉象是中医重要的诊断方法之一，所谓"微妙在脉，不可不察"。诊脉，主要靠医生手指的感觉，是中医诊断学中最难掌握的技术。通过脉象，中医师能推断一个人的情绪、心理及性格。笔者在此谈谈自己粗浅的体会。

（1）浮弦脉，浮弦大脉；或双手寸关浮弦，尤其是左手寸关部；左手脉大于右手脉。此脉提示心烦不安，失眠多梦，急躁易怒，甚则狂躁，性子急，甚则暴躁，热情似火，大大咧咧，做事果断，雷厉风行，为将才。

（2）脉沉弦细，弦细。此脉提示郁郁寡欢，情绪低落，多愁善感，敏感多疑，易纠结，易生闷气，易紧张，心理压力大，心胸狭隘，心机较深，但往往有艺术天分，较为文艺。

（3）脉象柔和，缓软。此脉提示心态平和宁静，慢性子，做事慢吞吞，不温不火，似乎天塌下来也不着急，性格温柔、温顺，与世无争，知足常乐，随遇而安，为相才。

脉象，究竟蕴含了多少人体与生命的密码？有待我们中医人不懈地探索。

第十节　起床时症状加重与缓解的虚实之辨

曹：老师，有个小问题想问您一下，我上临床实习以来，发现有些患者的临床症状在起床后加重，但活动一段时间就缓解了，这是怎么回事？我在教材上也没有找到答案。

何：是个好问题。10年前我在跟诊王彦晖教授时也遇到过同样的问题，经王教授的解答方才雾散云开。如果临床症状在起床时加重，主实证。如果机体本身有风寒湿、湿热、瘀血、痰浊、水饮等邪气阻滞经络脏腑，由于睡觉时人体气血循行相对迟缓，则邪气的阻滞就更为严重，因此起床后会感觉症状加重。但为什么活动后症状会得到缓解呢？因为活动时，机体的气血循行加快，气血流畅，原先的"阻滞"就自然缓解了。

曹：噢，原来如此。那如果症状在起床后缓解，则如何解释呢？

何：症状在起床后缓解多为虚证，如虚证的腰痛，经过睡眠休息，人体正气得到修复与补充，则腰痛可得到缓解。

曹：中医有"劳则气耗""动则耗气"的说法，教材上在描述虚证，尤其是气虚证时，常常说"活动后诸症加重"，所以与实证的活动后缓解相反，虚证往往在活动后症状加重，对吧？

何： 还挺聪明的嘛。是这个理儿。

曹： 谢谢老师夸奖。

第十一节 一有症状或体征，就应立即除之吗

症状、体征，犹如双刃剑，既是疾病对人体的伤害，也是机体对疾病的防御反应和自我修复反应。但在临床上，我们很容易产生一边倒的心理倾向，一出现症状或体征就会产生"斩草除根""必除之而后快"的心理。外行人有此想法尚可理解，但为医者有此偏颇的想法则不应该了。

发热、汗出、咳嗽、咯痰、恶心、呕吐、腹泻、疼痛、疮痈、皮疹、水疱……这些临床上常见的症状或体征，也是人体的防御、修复反应。兹试浅议之，以求抛砖引玉。

一、发热

发热，极为常见，尤其是在中医的外感病中。生病发烧了，要不要退烧？当然要退，但是退烧也很有讲究。一般来说，若体温在 39℃ 以上，便要积极退烧；若体温在 38～39℃ 之间，可以暂时密切观察，不必急于退烧，当然也可采用物理降温；而对于体温在 38℃ 以下的低热，仅治疗病因即可，不必退烧。为什么要采取如此策略呢？因为发热既是一种症状，也是机体抵御外邪的一种反应，不能一刀切，一棍子打死，而应根据临床实际情况区别对待。

曾有一位在当地有点名气的乡村医生，被称为"退烧高手"，小孩感冒发烧了，去挂一两天水，保准退烧。但其退烧的"秘诀"是什么呢？就是糖皮质激素、解热镇痛药和抗生素。这对急功近利的医者和心急如焚的患儿家属来说可谓皆大欢喜，但是最终吃亏的却是患儿。长此以往，患儿体质逐渐下降，三天两头感冒，此起彼伏，贻害不可谓不大矣。但乡民不知内情，十分信赖和仰仗此乡村医生。这种现象在缺医少药的农村很普遍。笔者以前做动物实验时，曾用酵母诱发大鼠发热作为发热模型。在实验过程中，有一只大鼠体温骤降，第二天早上查看鼠笼时，这只大鼠死了，而其他发热的大鼠则一直到实验结束时都还存活着。用中医术语讲，那只大鼠是阳气暴脱而亡。临床上，笔者常见到很多老年人或身体极度虚弱者在发生肺部感染时，不发热，白细胞不升反降，但这种患者往往预后最差，正是因为其防御能力太差了。

二、咳嗽

咳嗽，是呼吸系统的常见症状，但也是机体的正常防御反应。中医自古就讲究外感咳嗽，对于病程短者、邪气盛者，不能使用收敛止咳的方药，以防"闭门留寇"，这可以说生动地揭示了古人治病的智慧。笔者在临床工作中也体会到，不少咳嗽患者在痊愈前往往会猛咳一下，可谓黎明前的最后一击，试举例说明：

> 王某某，男，6 岁，2011 年 12 月 27 日初诊。主诉：咳嗽一个多月。患儿已咳嗽一个多月，喉间有痰，但咳不出来，无咽痛、咽痒，咽部望诊无红肿，扁桃体不肿大，无发热、恶寒，晨起第一次小便较黄；口唇颜色正常，舌淡红偏暗，中根部白厚苔。

中医诊断：咳嗽——风寒犯肺，寒痰壅肺。

治法：疏风散寒，宣肺化痰，止咳。

方药：华盖散加半夏。处方：麻黄 10 g、杏仁 15 g、炙甘草 5 g、陈皮 15 g、茯苓 20 g、苏叶 10 g、桑白皮 15 g、法半夏 12 g，水煎服，每日一剂，分三四次服用。

2011 年 12 月 28 日复诊：27 日傍晚开始服药，当天晚上咳嗽开始加剧，今天咳嗽仍然剧烈。这种情况可能是治疗反应，也可能是药不对症。经仔细诊察，结论依旧——风寒犯肺咳嗽。初步确定咳嗽加剧为治疗反应，嘱继续服用前方，并加川贝粉 1.5 g，每日两次吞服。

2011 年 12 月 29 日三诊：下午开始咳嗽就明显缓解了。

【按语】：咳嗽加剧是治疗反应还是药不对症？一般来说，治疗反应的咳嗽加剧，持续时间为 1～3 天，之后病情就会明显缓解。若 3 天后咳嗽仍不缓解，就要考虑为药不对症。只要确信自己辨证用药无误，即可观察 1～3 天，此时医生自己要心中有数，否则患者及家属就会更加焦虑心慌，从而对治疗失去信心。

三、腹泻

腹泻，是消化系统很常见的症状，同时也是机体排出毒物的防御反应，用中医术语来说，就是"驱邪反应"。

《伤寒论·辨太阴病脉证并治篇》第二百七十八条："伤寒脉浮而缓，手足自温者，系在太阴。太阴当发身黄，若小便自利者，不能发黄。至七八日，虽暴烦下利日十余行，必自止，以脾家实，腐秽当去故也。"由此可对腹泻有一个更为深刻的理解。

大学第五版教材《伤寒论讲义》对"至七八日，虽暴烦下利日十余行，必自止，以脾家实，腐秽当去故也"这一段的诠释为：……接着下利日十余行，则是正胜邪去的反映，因此，为太阴病将向愈的佳兆。由于脾阳恢复，运化正常，清阳能升，浊阴得降，原来滞留于肠中的腐秽物不得停留而向下排出，所以腐秽尽则利自止。《伤寒论》中所说的"脾家实"，指脾阳恢复如常，与"胃家实"为邪实的含义不同，不可混淆。脾家实，腐秽当去，是机体的自然疗能，切勿误作病情恶化。然而，怎样才能正确区分脾阳恢复下利与阳虚寒盛下利？必须从整体出发，综合全面病情进行辨证。在烦利的同时，手足温和，精神慧爽，苔腻渐化，才可判定为正复邪去，邪尽则利自止，无须治疗；若手足厥冷，精神困顿，苔腻不化，则下利为病情恶化，决不会自止。

四、疼痛

疼痛也是很常见的临床症状，它的积极意义在哪里呢？

在生理情况下，疼痛反射可以让机体远离有害物，如手接触到温度较高的物体，瞬间就会因疼痛而躲开。可以想象，疼痛反射帮人类避免了多少伤害。

病理情况下，一方面，疼痛可以告诉我们身体的哪个部位出问题了，需要及时处理。所以在普通外科，对腹痛患者不会轻易地进行止痛，以免掩盖症状，耽误诊断和治疗。另一方面，疼痛导致的功能障碍可以对患部起到一种保护作用。例如关节发炎了，红、肿、热、痛，由此关节活动不利，这也是在告诉机体：这个部位有问题，不能像正常时一样使用，要限制使用甚至禁用，否则会导致进一步损害。在痹证的治疗中，有时服用中药后，肢体关节疼痛反而加剧，之后则大为缓解。这种关节疼痛加重的现象，有可能是经络在打通之前的一种反应。中医认为"不通则痛，通则不痛"。中药可激发机体的阳气以疏通经络，在疏通前的那一刻，这种疼痛可能会加剧，但是经络一旦得到疏通，疼痛就会大为缓解。

五、皮疹、水疱

对于皮肤的皮疹、斑、水疱一类的体征，从中医角度来说，也是邪气得以透发的表现。所以，清代温病大师叶天士说斑疹"宜见不宜多见"，所谓"宜见"，即斑疹能透发出来，则邪气有外驱之机，否则邪气内陷，则病情会加重，发生诸多变端。在中医儿科，麻疹如果突然陷没，则为"麻毒内陷"，为逆证，凶多吉少。在皮肤科疾病的治疗过程中，常常也会见到皮疹、水疱、渗出等皮损一过性加重的现象，实为机体的驱邪反应。

🎋 第十二节　身大热与身热不扬 🎋

身大热，表现为高热，面红，目赤，唇干，大汗，口渴，心烦，舌红，苔黄燥，脉洪大，邪热彰显于外。而身热不扬，《温病学》和《中医诊断学》教材解释为医者扪患者肌肤"初扪之不觉热，良久觉热气外冲"，但根据笔者在临床的观察，湿温发热患者，虽然体温已达 39～40℃，但面不红，眼不赤，唇不干，汗不显，脉不大，表现为热不彰显而被湿遏伏于里，这就是笔者理解的"身热不扬"。所以说，"湿温发热很低调，温热发热很张扬"。

单热无湿的身大热，在卫分，治以银翘散、升降散等；在气分，治以麻杏石甘汤、白虎汤、大承气汤、葛根芩连汤等；在营分，治以清营汤；在血分，治以犀角地黄汤。而对于严重者，治以清瘟败毒饮、凉开三宝（安宫牛黄丸、紫雪丹、至宝丹）。

湿温所致的身热不扬，最常用的方剂是蒿芩清胆汤，其次是甘露消毒丹。

第十三节　大便稀溏与大便黏腻

大便稀溏与大便黏腻都是大便不成形，但两者有所区别：

大便稀溏见于实寒证、热证、脾气虚、阳虚等证，不挟湿邪，特点是大便稀溏如鸭粪，甚则如水样，不粘马桶，排便顺畅。大便稀溏实寒证可用良附丸、藿香正气散；热证可用葛根芩连汤；脾气虚证可用四君子汤、参苓白术散或补中益气汤；阳虚证可用理中丸、苓桂术甘汤、五苓散、真武汤等。

大便黏腻多见于湿热类温病，由于湿邪阻滞肠道，因此很容易出现大便黏腻，排便不爽，这在古代被称为"湿秘"。具体表现：大便黏腻，排便不畅，手纸总是擦不干净，大便粘在马桶壁，难以冲刷干净。对湿温病的大便黏腻如何治疗呢？常用的方剂有三仁汤、甘露消毒丹、半夏泻心汤、黄连温胆汤等。另外，以下方法有助于改善此症状：①消食化积类中药，如莱菔子、神曲、炒山楂、鸡内金等；②通下攻积类中药，如大黄、槟榔片、牵牛子等。大黄宜用小量，取叶天士"轻法频下"之意。

第十四节　四诊的诊断权重探讨

曹：以前学《中医诊断学》和《中医内科学》时，认为诊断一个证，四诊的每一诊资料都是同等重要的，现在上了临床，才发现，不同的证，望、闻、问、切每一诊的重要性是不同的。

何：在诊断某个证时，教材上通常不会说哪一诊重要，哪一诊不那么重要，给人一种平铺直叙的感觉。但在实际的中医临床上，对某个证的诊断，每种诊法的重要性是不同的。这就是"诊断权重"问题。

曹：老师，您能举例说说"诊断权重"的问题吗？

何：比如舌诊，对哪些证有较大的诊断权重呢？一般来说，舌质对寒证、热证、瘀血证等诊断权重大，舌苔对痰证、湿证、食积等诊断权重大，但舌诊对气机病变诊断权重很小。又如，教材上讲舌质红和舌苔黄都可以主热证，但教材不会告诉你这两者对热证的诊断权重是不一样的。舌质红对热证的诊断权重可达 95% 以上，而舌苔黄对热证的诊断权重仅 60% 左右，两者对热证的诊断重要性差异极大。很多人一见黄苔就认为是热证，这是一个很大的诊断误区，须知至少有 40% 的黄苔不主热证，甚至可能是寒证，内伤杂病尤为如此。脉诊对气机病变，如气虚、气逆、气陷、气滞等有非常大的诊断权重，但对寒证、热证、湿证、瘀血证等诊断权重非常小。问诊（如畏寒、腰酸膝软、性功能低下）对肾阳虚有较大的诊断权重。而闻诊（喉中水鸡声）对射干麻黄汤证有较大的诊断权重。

曹：看来望、闻、问、切每一诊都有其所长和所短，正可相互补充，相互取长补短。

何：这就是我们强调四诊合参的原因。

以下案例可说明四诊的诊断权重和坚持四诊合参的必要性。

> 郑某某，男，30 岁，2010 年 7 月 4 日初诊。患者腰酸、膝软、疲乏无力 4 年，易脱发，性生活偏短，耳鸣阵作，头部有昏蒙感；畏寒，甚则胸部战栗，四肢末端冰冷，五心烦热，冬天怕冷，夏天怕热；饮水后小便频多，大便正常，食欲欠佳，口渴；睡眠浅，健忘，精神欠佳；胸部受过外伤，按之疼痛，似有物阻塞，有"颈椎骨质增生"病史；面部晦暗，舌紫，尖红，苔薄黄腻，脉滑。

问诊：腰酸，膝软，头晕，耳鸣，易脱发，性生活偏短，睡眠浅，健忘——肾精不足。

问诊、切诊：腰酸，膝软，畏寒，四肢末端冰冷，冬天怕冷，小便清长——肾阳虚。

问诊：腰酸，膝软，五心烦热，夏天怕热，口渴——肾阴虚，虚火旺。

问诊、望诊：疲乏无力，精神欠佳，食欲不振——脾气虚。

望诊、问诊：舌紫，胸部外伤史，按之疼痛，似有物阻塞，面色晦暗——胸部瘀血。

舌诊：舌尖红，舌苔薄黄腻——湿热内蕴。

【按语】：本案患者肾精不足、肾阳虚、肾阴虚、脾气虚四证的诊断主要依靠问诊；胸部瘀血的诊断主要依靠舌诊和问诊；湿热内蕴的诊断主要依靠舌诊。如果单纯强调某一种诊法，则有可能遗漏某些证的诊断。例如在本案中，若仅凭舌象和脉象诊断，就很可能遗漏肾精不足、肾阳虚、肾阴虚和脾气虚四证的诊断。所以，"四诊合参、综合分析"在中医诊断中非常重要，也唯有如此，才能使医生对患者的病情有一个总体的把握。

第十五节 论中医诊断中的反馈信息

凡在笔者门诊跟诊的学生，都经常听到笔者问患者："吃凉的东西会不会胃不舒服？会不会拉肚子？""容易上火吗？""这个医生的药吃了怎么样？"

为什么要问这些？其实笔者是在收集患者的反馈信息，患者的反馈信息是最为可靠的诊断信息。根据笔者的经验，常见的情况如下：

（1）当患者出现形寒肢冷、畏寒、舌淡白、舌淡嫩、苔白润等寒象时，一定要问问患者："容易上火吗？""吃了补药会不会上火？"如果患者说不易上火，桂圆、红枣、鹿茸随便吃都不上火，则可放心用温补药；反之，如果患者易上火或吃了温补药会上火，那么用温补药时一定要反佐寒凉药，如黄柏、栀子等。

（2）当患者出现口苦、口渴、咽痛、咽红、小便黄、舌红、苔黄燥或黄腻等热象时，一定要问问患者："吃凉的东西会不会胃不舒服？会不会拉肚子？"如果不会，则可以放心地用寒凉药；如果会，则患者为脾胃虚寒体质，用寒凉药时一定要反佐温药，如生姜、干姜、桂枝等。

（3）给患者开了小柴胡汤，但患者吃了就是不舒服，原来患者对方中的生姜、干姜一类的药物特别敏感，去掉生姜或换成桂枝就没事了，患者就是不适宜用姜，没有任何理由。

（4）患者韩某，服笔者开的药方调理得不错，治疗了很长一段时间。于是笔者自作聪明，想给患者"换换口味"，便换了一个处方。虽理法方药还是很贴切的，但患者吃了就是不舒服，"喜旧厌新"。笔者只好换回原药方。这样的例子遇到了很多起，笔者终于理解"慢性病要有方有守""效不更方"等中医名言。在慢性病、体质调理方面，对于医患合作摸索出的效方，只要病情未变，便不要轻易更改，我常戏称这是患者的"有缘方"。

（5）患者看上去是虚证，但吃了前一个医生开的补药却病情加重，则要考虑是假虚证或虚实夹杂证或虚不受补，因此，该患者用补当慎。

注意：患者的反馈信息远比医生的主观推断更可靠。

第十六节 证的十二维度

证的十二维度，即证的表里、寒热、虚实、升降、出入、润燥6对共12个维度。用这12个维度来辨析考量中医的"证"，就能起到提纲挈领、执简驭繁的作用。

一、表里：考量病位深浅的一对维度

一般来说，疾病在肌肤、经络，病位表浅，即为表证，如外感风寒表证、诸多皮肤疾病、痹证等。有时，外感表证由于误治、失治，可稽留于表而迁延不愈，这种表证由于病程长、不典型，很容易被忽略误诊。

病在脏腑，病位较深，即为里证，如外感病的中后期阶段、诸多内伤杂病等。

半表半里证，一般来说特指伤寒少阳病，可参阅《伤寒论》的专篇论述。

疾病可以表里同病，一般采用先表后里或表里双解的治法。例如，新加香薷饮证，即为风寒外束、暑湿内蕴之证；藿香正气散证，即为风寒外束、湿困脾胃之证；三拗汤合黄鱼夏萎汤，可用来治疗风寒入里化热之咳嗽。对于表里同病，衡量其比例关系非常重要，对确定治疗策略有指导意义。例如，表里比为3∶6，意味着处方中解表药与里证用药的比例为3∶6。

二、寒热：考量病性的一对维度

寒证通常有恶寒、畏寒、对寒冷敏感、喜暖、肢凉、面色白或晦暗、小便清长、大便稀溏、舌淡白、苔白润等征象。

热证通常有发热、易上火、口苦、口渴、面红目赤、小便黄、大便干结难解、心烦易怒、舌红、苔黄等征象。

笔者临床体会：舌质对寒热的诊断权重在95%以上，而舌苔在60%左右。

对于寒热错杂证，必须分辨清楚寒热的比例以指导处方用药。例如，寒热比为6∶4，则温阳散寒药与清热药的配比为6∶4。

三、虚实：考量邪正盛衰的一对维度

虚证是指正气虚，即人体基本物质气、血、阴、阳、精、津液的亏虚或不足。

实证是指邪气盛，如外感病中的风、寒、暑、湿、燥、火（热、温），内伤杂病中的气滞、血瘀、痰饮、食积等。

根据笔者的临床观察，外感病初中期多见实证，后期多见虚证或虚实夹杂证；内伤杂病则多见虚实夹杂证和虚证。

虚实夹杂证的治疗策略：

（1）先扶正再驱邪：用于以正虚为主要矛盾的病证，舌苔偏薄或少苔、无苔者，如肿瘤患者，元气大伤，虽有瘀血、痰凝等实证，但宜扶正为先，以"留人治病"，不宜行驱邪法以免更伐元气。

（2）先驱邪再扶正：用于以邪盛为主要矛盾的病证，或虚不受补者，尤其是舌苔较厚者。例如，患者虽正气较虚，但舌苔厚腻，胃脘痞胀，食欲不佳，宜先驱邪气，待舌苔转薄、食欲转佳，再议扶正事宜。

（3）扶正驱邪兼顾：用于正虚邪盛两者可兼顾治疗者。在决定治疗策略时，判断虚实比非常重要，如虚实比为7∶3，则处方中补益药与驱邪药的比例要控制在7∶3左右。

四、升降：考量气机上下运行状态的一对维度

升是指气机向上、升浮的趋势，如肝气上逆、肺气上逆、胃气上逆等。

降是指气机向下、沉降的趋势，如中气下陷、大气下陷等。

脉象对升降的诊断非常重要，如肝气上逆，通常可见左寸关脉浮弦有力，而中气下陷则通常见脉沉细无力。

升降夹杂时，如肝气上逆兼见脾气下陷，应根据升降比确定治疗策略，如升降比为5∶5，则处方中平肝药与升补脾气的药比例为5∶5。

五、出入：考量气机内外运行状态的一对维度

出是指气机向外、宣散的趋势，如肾气不固、脾不统血。

入是指气机向内、收敛的趋势，如肝气郁结、风寒束表。

六、润燥：考量身体水液盈亏的一对维度

润是指身体水液代谢障碍而致停聚的状态，具体表现为水、湿、痰、饮的病证。临床上常见的"口干不欲饮"多为痰饮、瘀血、湿热等邪气阻滞、气不布津所致，为津液的相对不足，笔者称之为"类燥证"，其本质属"润"。而燥是指身体水液的亏虚或不足，具体表现为阴虚、津亏、液脱等病证。

润燥夹杂时，应根据润燥比确定治疗策略，如润燥比为6∶4，则处方中祛湿药与养阴药的配比应为6∶4。

分析证的十二维度时，不仅要定性，对于寒热错杂、虚实错杂、润燥错杂者，还要确定寒热、虚实、润燥两者的比例，以指导处方用药。

第十七节　证与证之间的层次性

当一个患者所表现的证超过一个时，证与证之间就具有层次性，通常这种层次性呈现出立体结构。证与证的关系，可以表现为标本、缓急、主次、因果、平行等。分析清楚证的层次性，有利于医者拟定治疗策略。

> 林某某，女，41岁，2008年10月15日初诊。患者腰酸、膝软、畏寒多年，口唇紫，饮食、睡眠和大小便正常，月经周期规律，经色暗黑，白带多，色黄，气味大，晨起口干苦；四肢厥冷，面色㿠白，舌淡紫，苔薄白腻，脉细涩无力。

分析：本案患者主要有阳虚、瘀血、湿热三个证。它们之间的关系可以描述如下：

（1）阳虚证与瘀血证的关系：阳虚与瘀血之间具有因果、主次关系，阳虚是因，为主，瘀血是果，为次。机理：阳虚不能温运血脉，致血行瘀滞。因此，对本案患者的治疗，单纯活血化瘀无法取得预期疗效，必须以温阳为主，以活血化瘀为辅。

（2）阳虚瘀血证与湿热证的关系：阳虚瘀血证与湿热证是缓急、本标的关系，阳虚瘀血证是本，病势缓，而湿热证是标，病势相对急。因此，阳虚瘀血证的治疗需要很长的时间，相对而言，湿热证的治疗收效较快些。如果湿热证较盛，可采取"急则治标"的原则，先行治疗湿热证，待病情稳定后再缓图固本。

【按语】：慢变量和快变量与证的层次性：协同学首先在矛盾的不均衡性中发现了慢变量和快变量的差别，有的矛盾很快衰减消失，有的几乎不衰减，可以长久地起作用。协同学指出，慢变量是系统演化的方向、途径和目的。各子系统、各结构单元和行为基本都服从慢变量的指令，才有了整体上统一的行动有序的结构。本案患者的阳虚证、瘀血证可以看作慢变量，而湿热证可以看作快变量。根据"慢变量是系统演化的方向、途径和目的"的观点，患者的湿热证随着时间的推演，很可能受阳虚的影响而寒化，演变为寒湿证，与古人讲的"实则阳明，虚则太阴"相印证。

第十八节　小议显证与潜证（隐证）

我们进行常规辨证的依据是四诊所得，包括明确的症状、舌脉等证据，如据"纳呆，便溏，面色萎黄，舌淡，苔白，脉虚"，可诊断脾气虚证；据"口苦，咽干，目眩，寒热往来，胸胁苦满，心烦喜呕，默默不欲饮食"，可诊断小柴胡汤证。这种有明确的症状、舌脉等证据者，称为"显证"。一般来说，只要辨证论治技术过关，辨识显证不难。而潜证或隐证，顾名思义，是潜藏的或隐晦的证，通常没有明确的症状、舌脉等证据，即使有，也模糊难辨。潜证犹如谍战片中的间谍或卧底，辨识难度颇大。根据笔者体会，辨治潜证，一方面要依靠医者丰富的临证经验，另一方面要根据前期的诊治经过所反馈的信息。四川乐山名医余国俊的《中医师承录》中记载了"尿石病1年""小儿泄泻5个月"两个案例，其中都提及了显证与潜证的问题。笔者研习此书后对潜证问题颇有感触，并记载了自己曾遇到的一例典型潜证案例。

> 患者，男，大学生，患有支气管扩张症，咳嗽，咯黄黏痰，舌红，苔黄，脉弦滑。根据四诊辨为痰热壅肺，一直服用清热化痰药，如黄芩、浙贝母、瓜蒌、鱼腥草等及西药抗生素，但治疗效果很差。

诊断：考虑为潜在的阳气虚（即"潜证"），在前面治疗方法的基础上加用黄芪麻辛附汤，取得了明显的阶段治疗效果。

【按语】：本案从症状及舌脉表现来看，是典型的痰热壅肺证，投以清热化痰中药及西药抗生素，开始时疗效尚可，但时日一久则几乎无效，笔者遇此颇感困惑。虽然患者一派痰热壅肺的表现，毫无阳气亏虚之象，但考虑其长期使用清热化痰中药及抗生素（中医认为抗生素为寒凉之性）而暗损阳气，导致阳气亏虚之潜证，因此在清热化痰治疗基础上，加用温补阳气之黄芪麻辛附汤，竟然取得了明显的阶段性治疗效果。

在余国俊《中医师承实录》一书中也记载了与上述类似的案例，转录如下：

> 患者，女，35岁，1996年7月18日初诊。患者带下甚剧两年余（妇科内科检查诊断：慢性盆腔炎），缘于两年前药物流产失败，不得已行刮宫术，继发感染，致急性盆腔炎。经大剂量抗生素治疗，急性炎症得到控制，但屡屡复发，演变成慢性盆腔炎。两年多来带下量多，以黄为主，黄白相间，时带灰褐、绿色及粉红色，浓稠臭秽。阴道分泌物涂片检查排除霉菌、滴虫感染及性病。叠用氨苄西林、琥乙红霉素（利君沙）、氧氟沙星、诺氟沙星（氟哌酸）等，初用尚有效，但停药不久即复发。中医诊断为下焦湿热，投以龙胆泻肝汤合四妙散加减10余剂，效差，改用易黄汤合四妙散加味10余剂，亦少效。面色晦暗，短气乏力，腰骶酸痛，大便偏干，小便黄少；月经延期，色黑量少，经期少腹胀痛；舌质黯淡，苔薄黄，脉弦沉。

中医诊断：精气亏虚，湿毒夹瘀热蕴结盆腔。

治法：补气益精，祛湿解毒，化瘀清热；但考虑到湿毒夹瘀热蕴结久矣，斯时补气益精，唯恐"闭门留寇"，乃先投祛湿解毒、化瘀清热之方。

方药：白头翁汤合五味消毒饮化裁。处方：白头翁 30 g、黄连 5 g、焦黄柏 10 g、秦皮 15 g、蒲公英 30 g、紫花地丁 30 g、银花 15 g、野菊花 30 g、泽兰 15 g、丹皮 10 g、桃仁 10 g，共 6 剂。

复诊：除大小便较前通畅之外，其余诸症无明显好转；揆度良久，似有会悟，仍用白头翁汤，合薏苡附子败酱散加味。处方：白头翁 30 g、黄连 10 g、焦黄柏 15 g、秦皮 15 g、薏苡仁 60 g、熟附片 10 g、败酱草 30 g、升麻 30 g、黄芪 50 g、鸦胆子仁 30 粒（桂圆肉包裹吞服，每次 10 粒）、三七粉 6 g（吞服），共 6 剂。

三诊：黄带大减，灰褐及粉红色带消失，短气乏力好转；腰骶仍酸痛，舌脉大致同前；改用薏苡附子败酱散合"减味腰痛宁"（陈思义验方）。处方：薏苡仁 60 g、熟附片 10 g、败酱草 30 g、黄芪 50 g、当归 15 g、桑寄生 15 g、续断 15 g、杜仲 15 g、补骨脂 20 g、菟丝子 30 g（包煎）、土茯苓 30 g、三七粉 6 g（吞服）。

随访：上方连续服至 24 剂，黄带终于消失，腰骶轻爽，面色晦暗已改善；唯舌质仍显黯淡，或为深层络脉凝瘀之征，汤剂无法荡涤，改以散剂缓缓化瘀通络，所谓"散者散也"；予三七粉 360 g，每次吞服 2 g，每日 3 次，连服两个月以善后。

【按语】：本案虽无典型的畏寒肢冷等阳虚见证，但余国俊认为"面色晦暗，短气乏力，腰骶酸痛，舌质黯淡，脉弦沉等"乃阳气亏虚之征，加之患者长期使用清热利湿化瘀方药及西药抗生素，难免暗伤人体的阳气（中医认为抗生素属寒凉药），更为阳气亏虚之佐证，故在用白头翁汤的基础上合用薏苡附子败酱散及黄芪 50 g 等温补阳气之方药，最终获得佳效。本案虽非典型的潜证案例，但与笔者所记载的支气管扩张潜证案殊途同归，可以互为参看。

第十九节　体质本质上是一种证

体质，是由先天遗传和后天获得所形成的，人类个体在形态结构和功能活动方面所固有的、相对稳定的特性，与心理性格具有相关性。从中医的角度来说，体质本质上可以看作一种长期、稳定、不易变化的证，或者说是一种状态。遗传史和家族史对体质的判别有重要意义。体质是当之无愧的慢变量，调理体质往往需要较长的时间，按王彦晖教授的经验，至少需要 3 年，甚至至少 5 年。对有的人来说，体质调理往往只能量变而难以达到质变。调理好体质，往往可以使很多疾病消于无形，这是因为作为慢变量的体质可以左右人体这个复杂系统演化的方向，对快变量的转归具有导向作用。调理体质体现了"中医是治病的人"（黄煌语）的精神。

兹参考王琦教授的体质九分类法，同时总结厦门大学医学院王彦晖教授的经验，特提出以下体质类型与特征。

一、平和质

定义：平和质，是强健壮实的体质状态，表现为体态适中，面色红润，精力充沛。

成因：先天禀赋良好，后天调养得当。

体质特征：

（1）形体特征：体形匀称健壮。

（2）常见表现：面色红润，皮肤润泽，头发稠密有光泽，目光有神，鼻色明润，嗅觉灵敏，口无异味，唇色红润，精力充沛，不易疲劳，对气候冷热适应性好，睡眠良好，食欲佳，大小便正常；舌质淡红，苔薄白，脉象柔和有力。

（3）心理特征：性格随和开朗，心态宁静祥和。

（4）发病倾向：平时较少患病。

（5）对外界环境适应能力：对自然环境和社会环境适应能力较强。

二、气虚质

定义：气虚质，是源于元气不足，以机体、脏腑功能低下为主要特征的一种体质状态。

成因：先天虚弱，后天失养或病后气亏，如家族成员多数较虚弱；孕育时父母体弱，早产；人工喂养不当，偏食、厌食；或年老气衰等。

体质特征：

（1）形体特征：肌肉不健壮。

（2）常见表现：平时语音低怯，气短懒言，体力差，易疲劳，精神不振，易出汗；舌质嫩，舌色淡红或淡白，苔薄白或少，脉虚或细。

（3）或见表现：面色偏黄或苍白，目光少神，口淡无味，唇色不润泽，毛发不光泽，头晕，健忘，大便正常，或有排便不畅但大便不干硬，或大便不成形，便后仍觉未尽，小便正常或偏多。

（4）心理特征：性格内向，不喜交际，胆小，不喜欢冒险。

（5）发病倾向：平时体质虚弱，容易感冒，或病后抗病力弱而易迁延不愈，易患过敏性鼻炎、内脏下垂、虚劳等病，容易出现退行性病变。

（6）对外界环境的适应能力：怕冷、怕风；在夏天更觉疲乏无力。

三、阳虚质

定义：阳虚质，是源于阳气不足，以虚寒表现为主要特征的体质状态。

成因：先天不足，或病后阳亏，如家族中均有虚寒表现；孕育时父母体弱，或高龄受孕；早产；或平时喜好寒凉饮食而损伤阳气；或久病阳亏；或年老体衰。

体质特征：

（1）形体特征：多形体白胖，肌肤松软而不结实。

（2）常见表现：平时怕冷，手足不温，喜热饮食，精神不振，睡眠偏多；舌质淡白而嫩，苔白而润。

（3）或见表现：面色白，目胞晦暗，口唇色淡，毛发易落，易出汗，大便不成形或稀溏，小便清长，脉迟、缓、虚或弱。

（4）心理特征：性格多沉静、内向。

（5）发病倾向：发病多为寒证，或易从寒化，易患慢性咳喘、痰饮、肿胀、泄泻、阳痿，容易出现退行性病变，容易出现各种疾病的后期阶段。

（6）对外界环境的适应能力：不耐受寒邪，因怕冷而喜夏厌冬，易感湿邪。

四、阴虚质

定义：阴虚质，是源于体内阴津亏少，以阴虚内热表现为主要特征的体质状态。

成因：先天不足，或久病失血，性生活过度耗伤肾精，过度劳累而伤阴，如家族成员体形多偏瘦；孕育时父母体弱，或年长受孕，早产；或曾患出血性疾病；等等。

体质特征：

（1）形体特征：体形瘦长。

（2）常见表现：平时易口干咽燥，口渴喜喝冷饮，鼻微干，大便干结，手足心热；舌质红或绛，苔少而干燥。

（3）或见表现：面色潮红，有烘热感，眼睛干涩，看东西不清楚，口唇红微干，皮肤偏干，易生皱纹，头晕耳鸣，睡眠差，小便短少而黄，脉细数。

（4）心理特征：性情急躁，外向好动，活泼。

（5）发病倾向：平时易患阴亏燥热的病变，或生病后易表现为阴亏症状，容易出现退行性病变，易见发热性疾病后期、代谢亢进类疾病。

（6）对外界环境的适应能力：平时较难耐受高温和干燥的气候，喜冬厌夏。

五、痰湿质

定义：痰湿质，是源于水液内停而痰湿凝聚，以黏滞重浊为主要特征的体质状态。

成因：先天遗传，或后天饮食上大鱼大肉，过食高脂肪、高热量、高蛋白饮食，以致营养过剩。

体质特征：

（1）形体特征：体形肥胖，腹部肥满松软。

（2）常见表现：面部皮肤油腻，汗多而黏，胸闷，痰多；舌苔厚腻，或有舌体胖大。

（3）或见表现：面色淡黄而暗，目胞微浮，容易疲倦犯困，口内黏腻或有甜味，身体困重不适，喜欢吃肥腻和甘甜的食物，大便正常或黏腻不畅，小便不多或微混浊，脉滑或细濡缓。

（4）心理特征：性格偏温和、稳重、恭谦、豁达，多善于忍耐。

（5）发病倾向：易患糖尿病、消化系统疾病、代谢性疾病，中老年人容易出现高血脂、肿瘤等病症。

（6）对外界环境的适应能力：对梅雨季节及潮湿环境适应能力差。

六、湿热质

定义：湿热质，是以湿热内蕴为主要特征的体质状态。

成因：先天禀赋，或久居湿地，或喜欢吃肥腻、甘甜的食物，或长期饮酒，或经常熬夜，导致湿热内蕴。

体质特征：

（1）形体特征：形体偏胖。

（2）常见表现：平时面部垢腻油光，易长青春痘，容易口苦口干，身体沉重困倦；舌苔黄腻或淡黄腻，舌质偏红或淡红。

（3）或见表现：形体偏胖，心烦，倦怠，眼睛发红，大便黏滞，排便不畅，小便短少而黄；男子易见阴囊潮湿而黏滞，女子易见带下色黄、量多、质稠黏滞、臭味大；脉多见濡缓。

（4）心理特征：多心烦、憋闷。

（5）发病倾向：易患糖尿病、消化系统疾病、代谢性疾病及各种皮肤病，中老年人容易出现高血脂、肿瘤等病症。

（6）对外界环境的适应能力：对潮湿闷热的环境或气候较难适应，尤其是夏末秋初时的湿热交蒸气候。

七、瘀血质

定义：瘀血质，是体内有血液运行不畅的潜在倾向或瘀血内阻的病理基础，并表现出一系列相应的外在征象的体质状态。

成因：多由长期气滞发展而来，是各种疾病病程久后的转归，通常是功能性疾病进展为器质性病变的征象；各种外伤和化疗也容易导致瘀血。

体质特征：

（1）形体特征：瘦人居多。

（2）常见表现：平时面色晦暗，皮肤偏暗或色素沉着，容易出现瘀斑，易患疼痛；口唇暗淡或紫，舌质暗或紫，或有瘀点、瘀斑，或舌下静脉瘀紫、曲张。

（3）或见表现：眼眶暗黑，鼻部暗滞，发易脱落，肌肤干燥，有出血倾向；女性多见痛经、闭经、崩漏，或经色紫黑，或经血中多凝血块；脉细涩或结代。

（4）心理特征：易心烦、急躁，易健忘。

（5）发病倾向：容易出现高血脂，易患皮下出血、各种慢性出血（特征为少量血色暗红的出血）、心脑血管疾病、肿瘤（包括囊肿、息肉、增生、结节、良性肿瘤、恶性肿瘤等）、各种痛症等病症。

（6）对外界环境的适应能力：不耐受风邪、寒邪。

八、气郁质

定义：气郁质，是源于长期情志不畅、气机郁滞而形成的以性格内向、情绪不稳定、忧郁、心理脆弱、敏感多疑为主要表现的体质状态。

成因：先天遗传，或受精神刺激、精神压力大、睡眠不足等。

体质特征：

（1）形态特征：形体瘦者为多。

（2）常见表现：性格内向，情绪不稳定，忧郁，心理脆弱，敏感多疑，平时忧郁面貌，神情多烦闷不乐。

（3）或见表现：胸胁胀满，或走窜疼痛，喜叹气，或嗳气呃逆，或喉间有异物感，或乳房胀痛，睡眠较差，食欲减退，易心悸惊恐，健忘，痰多，大便多干结，小便正常；舌质淡红，舌苔薄白，少数可见肝郁线，脉弦细。

（4）心理特征：性格内向，情绪不稳定，忧郁，心理脆弱，敏感多疑。

（5）发病倾向：易患抑郁症、焦虑症、神经官能症、神经质症、神经性皮炎、月经失调、乳腺月经前胀痛、内分泌失调、失眠、梅核气等病症。

（6）对外界环境的适应能力：对精神刺激适应能力较差，不喜欢阴雨天气，惧怕寂寞、孤独。

九、实热质

定义：实热质，就是通常所说的"火体"，为先天或后天因素所致的以阳气亢旺、火热较盛为特征的体质状态。

成因：先天禀赋，或过食燥热食物、过服燥热药物，或后天工作和生活环境燥热。

体质特征：

（1）形态特征：形体偏瘦者较多。

（2）常见表现：面色偏红，眼睛偏红，目光神气十足，口苦，口渴，咽干，咽痛，食欲佳，大便干结，小便黄；舌质红，苔黄，或少津，脉滑、实或弦。

（3）心理特征：精力充沛，烦躁易怒，易激动，易冲动，失眠多梦。

（4）发病倾向：容易出现各种炎症、发热性疾病、出血症和各类肿痛。

（5）对外界环境的适应能力：不耐受燥热的气候和环境，喜冬厌夏；对燥热的饮食耐受力差。

十、肾虚质

定义：肾虚质，是由先天禀赋不足、后天失养、久病劳损、性生活不节制等所致的以肾精不足为特征的体质状态。

成因：先天禀赋不足，后天由于疾病或性生活过度等损伤肾精，或者脾胃虚弱而不能补充肾精。

体质特征：

（1）形态特征：形体瘦弱者偏多。

（2）常见表现：小儿发育迟缓，身体矮小，囟门迟闭，智力低下，骨骼痿软，动作迟缓；男子精少不育，女子经闭不孕，性功能低下；成人早衰，腰酸膝软，头晕，耳鸣，听力下降，健忘恍惚，两足痿软，脱发严重或头发早白，牙齿松动，目眶暗黑，神情呆滞；舌质嫩，颜色淡白或淡红，苔薄少，脉细或弱，尤以尺部为甚。

（3）心理特征：精神萎靡，健忘，失眠，多梦。

（4）发病倾向：易患虚证，儿童容易发育不良，中老年人容易衰老。

（5）对外界环境的适应能力：对燥热或寒冷的气候都不耐受，对外邪的抵抗力较差。

第二十节　辨证过程中的常见问题解析

2019 年 6 月，笔者被外派到位于马来西亚雪兰莪州雪邦的厦门大学马来西亚分校执教《中医诊断学》等大学本科课程。在教学过程中，笔者时常运用临床案例辅助训练学生的辨证技能，以期培养出优秀的中医师。学生在分析病案时暴露出了一些共同的问题，如下所述。

一、诊断证据的权重问题

大学本科教材《中医诊断学》对每个证候的症状、舌脉等诊断信息的描述是平铺直叙的，这样会让学生误认为每一个诊断证据的重要性都是一样的。但实际上，每个诊断证据在临床上的权重是不一样的，如巅顶头痛之于厥阴经头痛，胁肋胀痛之于肝气郁结证，舌象之于寒热、瘀血、湿热、食积、痰浊，脉象之于气逆、气滞、气虚、气陷，都有很高的诊断权重。对于这一点，在中医诊断学辨证方面的科学研究中，诊断权重常常作为一个研究课题，在临床实践中，也常常作为辨证的核心技术，但教材对此却只字未提。针对此问题，笔者在教学中经常给学生"科普"关于诊断证据权重的问题，以使学生能更好地掌握辨证技能。

二、方证辨证问题

方证辨证，是脏腑辨证体系外的另一套辨证体系。如果说脏腑辨证体系是 Windows 操作系统，那么方证辨证体系就相当于 Mac 操作系统，每个体系都有其存在的必要性。例如，"胸满，烦，惊，谵语，小便不利，一身尽重，不可转侧"是柴胡加龙骨牡蛎汤证，但若硬要套用脏腑辨证体系来分析，就显得很纠结迷惑；"身热，恶风，汗出，脉浮缓"的桂枝汤证比抽象的"营卫不和证"更显得栩栩如生而易于把握。目前，中医诊断学对脏腑辨证体系论述甚详，但对方证辨证只字未提，已有学者提议将方证辨证编入大学中医诊断学教材。

三、病位证素和病性证素问题

脏腑辨证，实际上就是辨病位证素和病性证素。在临床实践中，有时病位证素难以辨出，但病性证素是可以辨出来的，所以在脏腑辨证过程中，应尽可能辨出病位证素和病性证素，若病位证素无法或难以辨出，则辨出病性证素即可。笔者发现，血瘀证常常是比较难以进行病位定位的。笔者曾经遇到一个病例，患者仅有"发热，舌淡红，苔淡黄腻"的临床表现，病性证素为湿热，但病位证素难以辨出，根据湿热的病性证素诊断而予以蒿芩清胆汤治疗获效。

四、诊断证据链问题

一般来说，诊断证据链需要 2～5 个证据，如"纳呆，舌淡边有齿痕，脉虚"可以诊断为脾气虚证，"口苦，急躁易怒"可以诊断为肝火炽盛证。但是，单靠一个证据来诊断某证是很不靠谱的，也是学生常犯的错误之一，如据"腰痛"诊断为肾虚，据"脱发"诊断为肾虚，据"便秘"诊断为热证。单靠一个证据诊断某证，只有在极少数情况下才成立，如紫舌可以直接诊断出血瘀证。

第二十一节　中医诊断的数据处理过程

人类的大脑就是一个超级计算机，中医诊断过程实际上就是中医师处理诊断信息大数据的过程。

一、建立数据模型

要辨出某一个中医的"证"，就需要知道这个"证"的特征。中医"证"模型的建立，是古人在长期的医疗实践中摸索得出的。中医学生通过专业学习，在大脑中初步建立了每个证的模型，这为以后成为一名合格的中医师奠定了基础。例如，食欲不振，便溏，疲乏无力，面色萎黄，舌淡，边有齿痕，苔白润，脉缓，这是"脾气虚证"的模型；口苦，咽干，目眩，胸胁苦满，寒热往来，心烦喜呕，默默不欲饮食，脉弦，这是"小柴胡汤证"的模型。

二、采集诊断信息

中医主要通过望、闻、问、切四诊收集各种诊断信息，以备后期进行分析处理。诊断信息的采集，以脉诊的技术难度最大，除了老师传授外，还需要靠自己积累经验。而其余方面，通过一定的学习是比较容易掌握的，比如舌诊，对中医诊断非常重要，且舌诊直观形象，易于学习，也较易掌握。

三、挖掘诊断数据，建立证据链

> 蓝某，女，26岁，2018年10月20日初诊。患者脐腹胀满数年，喜按，食后加重，口干苦欲饮，口淡，易惊醒，小便清长，大便秘结，畏寒肢冷；舌淡紫，舌面有"肝郁线"，苔薄黄而干，右脉弱。

【按语】：对本案挖掘诊断数据，建立证据链的过程如下所示。

（1）脐腹胀满数年，喜按，食后加重，大便秘结，舌淡紫，右脉弱——脾气虚证。

（2）脐腹胀满数年，喜按，食后加重，口淡，易惊醒，小便清长，大便秘结，畏寒肢冷，舌淡，右脉弱——脾阳虚证。

（3）口苦，舌面有"肝郁线"——肝郁化火证。

（4）口欲饮水，苔薄黄而干——胃津损伤证。

（5）舌紫——瘀血证。

四、分析诊断信息的量和质，辨为某个中医的"证"

虽然建立了诊断证据链，但是否要诊断为某个中医的"证"，还需要对证据链中的证据进行分析处理，包括对诊断证据的量和质两个方面进行分析处理。

诊断信息的量即诊断信息的数量。在本案中，脾气虚证和脾阳虚证的证据量明显比较大，因此做出相应诊断的可能性也越大。

诊断信息的质即诊断信息的权重或权值。实际上，证据链中每个诊断信息对最后的诊断的重要性是不一样的，称为权重或权值。在本案中，瘀血证虽然只有"舌紫"这一个证据，但这个诊断信息对诊断"瘀血证"有100%的权重，所以可以明确诊断本案患者为瘀血证。而在脾气虚证中，"脐腹胀满数年，喜按，脉弱"具有较大的权重；在脾阳虚证中，"脐腹胀满数年，喜按，畏寒肢冷，舌淡"具有较大的权重。另外，诊治的反馈信息也具有极高的权重。诊断权重或权值的确立是中医诊断中的核心技术，跟前述的诊断模型的确立一样，是中医学数千年经验的积累。

通俗点说，辨证的过程，就是依据诊断信息的质和量，给某个"证"打分的过程。分数越高，诊断为某个"证"的概率就越大。

五、通过治疗反馈调节，修正诊断

虽然通过望、闻、问、切掌握的证据诊断了某个证，但诊断结果是否正确，还需要通过治疗来确认，以反馈调节、修正诊断。

> 王某，女，36岁，午后低热3年余。患者午后低热3年余，体温波动在37.2～37.6℃，伴口干咽燥，失眠多梦，心烦盗汗。其热每日午后始作，夜甚晨安。发热时全身烦热，手足心更著，入夜尤甚，心烦难眠，并伴骨蒸潮热。曾多方检查，诊为自主神经功能紊乱。前医屡以滋阴降火治疗，终未果。刻诊：月经错后，量少色黑；舌紫暗，脉细涩。详询病史：3年前产后将养失宜，遂致烦热渐起。

【按语】：本案诊断为阴虚火旺证的证据还是非常充分的，但前医屡以滋阴降火治疗，终未果，说明午后低热的病机并不是阴虚火旺证。根据"月经错后，量少色黑""舌紫暗，脉细涩""3年前产后将养失宜，遂致烦热渐起"的证据链，宜诊断为瘀血证，低热很可能为瘀血发热。

第二十二节 论方证辨证

一、方证辨证概述

方证：使用方剂的证据或指征。方证辨证：又叫方剂辨证、汤方辨证，是以辨识方剂应用指征或证据为特征的一种辨证方法。方证辨证的实质是"方证相应"。

方证辨证是经方派医家和日本汉方医家所采用的主要辨证方法。方证辨证不仅适用于仲景之经方，还适用于后世的经典时方，如温胆汤、升降散、生脉散、清震汤等。

病机证辨证则是医经派医家所采用的主要辨证方法。

二、方证辨证的方法

（一）抓方证主症

如小柴胡汤证之"寒热往来，胸胁苦满，心烦喜呕，默默不欲饮食"，蒿芩清胆汤证之"发热，舌淡红或舌红，苔黄腻"，桂枝汤证之"发热，恶风，汗出，脉浮缓"，半夏泻心汤证之"呕、痞、利"。

（二）抓方证引申主症

《伤寒论》和《金匮要略》中带汤头的条文，为我们辨方证提供了宝贵的资料。但是，临床病情千变万化，我们对条文中的主症，应该采取类比、推演等方法进行拓展引申，以扩大经方，如半夏泻心汤证之"痞"，系指心下胀满不适，但可引申为胀痛或疼痛；半夏泻心汤证之"呕"，可引申为恶心、嗳气、泛酸等。

又如半夏厚朴汤证中"妇人咽中如有炙脔"，其实质为咽喉部位的异物感，由此可以引申到身体其他部位的异物感，如胸膈、胃脘等部位的堵塞、异物感，以及口腔、鼻腔、胃肠道、皮肤等部位的异常感觉。

以下是当代经方大家、南京中医药大学黄煌教授在《经方的魅力》一书中有关小柴胡汤证引申主症的精彩论述：

"对于'寒热往来'这一表现临床应当活看。所谓'寒热'，它可以是体温表所测得的发热，更多的却表现为病人的一种主观的自我感觉，属于感觉过敏状态。所谓'往来'也有特殊的意义。一指有节律性，或日节律，或周节律，或月节律，这就是所谓的'休作有时'。二指没有明显的节律，但表现为时发时止，不可捉摸，如癫痫、过敏性疾病等。"

小柴胡汤证的四大主症是"寒热往来，胸胁苦满，心烦喜呕，默默不欲饮食"。这里笔者引述了黄煌教授对小柴胡汤证中"寒热往来"这一主症的拓展论述。因此，"子时哮喘，午时瘫痪，寅时嗜睡"等，可以看作"寒热往来"的拓展症。

岳美中先生用小柴胡汤治愈每日正午全身无力的小儿；清代名医费伯雄曾用含有柴胡的处方治疗一例隔日彻夜不眠的奇症；日本有报道用柴胡桂枝汤治疗癫痫——这些都可以看作是"寒热往来"拓展症在临床实际应用的例证。

（三）抓方证病机

真武汤证之"阳虚水停"，理中丸证之"脾阳虚"，黄连阿胶汤证之"阴虚火旺""心肾不交"，白头翁汤证之"大肠湿热"，半夏泻心汤证之"中焦寒热错杂，脾气亏虚"。

（四）抓主治疾病谱

《金匮要略》记载的治疟母用鳖甲煎丸，治历节病用乌头汤，治奔豚气病用奔豚汤，治宿食用瓜蒂散，甘草泻心汤治疗狐惑病，百合系列方治疗百合病，这就为我们在方证辨证时抓主治疾病谱提供了示范。

（1）有关大柴胡汤的主治疾病谱，黄煌主编的《经方一百首》指出：

①急慢性胰腺炎、急慢性胆囊炎、胆道蛔虫症、胆石症、急性胃炎、胃溃疡等。

②肥胖症、糖尿病、高血压、高脂血症、脂肪肝以及由此引起的阳痿、中风等。

③病毒性肝炎、肠伤寒、流行性感冒、猩红热、疟疾等也有应用的场合。

（2）当代经方大家刘渡舟老先生常用柴胡桂枝汤治疗以下几种疾病，疗效较佳：

①慢性肝炎、早期肝硬化：症见肝脾肿大、腹胀、胁痛如刺、面色黧黑，舌质紫暗，边有瘀斑，脉来沉弦。

②肝气窜证：患者自觉有一股气在周身窜动，或上或下，或左或右，或前或后。凡气窜之处，每有疼痛和发胀之感。若以手拍打痛处，还可见嗳气、打嗝，其后症状缓解。本证以老年妇女较多见。

③风痹挟有肝气郁证：风湿性关节炎肢体烦痛的同时，兼见胸胁苦满，或胁背作痛者，有很好的疗效。

矢数道明在《汉方治疗百话摘编》一书中提出了遗尿症是葛根汤的主治疾病之一。

（五）抓体质

体质对经方的应用也有一定的参考作用。例如，《金匮要略》中提出的"失精家"、《红楼梦》中贾瑞的形象，这是使用桂枝加龙骨牡蛎汤的指征之一。"尊荣人""平时缺乏劳动锻炼，生活优厚，所以筋骨柔弱，肌肤肥盛，抵抗力弱"的形象跃然纸上，这是使用黄芪类方的指征之一。

黄煌论述大柴胡汤证时指出，应用大柴胡汤的体质要求为：

（1）看看体型体貌：体格壮实，面宽，肩宽，颈部粗短，胸宽厚实，肋夹角呈钝角，上腹部饱满；中老年多见。

（2）判断精神心理：面部肌肉僵硬，表情严肃；容易抑郁、焦虑，容易烦躁发怒；常有头痛、眩晕、睡眠障碍等症状。

（3）进行腹诊并询问饮食状况：上腹部充实饱满或有压痛，舌苔厚，多有食欲不振、嗳气、恶心或呕吐、反酸烧心、口苦、口臭、便秘等，特别容易腹胀腹痛，进食后更甚。

（4）询问既往史：易患胰胆胃病，如胆囊炎、胆石症、胰腺炎、反流性胃病、高血压、高脂血症、肥胖，以及支气管哮喘、乳腺小叶增生等。

（六）其他

（1）反馈信息：如胃肠对寒凉饮食或药物敏感、易上火、患者对既往治疗的反应等。反馈信息是可信度非常高的诊断信息，如根据四诊辨为热证，但用清热药却不效，反其道用温热药而获效，这种情况下，用清热药不效属于一种反馈信息，是一种非常可靠的诊断证据。

（2）气候因素：如新加香薷饮，夏天应用的机会就比冬天多；三仁汤、甘露消毒丹、蒿芩清胆汤在长夏季节应用机会就更多。

（3）地理因素：增液汤在干燥的地域应用机会可能更多；而在温暖而潮湿的地方，三仁汤、甘露消毒丹、蒿芩清胆汤应用机会较多；在干热不湿的地域，白虎汤、麻杏石甘汤等应用的机会可能更多。

（4）家族史。

……

（七）机械方症对应及解决方案

方证辨证中最容易出现的问题是"机械方症对应"，如一见到"呕、痞、利"就想到用半夏泻心汤，但实际上也可能是藿香正气散或香砂六君子汤的主症；一见到"咽中如有炙脔"的梅核气，就想到用半夏厚朴汤，但实际上也可能是小柴朴汤、玄麦甘桔汤、射干麻黄汤、升降散等方剂的主症。

那如何解决这一问题呢？关键就在于方证辨证必须在八纲辨证的框架之下，也就是说，首先要确保八纲辨证这个大方向正确，然后再实施方证辨证，就能有效解决"机械方症对应"的问题。例如上述的咽喉堵塞感，半夏厚朴汤用于偏寒者，玄麦甘桔汤、升降散用于热者，小柴朴汤可以用于寒热错杂者。

三、基于方证辨证的用方特点

（一）方剂原方

"有是证，用是方""病皆与方相应者，乃服之"。实际上，在很多情况下，直接用经典方剂原方就能获得良好的疗效。不少经方家甚至主张：尽可能用原方，经方慎加减。

（二）方剂原方合方

方剂原方合方，是拓展方剂应用范围的重要方法，如赵明锐习用的当归芍药散合桂枝茯苓丸，胡希恕习用的大柴胡汤合桂枝茯苓丸，黄煌习用的柴归汤、三黄四逆汤。方剂原方合方，既可以是经方之间的合方，也可以是经方与时方的合方。

（三）方剂原方加减

方剂，无论是经方还是时方，都应根据病情进行灵活加减。但是，方剂的加减要遵循一定的原则：

（1）方剂的主药不能改变，如麻黄汤、小青龙汤、大青龙汤中的麻黄，真武汤中的附子，升麻鳖甲汤中的升麻、鳖甲。

（2）方剂的相对剂量，一般不应改变或违反原则地改变，如桂枝汤中桂枝与芍药的剂量比、麻杏石甘汤中麻黄与石膏的剂量比、旋覆代赭汤中旋覆花与代赭石的剂量比。

（3）方剂的加减要有法度，应积极借鉴前人成功的加减经验。方剂加减的最终目的，就是方证相应，方与证的丝丝相扣。

（四）取某方之法而立方

如此处方虽为医者的自拟方，但却严格遵循了某方的法度，常常表达为"取复脉法""宗东垣清暑益气汤法""议用仲景半夏泻心法""宗嘉言清燥救肺汤意""仿防风通圣法"，等等。

第二十三节　治症、治证、治病三种中医辨治模式

曹： 何博士，在学《中医基础理论》的时候，关于中医的特点，一个是整体观念，一个是辨证论治。那辨证论治是中医唯一的辨治模式吗？

何： 非也。辨证论治的确是中医最重要的辨治模式，但不是唯一的模式。

曹： 那依您看，中医的辨治模式有哪些呢？

何： 我总结了一下，中医的辨治模式有如下 3 种。

（1）辨症论治（治症）：实际上就是对症治疗，即所谓的"头痛医头，脚痛医脚"，如常山截疟、黄连止痢、头痛川芎、腰痛杜仲。

（2）辨证论治（治证）：中医的主流辨治模式，实际上是辨身体的状态论治，主要包括医经派的辨病机证论治和经方派的辨方证论治。

（3）辨病论治（治病）：针对疾病的治疗，这点和西医的病因治疗一样，如《黄帝内经》记载的鸡矢醴治疗鼓胀、生铁落饮治疗狂证；《金匮要略》记载的治疟母用鳖甲煎丸，治历节病用乌头汤，治奔豚气病用奔豚汤，治宿食用瓜蒂散。

曹：民间有"单方一味，气死名医"的说法。那么单方、验方算一种辨治模式吗？

何：单验方还算不上一种辨治模式，本质上可归属于辨症论治或辨病论治范畴。

曹：这3种辨治模式，怎么在临床上灵活应用呢？

何：（1）治症在病情紧急时具有非常重要的意义，如高热时的退热、抽风时的止痉、大出血时的止血、绞痛时的止痛。西医尤其擅长对症治疗。另外，高血压病的降压治疗、糖尿病的降糖治疗，也属于对症治疗。中医的针灸、放血、刮痧、推拿、中成药等在对症治疗方面也颇有特色。

（2）治证是中医的特色和优势。对于很多疾病，单纯治证就能使症状得到改善，疾病获得痊愈或控制，即所谓"身体状态调整好了，疾病也消于无形"。实际上，单纯治证能够通过启动身体的自愈功能来达到治病的目的。但是，人体的自愈功能毕竟是有限的，因此，对于不少疾病，单纯治证虽然能使症状改善、身体状态好转，但疾病本身却无变化，甚至病理损害呈加剧趋势。此时，单纯治证已显现出明显的弊端，需采取治证和治病兼顾的治疗策略。

（3）单纯治病，中医较少采用这种治疗策略，但其对病因单一、病情简单的疾病是很适用的，如中暑采用刮痧放血，痈疮外敷如意金黄散，用常山截疟等。单纯治病是西医常用的治疗策略，如细菌感染的抗菌治疗、肾结石所致腰痛的碎石治疗、夜盲症补充维生素A等。但单纯治病的弊端也是显而易见的，如放化疗虽然可使肿瘤缩小，但也会极大地损伤人体正气，患者如果身体壮实则尚可耐受，如果身体虚弱，则可能得不偿失，而且，放化疗并不能改善产生癌细胞的体内环境。

曹：是啊，对于不少疾病，通过中医辨证治疗，虽然症状、体征改善明显，但疾病本身的病理损害却在持续，甚至加重，相关的生化指标或器械检查指标也在恶化。那么如何兼顾治证和治病呢？

何：如果治证与治病在治疗时机上是一致的，则在处方用药时可以"一箭双雕"。例如，有一位胃癌患者，身体壮实，辨证又属"湿热证、瘀血证"，处方：青皮、八月扎、三棱、莪术、鸡内金、浙贝母、瓜蒌、白花蛇舌草、半枝莲、藤梨根，则该处方既符合辨证治疗的精神，也符合辨病治疗的精神。在中医治疗中，应不懈追求处方用药兼顾治证和治病的原则。如果治证与治病在治疗时机上不一致，则需权衡治证和治病的缓急，择善而从。例如，有一位癌症患者，身体极度虚弱，对其应用抗癌治疗，无论是西医的放疗、化疗，还是中医的小金丹、西黄丸、三棱、莪术、半夏、南星、八月扎、菝葜、半枝莲，都极为不利；这时应采取治证的策略，待患者身体情况较好时再考虑抗癌治疗。这就是癌症治疗中"留人治病"的思想。现代的中西医结合治疗，基本上就是采用治证与治病结合的策略，如癌症的中西医结合治疗，用化疗、放疗、手术等抗癌治病，同时用中药调理身体以治证，两者优势互补，对提高疗效有非常积极的意义。

曹：当代经方家仝小林教授提出"中药药理的临床回归"，您对此如何看？

何：现代的中药药理研究对拓展中药的使用有很大的作用。中药药理的临床回归，主要是基于辨症论治和辨病论治这两种治疗模式。例如，厦门大学中医系教授海虹主任有首方，用黄精、夏枯草和白矾，煎水浸泡或湿敷治疗癣症，如果按传统的中药理论，无法理解为什么用黄精，但从中药药理来理解就很顺畅，因为黄精有抗真菌作用，从辨治模式来说，属于辨病论治。

第二十四节　中医诊治中的"兵无常势，水无常形"

任何事物，有"常"就有"变"，要懂得变通，如《孙子兵法》所说："兵无常势，水无常形。"

> 患者，男，93岁，纳少，嗳气，排便困难、无力，入睡困难，咳嗽，咯白黏痰，量多，舌娇嫩偏红，镜面舌，舌面水滑，脉浮大有力。

【按语】：（1）"纳少，排便困难、无力，舌娇嫩偏红，镜面舌，舌面水滑"，提示脾气虚弱，但脉象却浮大有力。通常情况下，脉象对气机病变如气虚、气逆、气陷等有十分重要的诊断价值，但本案患者的脉象却呈现实证之象。本考虑为肝气上逆，但患者情绪稳定，血压也正常，似无肝气上逆的症状，只好据古人"舍脉从症"之法诊断为脾气虚。

（2）"咳嗽，咯白黏痰，量多"，正常情况下在舌苔上应表现为白腻苔或白厚腻苔之类，但患者却是镜面舌，还是按"舍舌从症"之法辨为痰热壅肺。

（3）笔者常常告诉学生，鉴别应用温胆汤与逍遥散的重要指征是：前者舌苔偏厚；后者舌苔薄或少或无。但对本案患者，笔者首诊用了温胆汤，这属于"变"之范畴。

通常情况下，舌质的红与淡，对热证和寒证的诊断具有极高的价值，准确率在95%以上。记得好几年前笔者曾遇到一个小伙子，舌象几乎正常，就是所谓的淡红舌、薄白苔，但患者长期腹泻，面色苍白，畏寒肢冷，为明显的脾阳虚证，只能据"舍舌从症"之法来诊断。

中医临床情况是复杂多变的，如果胶柱鼓瑟、刻舟求剑，势必会步"赵括"之后尘，当知"兵无常势，水无常形"。

第二十五节　解表往往有奇效（"善治者，治皮毛"探讨）

曹：最近读了李可老中医的《李可老中医急危重症疑难病经验专辑》，始对"善治者治皮毛"有了深刻的认识。

何：是啊，李老先生在"风心病合并冠心病"一案中，即以一味黑芥穗深入血分，加入得生丹、小柴胡汤内，益气扶正，活血通经，和解表里，使10年伏邪得以外透，从而使痼疾得愈。

曹：以前我以为解表药只在有表证时才使用，没想到解表法竟然还有如此妙用。

何：对于此，我以前也没有太多的体会，直到后来看了李可老先生的书以及刘毅医生（博客名"一三生"）的验案，方才有了更深的认识。李可老先生在《李可老中医急危重症疑难病经验专辑》中指出："余临证经验，凡久治不效、反复发作的重病、顽症、痼疾，或交节病作类疾病，必有六淫外邪深伏。"真可谓经验之谈，值得我们好好玩味。

曹：您推荐我看刘毅医生的博客，其中"解表往往有奇效"的系列文章，也很有味道。

何：据我了解，"一三生"博客的主人是毕业于山东中医药大学的硕士刘毅医生，这个博客上有不少很有学术价值的文章和医案，"解表往往有奇效"的系列文章是其中的一部分。

解表是中医用来治疗外感病的方法，但在内伤病中如果有表证，用解表的方法往往能取得出人意料的疗效——不论这个病持续了多长时间。中医治病的一个重要原则就是"有表先解表"——现在往往被人忽视。

> 患者，女，68岁，2010年3月11日初诊。主诉：心下堵闷4个月。患者于4个月前因家事不顺忽感胸闷憋气，头晕，眠差，嗳气，纳呆，现在还伴有头痛夜重，非常怕凉，大便不成形，一日三行，肛门下坠，早晨一起床小腹痛即泻。患者乍一看是肝郁证，前医也是按肝郁证治疗，调理一个多月效果不明显。

本案患者确实有肝郁症状，但是也有表证。

处方：麻黄 15 g、附子 30 g（制附子，应先煎 30 分钟——何宽其注）、细辛 15 g、干姜 30 g、炙甘草 20 g、白芍 30 g、白术 15 g、防风 15 g、陈皮 15 g、肉桂 15 g（应后下——何宽其注）、茯苓 30 g，共 2 剂。嘱患者温服发汗，并告知一旦得汗，两剂后病情就会大减。果然，两天后患者很高兴地告知诸症均大减。此方用麻附辛解表，四逆汤温脾肾，痛泻要方泻肝补脾。

> 张××，女，72 岁，2009 年 3 月 10 日初诊。主诉：纳呆近一年。患者近一年来一点儿都不想吃饭，吃一点胃就胀满不舒，人很瘦，没力气，经常头痛，肩膀疼，怕风，颈紧不适，大便 3～4 日一行，偏干，脉浮紧。患者先求诊于西医，治疗了很久但未效；后来又找中医治疗，在当地中医院住院了一个多月，但经中西医结合治疗也未奏效。

虽然本案患者急切地想要治好胃病，以解决吃不下饭的问题，但直接治胃效果并不好，前面治疗失败也证明了这一点。现在的关键问题是表不解，表一解胃自然就能见好。

处方：麻黄 10 g、桂枝 10 g、白芍 10 g、生姜 6 g、大枣 6 g、炙甘草 6 g、细辛 10 g、制附子 10 g（应先煎 30 分钟——何宽其注）、白术 10 g、茯苓 10 g、人参 10 g。患者服 3 剂药后，胃纳明显好转，人也精神了，也有力气了。

曹：通过刘毅医生的这两个验案可以看出，解表法对很多顽症、痼疾确有意想不到的疗效，但其很容易被临床医生忽视。

何：解表法只用于外感病、有表证时——这成了临床医生的思维定式，而忘记了"善治者治皮毛"的经典名言。著名中医李可也强调："凡病，但有表证，便当解表为先。"《内经》说"善治者治皮毛"，不单是为表证立法，也是治疗重、难、痼证的法宝。"诸症当先解表"这样一条极平淡的治法，却寓有神奇的妙用。

曹：理解透了《内经》的一句话，就能解决好多临床难题，看来《内经》不愧为经典。

何：是啊，如《内经》《伤寒》《金匮要略》这些经典著作，是值得我们反复研读的。

◧ 第二十六节　温法小议 ◨

温法，亦称温阳、扶阳，可细分为温阳、温散、温下、温潜、温清、温补、温敛等方法，兹小议之。

（1）温阳：常用药如附子、干姜、肉桂、吴茱萸、硫黄等，常用方如四逆汤。此法用于实寒证（尤其是里实寒证）、亡阳证的治疗。此类方药具温阳散寒功效，但与麻黄、桂枝、生姜、细辛相比，更多用于走里。用于亡阳的治疗时，又常称为"回阳"（固脱、救逆），此时附子等温药可据证用重剂，甚至用生附子，如李可破格救心汤，但大剂量应用附子，尤其是生附子时，务必注意用药安全。

（2）温散：温法与汗法的组合，常用药如麻黄、桂枝、生姜、细辛等，常用方如麻黄汤、桂枝汤、麻黄附子细辛汤。此法用于实寒证，尤其是表实寒证，可将在表的寒邪从表直接驱除，也可将在里的陈寒痼冷从表透发而出，属《内经》所谓"升降出入"的"出"。此类方药善于走表，有良好的温阳散寒作用。另外，制川乌、制草乌也善走表入于经络，故称"温经散寒"，常用于痹证的治疗。

（3）温下：温法与下法的组合，常以附子与大黄配伍，如大黄附子细辛汤、千金温脾汤。巴豆一药是温下的代表，三物备急丸也是温下代表方之一，只是当代畏惧巴豆的毒性，临床上已很少应用。半硫丸也是温下方之一，现代每每畏惧内服硫黄的毒性而弃之不用。此法可将冷积从下泻出，属《内经》所谓"升降出入"的"降"。

（4）温潜：温法与重镇潜阳法的组合，常以附子与磁石、龙骨、牡蛎、龟板、钟乳石、紫石英等配伍，如潜阳封髓丹。火神派医家最善此法，祝味菊先生对此有详论。该法用于阳虚虚阳上越之证，可潜降上越的虚阳，属《内经》所谓"升降出入"的"降"。

（5）温补：温法与补法的组合，如参附汤中附子与人参的配伍，金匮肾气丸中附子、桂枝与熟地、山茱萸、山药的配伍，理中丸中干姜与人参、白术、甘草的配伍，桂枝甘草汤中桂枝与甘草的配伍，吴茱萸汤中吴茱萸、生姜与人参、大枣的配伍。鹿茸、仙茅、淫羊藿、巴戟天等则兼具温阳与补益的功效，但一般用于肾阳虚证。严格来说，温补法才是阳虚证的正治，而温阳的四逆汤主要是温而乏补，所以只宜短期急救使用，如用于亡阳证的治疗，而不宜用于阳虚证的长期治疗。阳虚证的长期治疗，一则温阳药需配伍补药（如前述），二则温阳药剂量不宜过大，需遵"少火生气"之旨，否则量大会"壮火食气"。观金匮肾气丸附子、桂枝的剂量，干地黄八两（400 g），薯蓣、山茱萸各四两（200 g），桂枝、附子（炮）各一两（50 g），即可见此用量之妙。每见火神派医家为患者开具大剂量附子、干姜、肉桂、吴茱萸等长期服用，笔者认为弊多利少。笔者在应用温补法时，制附子剂量一般在30 g以内。

（6）温敛：温法与收敛法的组合，常以附子、干姜、吴茱萸、肉桂等温药与收敛药（尤其是酸收药）酸枣仁、五味子、山茱萸、赤石脂等配伍。观祝味菊先生用方，常以附子配伍酸枣仁，虽未提出温敛法，但却实属温敛手法。本法主要用于阳虚虚阳外越之证，能使浮越于外的虚阳得以敛辑，属《内经》所谓"升降出入"的"入"。本法也常用于阳虚久泻久痢，如乌梅丸、桃花汤等。

（7）温清：温法与清法的组合，常以附子、干姜、吴茱萸、肉桂、细辛等温阳与石膏、大黄、黄连、黄柏、栀子、黄芩等配伍，如附子泻心汤、半夏泻心汤、乌梅丸、黄连汤、三黄四逆汤（即泻心汤合四逆汤，黄煌称"三黄四逆汤"）。本法用于寒热错杂之证，临床上应用颇多。

第二十七节 "寒则涩而不流，温则消而去之"①

【何宽其按语】：观当今之世，过用寒凉之弊屡见不鲜，如过度输液（常温下的液体输入人体，可损人体阳气）、滥用抗生素（按中医观点，抗生素大多性寒凉）、过用寒凉中药（尤其是治疗感冒咳嗽的中成药，十有八九属寒凉性质）……刘毅医生这篇医话可谓针砭时弊，有很重要的临床警示作用，也为治疗"过用寒凉闭塞气机"所致的诸多疾病提供了指导意见，故录于下：

"寒则涩而不流，温则消而去之"——这是当代温病大师赵绍琴常挂在嘴边、反复强调的一句话。

温病重在清热，所以多用寒凉药物。但是赵老作为温病大家，用寒凉药物则非常谨慎，就怕过用寒凉闭塞气机，反致疾病缠绵不愈。

赵老常被北京顶尖的大医院请去挽救重症垂危的患者。这些患者得的多是高热不退、神昏、肠黏膜脱落等危急重症。之所以病到如此严重的程度，多是因为误治——过用寒凉闭塞了气机。所以赵老的治法就是开郁，常用药是荆芥、防风、白芷、藿香、佩兰、豆豉、葛根等——多是辛温药，每味药用量也不大，一般不超过 10 g。

过用寒凉所导致的疾病缠绵不愈在临床上也非常多见，如儿童扁桃体肿大、慢性咽炎、长期慢性咳嗽、长期发热、伤口长期不愈合、淋巴结长期肿大等。

赵老生前就看到太多过用寒凉所导致的弊端，直到现在这种现象还非常多见。

第二十八节 "小大不利治其标"探讨

曹： 在学《内经讲义》的时候，《素问·标本病传论》云："小大不利治其标。"起初对这句话理解不深，后来看了山西名医朱进忠老先生《中医临证经验与方法》一书，其中有篇医话专门论述这句话，这才有了非常深刻的认识。

何： 是的，对经典的理解，通常是一个渐进的过程，除了读书，还要多临证。朱老对这句话吃得很透，我看了他这段医话，也很受启发。

曹： 您是如何理解这句话的？

何： 说得通俗点，就是一个患者，如果有大小便的障碍，则先要解决大小便的问

---

① 本文源自刘毅医生的博客"一三生"（blog.sina.com.cn/yisansheng），有少许改动。

题，再治疗本病。大小便的问题是标症、急症，比如我们去旅游或吃饭，突然内急，这时我们不会想到景色有多美，饭菜有多美味，而是要马上找卫生间解决内急的问题。

曹：哈哈，这个比喻好贴切。那老师是否有这方面的治疗体验呢？

何：当然有。

> 柯××，70 岁，2016 年 1 月 9 日初诊。患者胃脘疼痛两个月，牵涉胁肋，入睡困难。

初诊：投以丹栀温胆汤合桂枝茯苓丸，服药一周，竟无寸功。

2016 年 1 月 16 日复诊：据"胃痛，牵涉胁肋，目赤，大便干结难解，舌苔淡黄厚腻"，投以大柴胡汤加桂枝（因代煎，药房不备生姜，遂改为干姜）。处方：柴胡 12 g、黄芩 5 g、姜半夏 15 g、干姜 2 g、大枣 15 g、枳实 10 g、生白芍 30 g、生大黄 5 g、桂枝 5 g，水煎服。患者服用 4 帖后胃痛已无。

复诊为什么选用大柴胡汤？就是基于"小大不利治其标"的理念。该患者大便干结难解，因此在含大黄的方剂里面选择，综合考虑，选择大柴胡汤，最后获效。

曹：跟诊王彦晖教授时，曾听其说，大便只要不稀溏，就是一种资源，意味着可以用大黄通导以祛邪。

何：是的，大黄是祛邪的重量级药物，应用极为广泛。我临床非常喜欢用大黄及大黄类方。曾有一位患者，面色红而灼热，痤疮满面，大便干结难解，口唇紫，舌紫红，苔薄黄而干。我主张用桃核承气汤，后来患者反馈，服药 3 天后诸症明显好转，因口渴较甚，建议患者改服增液承气汤。为什么选用承气类方并获得佳效？就是因为"小大不利治其标"。

曹：谢谢老师的教诲。

第二十九节 "中气不足，溲便为之变"治疗心得

曹：何老师，都说"肾司二阴"，但最近读了《内经》，读到"中气不足，溲便为之变"这句话，是否提示补益中气可以治疗大小便的问题？

何：说得太好了。《内经》这句话的意思是说：中气不足，可以导致大小便的病变。因此临床上可以通过补益中气来治疗大小便的病变。金元时期的补土派医家李杲也提出了"脾胃虚则九窍不通"的观点，因此，补益中气不但能治疗前后二阴的病变，而且能治疗"九窍"的病变。

曹：何老师，您对此有何临床体验吗？

何：我印象深刻的是两个病例。

> 老年前列腺增生症患者，小便一直不顺畅，经过一段时间的治疗，有疗效，但不明显。

考虑到患者疲乏无力，脉也较虚，投以大剂量的生黄芪，还用了点升麻，仿补中益气汤的意思，结果患者小便一下子顺畅了很多。患者非常高兴，我也惊喜连连，自此对大剂量生黄芪竟然可以通利小便留下了深刻的印象。

另一例是一位长期便秘的女子，面色萎黄，差点变成"黄脸婆"。我以补中益气汤加味治疗，重用黄芪。患者也自服阿胶以补血养颜。经过两个多月的治疗，患者大便彻底正常，尤其令人惊喜的是，患者面色转好，避免了变成"黄脸婆"的风险。

> 范××，女，34岁，2006年11月19日初诊。患者便秘20多年，大便干结难解，每周一次，面色萎黄，眼眶黑，疲乏无力，精神萎靡，饮食、睡眠、小便正常，月经周期规律，量少，色黑，白带；舌暗红嫩有齿痕，苔少，根部黄苔，脉左虚，右脉缓大无力。

中医诊断：气虚便秘，兼有瘀血。

方药：补中益气汤加味。处方：炙黄芪30 g、生黄芪30 g、党参30 g、生白术50 g、炙甘草5 g、当归30 g、陈皮12 g、升麻10 g、柴胡10 g、桃仁20 g、芫蔚子12 g、知母10 g、茵陈蒿20 g、生大黄5 g，水煎服，每日一剂。

2006年11月28日复诊：服上方后便质变软，但仍然每周一次，余症同前。处方：炙黄芪45 g、生黄芪45 g、党参30 g、生白术50 g、炙甘草5 g、当归30 g、陈皮12 g、升麻10 g、柴胡10 g、桃仁20 g、丹参20 g、知母10 g、茵陈蒿15 g、生大黄5 g、厚朴10 g、红花10 g，水煎服，每日一剂。

2006年12月17日三诊：现在2～3天排便一次，大便形状正常，舌淡紫，苔少，根薄黄，脉虚。处方：炙黄芪45 g、生黄芪45 g、党参30 g、生白术50 g、炙甘草5 g、当归30 g、陈皮12 g、升麻10 g、柴胡10 g、桃仁20 g、丹参20 g、知母10 g、茵陈蒿15 g、生大黄5 g、厚朴10 g、红花10 g，水煎服，每日一剂。

2007年1月21日四诊：以上方进退，坚持治疗两个多月，大便基本恢复正常，嘱停药观察。

曹：您这两个案例的确是对"中气不足，溲便为之变"的最好诠释。

何：我的体会是，如果是中气不足导致的小便问题，生黄芪非常重要；如果是中气不足导致的便秘，除了党参、黄芪外，生白术非常重要。我有一首枳术归蓉汤（重剂生白术、枳实、当归、肉苁蓉），就是专门针对脾气虚所致便秘的。

曹：学习了。谢谢何老师。

第三十节　从医案看"斑疹—瘙痒的疗效分离"现象

> 阮×，女，15岁，高中生，2018年6月27日初诊。患者每逢夏季皮疹瘙痒，已有两年；舌紫红，苔薄黄，脉虚。

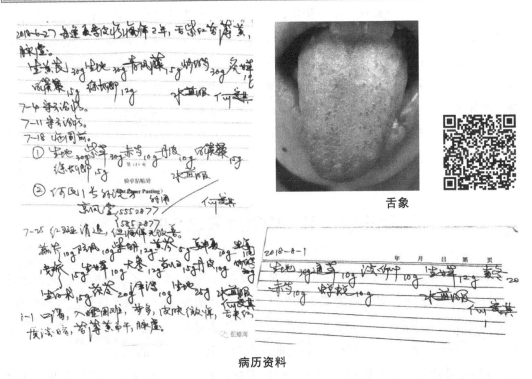

舌象

病历资料

方药：调免方加白蒺藜、徐长卿。处方：生黄芪30 g、生地30 g、青风藤15 g、炒白芍30 g、炙甘草10 g、白蒺藜15 g、徐长卿12 g，水煎服，每日一剂。

2018年7月4日复诊、7月11日三诊：服上方后皮疹瘙痒一度得以控制。

2018年7月18日四诊：病情反复，双侧大腿出现红斑，皮疹瘙痒，身体其余部位也有散在的皮疹。处理如下：（1）生地紫草汤清热凉血、祛风止痒。处方：生地30 g、紫草30 g、赤芍10 g、丹皮10 g、白蒺藜15 g、徐长卿15 g，水煎服，每日一剂。（2）茜草干蟾汤。处方：茜草80 g、干蟾10 g、苍耳子30 g、生大黄30 g、黄柏30 g、川椒15 g、硼砂20 g（兑入），水煎药浴，每日一次。

2018年7月25日五诊：服上方后斑疹消退，但皮肤瘙痒无改善；投以荆防柴归汤。处方：荆芥10 g、防风10 g、柴胡12 g、黄芩5 g、姜半夏10 g、生姜1片、党参15 g、生甘草10 g、大枣12 g、当归15 g、丹皮10 g、炒白芍30 g、生白术15 g、茯苓20 g、泽泻10 g、生地25 g，水煎服，每日一剂。

2018年8月1日六诊：皮肤瘙痒大为改善，仅有微痒；口渴，入睡困难，梦多；舌尖红质淡暗，苔薄黄而干，脉虚。考虑为心火旺、阴虚，投以导赤散，加赤芍活血、麦冬养阴宁神、蝉蜕祛风止痒。处方：生地30 g、通草10 g、淡竹叶10 g、生甘草12 g、麦冬20 g、赤芍10 g、蝉蜕10 g，水煎服，每日一剂。

【按语】：（1）调免方、生地紫草汤、柴归汤都是笔者治疗湿疹、荨麻疹的重要方剂。本案的治疗分3个阶段：第一阶段，用调免方使皮疹瘙痒得以控制；第二阶段，病情反复，不仅有皮疹瘙痒，还出现了红斑，考虑血分热毒较甚，拟用生地紫草汤内服、茜草干蟾汤药浴；第三阶段，红斑、皮疹消退，但瘙痒依旧，拟用荆防柴归汤加生地治疗，瘙痒得以有效控制。善后着重治疗失眠，以导赤散加味治疗。（2）本案第二、第三阶段出现了一个有趣的现象——"斑疹—瘙痒的疗效分离"。一般来说，皮肤斑疹消退，瘙痒往往也随之而解，但本案斑疹虽退，瘙痒依旧，最终以荆防柴归汤将瘙痒治愈。笔者曾经治疗过一例顽固慢性湿疹，也出现了"斑疹—瘙痒的疗效分离"现象。

第三十一节　中医疗效之S曲线

不少患者说："医生，刚吃你开的药时，效果还不错，但吃了一段时间，就没啥感觉了"。这是怎么回事呢？依笔者分析，主要有两种情况：（1）患者病情已发生变化，原来的方药已不对症，需要调整处方；（2）方药依然对症，只是中医的疗效进入了"平台期"。中医的疗效既有直线形的，也有曲线形的，其中最常见的是S形。

S形疗效曲线：刚开始的一段时间疗效明显；到一定时间就进入了平台期，这时患者感觉原先的药方疗效平平，似乎感觉不到有什么进展，这一阶段实质上是质变前的量变积累；平台期过后，疗效发生第二次飞跃，达到预期的治疗目标。S形疗效曲线常见于慢性病和体质的调理，若遇这种情况，要说服患者耐心治疗，毕竟"王道无近功""慢性病要有方有守"。

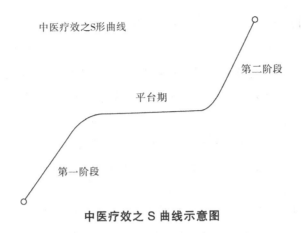

中医疗效之S形曲线

第二阶段

平台期

第一阶段

中医疗效之 S 曲线示意图

第三十二节 浅议中医的治疗反应

中医的治疗反应，是指患者在接受中医治疗过程中身体出现的祛除病邪并进行自我调整的反应。中医的治疗反应也被称为"排病反应"。中医治疗反应的出现表明了中医的治疗手段，如中药、针灸、推拿、拔罐、气功等，激发了机体的抗病能力和自我修复能力，一方面可达到祛除病邪的目的，另一方面也对患病的机体进行良性调整，以臻于"阴阳平衡""阴平阳秘"的状态。中医的治疗反应可出现在身体的各个部位，尤以皮肤、五官九窍、脏腑经络等处较为明显。

下面结合医案对中医的治疗反应进行探讨：

（赵守真《治验回忆录》，北京：人民卫生出版社，2008 年）姚××，女，阴虚发热。患者一个月前小产后，不慎染风寒，随致恶寒头疼，口渴无汗，身热如燔炭，小便黄短；服寻常感冒药，不得汗，热益炽，烦渴不寐。自犹以为外邪未尽，煎服表散药，再以盆盛沸水，患者赤身坐其中，外围草席，上复以物，利用热气蒸发，果得大汗淋漓；但病仍不解，午后热增，肢倦神疲，卧莫能兴，人事虽清，而气短不能言矣。患者及其家属见状心慌，遂求诊于我处。刻诊：脉细数乏力，舌质紫红，干燥无苔，烦渴喜饮，壮热不退，其他如前状……已成阴分内虚阳热外发之象……本证宜滋阴解热，职是故也。患者症状虽危，犹可图治，遂宗前法运用玄麦六味地黄汤加味……五日后证无损益，因思滋阴最难，水到则渠成，病未增即药之匪误，嘱再守服原方三日，前后服药十六帖。患者某夜热加微恶寒，烦躁不安，拥被呻吟而卧。家属认为证情剧变……吾视其面热如醉，脉虽细数而较前有神，别无异状。谓："此为邪正相争，将作战汗，汗出则解，否则殆。不必服药，静以待之，须预煎参麦汤防其变。"夜半果大汗出，热遂渐退……此后改进大定风珠去麻仁加当归、山药等大补阴液，调养半月，身健如初。

【何宽其按语】：本案患者因小产后感受风寒，后误汗致成阴虚发热之证，投玄麦六味地黄汤加味，服药十六贴之后，忽然出现"热加微恶寒，烦躁不安，拥被呻吟而卧，面热如醉"等症，赵守真老中医据"脉虽细数而较前有神，别无异状"，认为是邪正相争，将作战汗之兆。夜半果大汗出，热遂渐退。该患者误汗后，阴液大亏，予玄麦六味地黄汤加味十六贴大补阴液后，机体阴液得充、正气来复，势必祛除邪热于体外，故作战汗，使邪热从汗而解，最终疾病得愈。在本案的治疗过程中，当患者出现治疗反应时，赵老能慧眼明察、运筹帷幄，对治疗反应予以因势利导，最终获效，后学甚为佩服。

朱某，男，54岁，2006年10月3日初诊。患者全身湿疹3年，晨起口涩、口淡无味，饮食、睡眠尚可，大便正常，小便黄，目赤；舌暗红，苔黄腻，脉缓。

中医诊断：湿热瘀毒犯于皮肤。

治法：清热除湿，活血解毒，祛风止痒。

处方：土茯苓100 g、苦参20 g、白藓皮15 g、地肤子12 g、生山楂50 g、蜈蚣1条、车前子15 g（包煎）、露蜂房10 g、泽泻20 g、黄柏10 g，水煎服，每日一剂；并嘱患者忌食辛辣刺激、油炸厚味、海鲜发物，饮食尽量清淡，多食蔬菜瓜果。

2006年10月28日复诊：服上方3剂后下黑色大便，形如木炭，后黑色大便逐渐减少，服到第10剂时大便转正常；服第7～10剂期间全身瘙痒加重，皮疹加剧，皮肤发红，之后湿疹大部分消除，瘙痒明显缓解。刻诊：全身皮肤仅皱褶处瘙痒，余症皆明显缓解。处方：土茯苓100 g、苦参12 g、白藓皮15 g、地肤子12 g、生山楂50 g、蜈蚣1条、车前子15 g、露蜂房10 g、泽泻20 g、黄柏10 g、苍术12 g，水煎服，每日一剂。

此后以此方加减治疗两个多月，湿疹、瘙痒消除，随访至今未见复发。

【按语】：本案辨证为湿热瘀毒犯于皮肤，予以清热除湿、活血解毒、祛风止痒的中药治疗。患者在服药3剂后，排出黑炭样大便；服药7～10剂期间，出现皮疹瘙痒加重的现象。经坚持治疗，诸症得愈。笔者认为，排出木炭样大便为机体祛除瘀毒之征；治疗过程中皮肤发红，皮疹加剧，瘙痒加重，为机体祛除湿热毒邪于外之征，诚如叶天士所言："斑疹皆是邪气外露之象。"二者皆为治疗反应，只要坚持治疗，症状自然能够得到缓解。

江某，男，39岁，2009年5月9日初诊。患者肛周灼热、渗液3年，查肛周皮肤泛白，局部有渗液；饮食、睡眠正常，大便不成形，每天3次，小便偏黄，畏寒；舌淡嫩，边有齿痕，苔少，脉缓弱。

中医诊断：脾阳亏虚，寒湿下注。

方药：附子理中汤加味。处方：制附子 15 g（先煎）、干姜 10 g、党参 30 g、炒白术 30 g、茯苓 30 g、炙甘草 3 g、炒苍术 30 g、草果 12 g、地肤子 12 g、防风 10 g、羌活 12 g，水煎服，每日一剂。外用方：土茯苓 30 g、五倍子 50 g、炒苍术 50 g、草薢 30 g，煎水熏洗。

2009 年 5 月 30 日复诊：患者诉服上方后腹泻一天，后坚持服用上方，现已无腹泻，肛周灼热、渗液等症有所缓解，查肛周病变范围缩小一半左右，余症尚可。处方：制附子 15 g（先煎）、干姜 10 g、生晒参 15 g、炒白术 30 g、茯苓 30 g、炙甘草 3 g、炒苍术 30 g、草果 12 g、地肤子 12 g、防风 10 g、羌活 12 g，水煎服，每日一剂。

后以上方加减治疗两个月，肛周灼热、渗液之症得愈；嘱其服用附子理中丸巩固疗效。

【按语】：本案患者患肛周灼热、渗液达 3 年之久，据"肛周皮肤泛白，畏寒，大便不成形，每天 3 次，舌淡嫩，边有齿痕，苔少，脉缓弱"诊为脾阳亏虚，寒湿下注，投以附子理中汤加味，但服药后，患者反而出现腹泻。笔者当时无法理解，因方中制附子、干姜、炒苍术、炒白术、草果等药本身就有温阳止泻的作用，后读《伤寒论·辨太阴病脉证并治》，其中有云："伤寒，脉浮而缓，手足自温者，系在太阴。太阴当发身黄，若小便自利者，不能发黄，至七八日，虽暴烦下利，日十余行，必自止，以脾家实，腐秽当去故也。"以及郑钦安《医法圆通卷三·服药须知》中有云："（阳虚阴盛之人）服辛温十余剂，或二十余剂，或腹痛泄泻，此是阳药运行，阴邪化去，从下窍而出也。"始悟该患者服用附子理中汤加味后出现的腹泻实为机体祛除寒湿之邪的反应，为正常的治疗反应。

（李可《李可老中医急危重症疑难病经验专辑》，太原：山西科学技术出版社，2004 年）痛经痼疾：马××，女，25 岁，婚后 5 年不孕。患者室女时即患痛经，经医多人，服药数百剂不效。其症，经前 3 日，少腹开始坠胀绞痛，日甚一日，辗转床第，冷汗淋漓，肢厥如冰，头痛而呕涎沫，如害一场大病，至第四日经行始减。经量少，色黑多块。面色乌暗，眼圈、山根、环唇色黑。诊脉沉紧搏指，舌左边尖布满瘀斑。证属寒凝胞宫，寒主收引，不通则痛，且病程已达 10 年以上，久治不愈，深入血络，已成痼疾。

方药：当归四逆加吴茱萸生姜汤合少腹逐瘀汤合方化裁，开冰解凝，逐瘀通经。

处方：当归 45 g，炙草、赤芍各 30 g，肉桂、细辛、吴茱萸（洗）各 15 g，通草、川芎、没药、炮姜各 10 g，桃仁 20 g（研），红花、土元、炒小茴各 10 g，失笑散 20 g（包），柴胡 15 g，丹参 30 g，鲜生姜 10 片，大枣 12 枚。上药，经前服 3 剂，出现月经前兆即连服 3 剂，连服两个月。

1980 年 1 月 3 日复诊：两个月共服上药 12 剂，当月月经畅行，下黑块屑甚多，痛减其半。次月经前痛止，经临胀痛轻微，已能耐受。

【何宽其按语】：本案患者的痛经痼疾系寒凝胞宫、瘀血内阻所致，李可老中医投以当归四逆加吴茱萸生姜汤合少腹逐瘀汤合方化裁，经两个月的治疗，月经畅行，下黑块屑甚多，随之痛减其半。患者经治疗后出现的"月经畅行，下黑块屑甚多"即为治疗反应，为机体通过月经途径排出体内瘀血的反应。笔者在临床上也常常遇到瘀血所致的痛经、月经衍期、崩漏等证，运用活血化瘀的方药后，患者常诉月经量增多，排出紫黑血块及秽浊之物。笔者则向患者解释，此乃正常的治疗反应，不必多虑。通过外阴或月经途径排出体内瘀血，是妇科瘀血病证患者重要的治疗反应。对于妇科瘀血病证，笔者在临床上也常嘱咐患者将活血化瘀的方药服至月经的第三天，旨在因势利导，借月经途径排出体内瘀血。

（赵守真《治验回忆录》，北京：人民卫生出版社，2008 年）痰饮臂痛：刘××，年五旬余，身短体胖，嗜酒，膏粱自奉，每病必咳嗽吐痰，习以为常也。近日感风寒，头身痛，咳尤剧，服表散药，诸证俱罢。唯右臂时疼，屈伸不灵，自认风寒余邪未尽，医亦以为然，举凡蠲痹汤、祛风胜湿汤等遍服不应……昨偕吾友甘君来治，切脉问证，得其大概，感觉前治之非。夫人只知风血之能致病，而不知之病变犹奇。况其脉不紧弦而沉滑，又嗜酒好肥甘，内湿必多，尤为生痰之源。每病咳痰，已成痰体，今臂痛之不咳不痰，其痛非血非风明矣……考诸古人指迷茯苓丸之适应证治，实为本病之天然设置。方中半夏燥痰，茯苓渗利，枳壳行气，化硝软坚，又恐药力过缓，复增桂枝、姜黄之引经，南星涤痰，广香调气，因痰借气行，气行则痰化，组合尚称周到。服二帖转增咳嗽吐痰，病者惧而来告。吾曰："咳则肺窍开，痰吐则经络通，是佳兆也。何用惧为。"嘱依前方再服。又四帖，不咳而痰减，手臂渐次不痛，可以屈伸自如，改用归芍六君子汤以治其本，而作善后之图。

【何宽其按语】：本案患者患臂痛，前医按风寒侵袭论治而无效。赵守真老中医根据患者"身短体胖，嗜酒，膏粱自奉，每病必咳嗽吐痰，脉沉滑"，诊断为痰饮阻滞经络之臂痛，为疏指迷茯苓丸加味。服两帖后，患者反而出现咳嗽吐痰，因恐惧而诉诸赵老，赵老安慰患者这是治疗后出现的佳兆，不用害怕。其实，患者出现的咳嗽吐痰是服用指迷茯苓丸加味后机体出现的正常治疗反应，即排出体内痰饮的反应，从而达到"咳则肺窍开，痰吐则经络通"的治疗目的。患者坚持治疗，最终不咳而痰减，臂痛也获愈。

中医的治疗反应是客观存在的，也是复杂多样的，以上 5 案不能概其全，只能起到

"抛砖引玉"的作用。

在中医临床中，还要分辨清楚治疗反应和药物不良反应。药物不良反应（adverse drug reactions，ADRs），是指常用量条件下，由于药物或药物相互作用而发生的意外的、与防治目的无关的有害反应，包括副作用、毒性反应、过敏反应、继发反应等。中医的治疗反应与药物不良反应，两者既有区别，有时也难以截然分开。以下两点有助于二者的区分：

首先，治疗反应是机体的一种良性调整反应，所以总体来说，无论反应如何强烈，大多数的感觉是舒适的，患者精神和身体的状态良好；而药物不良反应会或多或少地对机体造成伤害，甚至引起死亡，所以当出现药物不良反应时，患者会感觉很难受，精神上和身体上会有诸多不适。

其次，治疗反应通常会在机体祛除邪气后逐渐停止、消失，即使在服药期间也是如此；而药物不良反应，只要用药不中断，就会一直存续，甚至加重。

对于中医的治疗反应和药物不良反应的鉴别，还需要在临床上积累更多的经验。在中医临床上，鉴于二者有时难以截然区分，因此我们要注意：首先，对于患者在治疗期间出现的反应，要密切观察和监测，以最终确定是治疗反应还是药物不良反应，有时需要经过一段时间方能区分，如果最后确定是治疗反应，则不应中断治疗，反而应当因势利导，协助机体祛除病邪，如果是药物不良反应，则需停止使用相关的药物，并对出现的不良反应进行积极处理；其次，患者在治疗期间出现的反应，只要患者无法耐受，或对身体造成较大伤害，或危及生命，都应当首先考虑是药物不良反应而及时地进行救治。

总之，中医的治疗反应是客观存在的，也是复杂多样的，应该因势利导，以协助机体祛除病邪；同时，还需要分辨清楚中医的治疗反应和药物不良反应，针对不同的情况采取相应的处理措施。加强中医治疗反应的研究，对提高中医师的临证水平具有非常现实的意义。

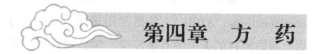

第四章 方 药

第一节 方的十二维度

方的十二维度，即方之表—里、寒—热、虚—实、升—降、出—入、润—燥六对十二个维度。用这十二个维度来分析方剂，就能全面地把握方剂的性质和基本作用。

（1）表—里：表，指方剂作用部位在表，如麻黄汤、桑菊饮、银翘散；里，指方剂作用部位在里，如四逆汤、大承气汤、归脾汤。方剂的表里维度不是绝对的，只是提供了一个大概的方向，如清代经方家舒驰远用麻黄汤催生，日本汉方医家用葛根汤治疗遗尿症，日本汉方医家把温清饮（黄连解毒汤合四物汤）广泛用于皮肤科疾病的治疗，等等。有的方剂可以表里同治，如防风通圣散、麻黄附子细辛汤、五积散。小柴胡汤的作用部位在少阳，达原饮的作用部位在膜原，在中医里，无论是"少阳"还是"膜原"，都被约定俗成地认为是"半表半里"，可以看作特例。

（2）寒—热：寒，指方剂的寒凉之性，如泻心汤、白虎汤、黄连解毒汤；热，指方剂的温热之性，如四逆汤、金匮肾气丸、乌头桂枝汤。有的方是寒温并用的，主要用于寒热错杂之证，如乌梅丸、半夏泻心汤、柴胡桂枝干姜汤。关于寒温并用的方剂，有一种"去性取用"的情况，如温下的代表方大黄附子汤，根据中医传统的用方经验，方中大黄的寒性被附子和细辛抑制或抵消，而存其泻下的功效，所以全方显现温热之性，这似乎宜从系统整体的角度去理解。笔者对方剂的维度分析，主要采用还原分析的研究方法，因此对大黄附子汤中附子和细辛显现的热性与大黄显现的寒性予以同时评估，只是热的维度比例大于寒的维度比例罢了。

（3）虚—实：虚，指方剂的补虚作用，如四君子汤、四物汤、左归丸、右归丸；实，指方剂的祛邪、泻实作用，如大承气汤、己椒苈黄丸、抵当汤、保和丸。然而，大多数方剂都是虚实并用的，主要用于虚实错杂之证，如独活寄生汤、小柴胡汤、丹栀逍遥散、温经汤。有些方剂会佐使少量与方剂总体补泻维度相反的药物，如归脾汤中的木香，补中益气汤中的陈皮、升麻和柴胡，十枣汤中的大枣，八正散中的炙甘草，由于这部分佐使药所显现的虚实维度分量轻微，因此笔者通常忽略不计。

（4）升—降：升，指方剂的升浮之性，如补中益气汤、升陷汤、清震汤；降，指方剂的沉降之性，如天麻钩藤饮、镇肝熄风汤、旋覆代赭汤、三甲复脉汤。

（5）出—入：出，指方剂的宣散、宣透、疏散、解郁等作用，如麻黄汤、荆防败毒散、升降散、柴胡疏肝散；入，指方剂的收敛、固涩作用，如缩泉丸、桑螵蛸散、牡蛎散、九仙散。

（6）润—燥：润，指方剂的养阴、补血、生津、润燥等作用，如增液汤、四物汤、沙参麦冬汤、益胃汤；燥，指方剂的燥湿、化痰、蠲饮、利水等作用，如温胆汤、平胃散、甘露消毒丹、苓桂术甘汤、五苓散、真武汤。

临床应用方剂时，一般要让方的维度与证的维度相应，这种相应，不仅需要维度的定性，还需要维度的定量。关于方剂维度的定量，笔者也曾经做过相关的探索（具体见《常用方维度分析与临床应用》），不过在临床实际中，这种方剂维度的定量更多地需凭借医者的经验，而把握方剂两个相对维度的比例更易于操作，如柴胡加龙骨牡蛎汤中寒热维度的比例，可通过调节"柴胡—黄芩—大黄"和"半夏—生姜—桂枝"这两个方根的剂量来调节寒热维度比例，以更好地与证的寒热维度比例相应，从而获得较好的疗效。

其实，药性也可以用以上十二维度来分析，此外，药还有"走—守"（或动—静）之性，如黄芪、细辛、麝香性走，而熟地、人参、阿胶、五味子性守。

第二节 系统论与方剂

为什么处方用药要尽量选用经典方剂？为什么有的经方很难用方解来分析？

要回答这些问题，首先要了解方剂是一个"系统"。系统论是由美籍奥地利人、理论生物学家 L.V. 贝塔朗菲（L.Von.Bertalanffy）创立的。他在 1932 年发表"抗体系统论"，提出了系统论的思想；在 1937 年提出了一般系统论原理，奠定了这门科学的理论基础。一般认为，系统是由若干要素以一定结构形式联结构成的具有某种功能的有机整体。方剂就是由若干中药按一定的配伍原则所组成的一个有机整体。对于方剂的功效，有两种分析方法。

一、还原分析法

还原分析法即通常所说的"方解"，如归脾汤中"人参－黄芪－白术－甘草"这个方根补脾益气，"当归－龙眼肉"这个方根滋养心血，"酸枣仁－远志－茯苓（或茯神）"这个方根养心安神，木香佐以行气以防滋补之品碍胃，将这些方根的功效综合起来，得出归脾汤有补脾益气、滋养心血、养心安神的功效。

二、系统整体分析法

系统整体分析法，是将方剂作为一个系统整体来研究，黄煌教授常说的"要把一个经方看作一味药"就是这个意思。系统整体和系统部分之间的关系有 3 种：整体＞部分之和；整体＝部分之和；整体＜部分之和。中国古话"三个和尚没水吃""三个臭皮匠，赛过诸葛亮"就是对系统整体与系统部分关系的最好诠释。从系统论角度来说，方剂的功效也有 3 种可能：方剂的功效＞方剂中药物功效之和；方剂的功效＝方剂中药物功效之和；方剂的功效＜方剂中药物功效之和。对于第二种可能，可用还原分析法进行很好的研究；而对于第一、第三种可能，则需要用系统整体分析法来进行研究。

综上所述，为什么处方用药要尽量选用经典方剂？主要是因为经典方剂经过历代反复的临床验证，其疗效的可靠性和稳定性都很大，一般属于上述的第一、第二种可能，如果是第三种可能，那么早就被淘汰于历史的长河中了。临时调配的方剂，至少有 1/3 的概率会出现第三种可能，即方剂的功效＜方剂中药物功效之和，因此其可靠性和稳定性尚属未知，有待检验。又为什么有的经方很难用方解来分析呢？如果方剂的功效＝方剂中药物功效之和，则最容易用方解来分析；如果方剂的功效＞方剂中药物功效之和，则此时方解这种还原分析的方法是无能为力的，这就直接导致了不少经方很难用方解来分析。笔者认为小柴胡汤治疗"交节病""子时哮喘、午时瘫痪"就很难用一般的方解去分析理解，必须把小柴胡汤看作一个系统整体，看作一味药，才能很好地把握它的功效。

第三节　方根是分析方剂结构与功能的重要方法

以前学习方剂学的时候，方剂的方解通常采用"君、臣、佐、使"的理论来进行解析，但后来发现，这套理论对分析方剂的结构和功能并不好用。受有机化学中化学基团理论的启发，笔者拟采用方根来解析方剂的结构和功能，效果竟非常之好。

双氢青蒿素化学结构式：示意有机化学分子之基团

方根，是构成方剂的基本要素，通常由 1 ～ 4 味中药组成，有些大方的方根本身就是一些基本方。例如，小柴胡汤由"柴胡—黄芩""半夏—生姜""人参—甘草—大枣"3个方根组成，而五积散则包含二陈汤、平胃散等方根。方根分析对了解方剂结构、学习和研究方剂具有非常重要的作用。以下为常用方的方根分析。

一、柴胡加龙骨牡蛎汤（《伤寒论》）

方剂组成：柴胡四两，半夏（洗）二合，龙骨、黄芩、人参、茯苓、铅丹、生姜（切）、桂枝（去皮）、牡蛎各一两半，大黄二两，大枣（擘）六枚。

方根分析：

（1）柴胡—黄芩—大黄：疏肝清胆，通腑泻下。

（2）半夏—生姜—桂枝：温胃消痞。

（3）龙骨—牡蛎—铅丹：重镇安神定惊。

（4）人参—茯苓—大枣：健脾益气。

（5）另外，方中"桂枝—茯苓"亦可为一个独立方根，寓桂苓剂之意。

功效：疏肝解郁，清泻胆火，重镇安神，健脾温胃，化痰祛湿。

二、柴胡桂枝干姜汤（《伤寒论》）

方剂组成：柴胡半斤、桂枝（去皮）三两、干姜二两、栝蒌根四两、黄芩三两、牡蛎（熬）二两、甘草（炙）二两。

方根分析：

（1）柴胡—黄芩：疏肝清胆。

（2）桂枝—干姜：温脾散寒。

（3）天花粉—牡蛎：即《金匮要略》中的栝蒌牡蛎散，养阴生津；另有牡蛎为化痰散结之说。

（4）甘草：调和诸药。

功效：疏肝解郁，清泻胆火，温脾散寒，养阴生津。

三、归脾汤（《济生方》）

方剂组成：白术、茯神（去木）、黄芪（去芦）、龙眼肉、酸枣仁（炒，去壳）各一两，人参、木香（不见火）各半两，甘草（炙）二钱半，当归一钱，远志（蜜炙）一钱，生姜五片，枣子一枚（当归、远志两味，是从《校注妇人良方》补入）。

方根分析：

（1）人参—黄芪—白术—炙甘草：补脾益气。

（2）当归—龙眼肉：滋养心血。

（3）酸枣仁—远志—茯神：养心安神。

（4）木香：行气醒脾，反佐以防呆补。

（5）生姜—大枣：和胃。

功效：健脾益气，滋补心血，养心安神，补气摄血。

四、血府逐瘀汤（《医林改错》）

方剂组成：桃仁四钱、红花三钱、当归三钱、生地黄三钱、川芎一钱半、赤芍二钱、牛膝三钱、桔梗一钱半、柴胡一钱、枳壳二钱、甘草一钱。

方根分析：

（1）桃红四物汤（熟地改生地）：活血化瘀，养血和血。

（2）四逆散（枳实改枳壳）：疏肝行气。

（3）桔梗—牛膝：桔梗上行，牛膝下行，共同疏畅气机，通畅血脉。

功效：活血化瘀，行气通络。

第四节 桂枝汤为群方之祖

桂枝汤，又名小阳旦汤，药物组成：桂枝（去皮）三两、芍药三两、甘草（炙）二两、生姜（切）三两、大枣（擘）十二枚。功效及主治：解肌发表，调和营卫；温中健脾。营卫不和证，如虚人的风寒感冒、慢性鼻炎、寒冷型荨麻疹、植物神经功能失调等，症见恶风，自汗，或有发热，体质虚弱，舌淡嫩或淡暗，苔薄白润，脉浮缓。

桂枝汤最早来自《汤液经》，相传是商朝著名丞相伊尹所著。《伤寒论》《金匮要略》《温病条辨》均把桂枝汤列为第一首方剂。南宋名医许叔微曾说："仲景一百一十三方，桂枝独冠其首。"清代伤寒学家柯琴称桂枝汤"为仲景群方之冠，乃滋阴和阳，调和营卫，解肌发汗之总方也"。

笔者在研习经方后，才深刻领悟到桂枝汤"群方之祖"的美誉。

首先，桂枝汤家族方就是一大群方剂，包括桂枝汤、桂枝加桂汤、桂枝加芍药汤、桂枝加芍药生姜各一两人参三两新加汤、桂枝加附子汤、桂枝加黄芪汤、桂枝加葛根汤、桂枝加大黄汤、桂枝加龙骨牡蛎汤、桂枝加厚朴杏子汤、栝蒌桂枝汤、桂枝去芍药汤、桂枝去芍药加附子汤、桂枝去芍药加麻黄附子细辛汤、桂枝去芍药加蜀漆牡蛎龙骨救逆汤、乌头桂枝汤、桂枝麻黄各半汤、桂枝二越婢一汤、柴胡桂枝汤。

与桂枝汤有"亲缘"关系的方剂如下：

（1）小建中汤家族方（小建中汤、黄芪建中汤、当归建中汤、归芪建中汤），其祖方小建中汤为桂枝汤倍芍药加饴糖。

（2）当归四逆汤家族方（当归四逆汤、当归四逆加吴茱萸生姜汤），其祖方当归四逆汤中包含桂枝汤去生姜。

（3）温经汤，包含桂枝汤去大枣。

（4）桂枝芍药知母汤，包含桂枝汤去大枣。

（5）炙甘草汤，包含桂枝汤去芍药。

（6）黄芪桂枝五物汤，包含桂枝汤去甘草。

（7）桂枝附子汤，包含桂枝汤去芍药。

另外，桂枝去桂加茯苓白术汤以及桂枝附子汤去桂加白术汤，因为已经把主药桂枝去掉，故笔者认为其与桂枝汤已无亲缘关系。

第五节　玩转柴胡加龙骨牡蛎汤

曹： 何老师，听说您用柴胡加龙骨牡蛎汤用得很好，是否可以介绍一下使用心得？

何： 柴胡加龙骨牡蛎汤是重要的经方之一，源自《伤寒论》第一百零七条："伤寒八九日，下之，胸满烦惊，小便不利，谵语，一身尽重，不可转侧者，柴胡加龙骨牡蛎汤主之。"本方由柴胡、黄芩、大黄、半夏、生姜、桂枝、龙骨、牡蛎、铅丹、人参、茯苓、大枣组成。

曹： 您应用本方的指征是什么？

何： 我想，本方的方证有如下几方面：

（1）肝气郁结：情绪低落，郁郁寡欢，胸闷，胁肋胀满，肩颈强直不舒，甚至"一身尽重，不可转侧"，脉弦细。

（2）肝火上炎：口苦，目赤，心烦，急躁易怒，失眠多梦，小便黄，便秘，舌尖边红，苔黄。

（3）肝气上逆：头目胀痛，心烦失眠，急躁易怒，或五心烦热，易汗出，脉浮弦，或寸关浮弦，或左手脉大于右手脉。

（4）脾胃虚寒：面黄，或手掌黄，食欲欠佳，易腹泻，服用寒凉药物或进食生冷寒凉食物后胃脘不适，甚则腹泻，疲乏无力。

（5）痰湿内停：喉间痰多，面部浮肿，或下肢浮肿，小便短少，大便黏腻，排便不爽，舌苔厚腻或黄腻。

本方可用于多种病症，尤其是神经精神类疾病，如抑郁症、双向情感障碍、焦虑症、失眠症、癫痫等。我最有心得的是将其用于失眠的治疗，印象最深的是一位失眠患者，服用3片安定都不管用，服用本方后当晚即能入睡，所以说它确实是治疗失眠的良方。

曹：我知道本方融寒热、补泻于一体，您在临床上是如何灵活使用的呢？

何：要用好本方，必须掌握本方的4个方根：

（1）柴胡—黄芩—大黄：寒凉药。

（2）半夏—生姜—桂枝：温热药。

（3）龙骨—牡蛎—铅丹：平肝降气药。

（4）人参—茯苓—大枣：补脾气药。

经过方根分析，对本方的结构就能了然于胸，寒热虚实任意掌握，便可以玩转本方。

曹：方中铅丹，因含重金属铅，现已不用，或药房中不备，您一般用什么来替代？

何：方中铅丹，有的人用代赭石替代，有的人用磁石替代。我一般用磁石替代，最近还摸索出用礞石替代，也获得了很好的疗效。另外，我一般用党参替代人参，用茯神替代茯苓。

曹：方中大黄和生姜的用量？

何：如果患者没有便秘，我一般用生大黄3～5g或用熟大黄或酒大黄；如果有便秘，大黄的剂量要加大。生姜的话，我一般用3～5片，如果脾胃虚寒较甚，则应加大剂量。

曹：临床应用本方时，如何加减呢？

何：大多数情况下，应用本方原方即可收到很好的疗效。对于经方，南京的黄煌教授非常推崇用原方。至于加减，我最常用的方法是：如果有瘀血，症见口唇紫，舌紫暗，加丹参、丹皮；如果有阴津亏虚，症见口渴，加知母、麦冬。本方比较燥，易损耗津液，有阴津亏虚者，要注意加用养阴生津药。

曹：本方的服药方法有何讲究呢？

何：治疗失眠时，我一般嘱患者于午饭后30分钟和临睡前1～2小时各服一次，早上不要服用。

曹：谢谢何老师，我想以后我能用好本方了。

第六节　玩转大柴胡汤

曹：何老师，最近看您用大柴胡汤用得比较溜，跟我们分享一下您的心得吧。

何：大柴胡汤是少阳阳明两经的处方，我用以下方根来记忆。

（1）柴胡—黄芩—大黄：清热通下。

（2）半夏—生姜—大枣：温胃。

（3）枳实—芍药：行气止痛。

大柴胡汤主要用于实证、热证。

曹：如何掌握大柴胡汤的方证特征呢？

何：对于大柴胡汤的方证，需要从以下几个方面去把握。

（1）大柴胡体质：按照南京黄煌教授的观点，当为大腹便便，满脸油光，脑满肠肥，身体壮实。

（2）少阳病系列症：口苦，咽干，目眩，目赤，寒热往来，柴胡带（侧头部、耳、肩颈、肩胛骨、胸胁、季胁、少腹、外阴、腿外侧等）部位的胀闷或胀痛，脉弦。

（3）阳明腑实病系列症：口臭，脘腹胀满或胀痛，大便干结难解或黏腻难解，或面赤，或唇红，舌质红，舌苔黄厚或黄厚腻，脉实或滑。

曹：感觉大柴胡汤证的热象很重，如果热象不是特别重，应当如何使用大柴胡汤呢？

何：的确，教材上大都只罗列典型的症状，但临床上常可遇到不是很典型的大柴胡汤证，表现为热象不是很重，如舌质仅略微偏红，无面红、目赤、唇红，舌苔仅为微黄或淡黄，这个时候，应减"柴胡—黄芩—大黄"这个方根的量，加生姜的量，必要时加干姜或桂枝。

曹：经何老师这一讲解，我感觉可以玩转大柴胡汤了。

何：还要多进行临床实践，多用几次就有经验了。

第七节　玩转柴胡桂枝干姜汤

曹：何老师，您可以讲讲您应用柴胡桂枝干姜汤的经验吗？

何：《伤寒论》第一百四十七条说："伤寒五六日，已发热而复下之，胸胁满微结、小便不利、渴而不呕、但头汗出、往来寒热、心烦者，此为未解也，柴胡桂枝干姜汤主之。"要用好本方，首先应分析其方根和方证病机。

曹：那对其方根如何分析呢？

何：我是按照以下方式分析的。

（1）柴胡—黄芩—天花粉：清热生津。

（2）桂枝—干姜—炙甘草：温阳，略有补益。

（3）牡蛎（或牡蛎—天花粉）：散结，也有养阴生津之说。

曹：第三个方根的确是有点意思，尤其是对牡蛎的解读。一般认为，牡蛎是软坚散结的。而我读了您的《常用方维度分析与临床应用》，发现您对本方中的牡蛎有特别的解释。您认为本方中的牡蛎有一种可能是指牡蛎肉，具有养阴、生津、补肾的作用，和天花粉一起可起到养阴生津的作用。佐证之一就是《金匮要略》中的"百合病，渴不差者，栝蒌牡蛎散主之"。

何： 是的，尤其是《金匮要略》中栝蒌牡蛎散条文对我的启发很大，加之在厦门生活，对牡蛎肉有比较深入的了解。

曹： 对于本方的方证病机，您是如何理解的呢？

何： 其方证病机主要有以下几点。

（1）肝胆郁火：表现为胁肋胀满或胀痛，心烦失眠，急躁易怒，或情绪低落，口苦，小便不利，脉弦或浮弦。

（2）脾胃虚寒：腹泻，食寒凉生冷则脘腹不适或腹泻，舌淡嫩，或边有齿痕。

（3）津伤：主要表现为口渴。

曹： 本方条文中提到"小便不利"，我有点不理解为什么本方可以治疗小便不利。

何： 本方治疗小便不利的机制是，肝气郁结导致膀胱气化不利，本方通过疏肝利胆以调畅膀胱气机，从而达到治疗小便不利的功效。

曹： 如果我理解为，通过天花粉、牡蛎肉养阴生津，以滋小便之源从而达到治疗小便不利的功效，是否说得通呢？

何： 从理论上是说得通的。

曹： 您用本方时，最常用的加减有哪些？

何： 本方主要以泻实为主，但当我在临床上应用本方时，往往发现患者虚象明显，所以每每加一些补益之品，如健脾益气的白术、山药、党参、莲子等；补肾的菟丝子、沙苑子、补骨脂、巴戟天等。

曹： 今天听了何老师讲解柴胡桂枝干姜汤，我想以后可以玩转它了。

第八节　玩转温胆汤

曹： 何老师，看您常用到温胆汤，可否介绍一下使用心得？

何： 温胆汤是临床上极为常用之方，温胆类方也是一大类常用的方剂。温胆汤由陈皮、半夏、茯苓、甘草、枳实（或枳壳）、竹茹、生姜、大枣组成。

曹： 看其药物组成，似乎比较平淡，即二陈汤加枳实、竹茹，另外加了生姜、大枣。

何： 其用药的确很平淡，但临床疗效却非常卓著。

曹： 您能分析一下它的方证吗？

何： 本方证的病位在肝胆、胃肠和心，病性为痰湿、气滞、气逆。

（1）痰扰心胆：失眠，多梦，惊悸不宁，恐惧，焦虑。

（2）胃肠气滞、气逆：脘腹痞胀，恶心，呕吐，嗳气，大便干结难解或排便不畅。

（3）肝胆气滞、气逆：胁肋胀满，急躁易怒，或郁郁寡欢，情绪低落，脉弦或浮弦，或寸关脉浮弦，或左手脉大于右手脉。

（4）痰湿内盛：喉间痰多，易晕车、晕船，大便黏腻，排便不畅，舌苔白腻或白厚腻。

曹：分析得太全面了。我知道您在学术上非常擅长用十二维度来分析方剂，您可否用十二维度来分析一下这个方剂呢？

何：十二维度，是指表里、寒热、虚实、升降、出入、润燥六对十二个维度。本方主要作用于里，方剂的性质为温、燥，是一个泻实、沉降的方，有宣散、疏通作用。

曹：我看很多方剂学书籍上说，本方有"清胆和胃"的功效，意思是说本方性质为寒凉，但您却说本方具温燥之性，您怎么看待这个问题？

何：关于本方的寒热之性，我一直认为本方为温性。首先，从药物组成来说，方中除了竹茹具有轻微的寒凉之性外，其他药物如陈皮、半夏、枳实、生姜、大枣等都是温性的，尤其是半夏、生姜；其次，从临床应用的经验来说，本方温燥之性明显。

曹：本方有疏利肝胆、平肝降逆的功效，但分析药物发现，除了竹茹入胆经外，其他药物主要入胃肠经。您怎么看待这个问题？

何：的确，本方药物作用部位主要在胃肠，但为何有良好的疏利肝胆、平肝降逆之功效呢？我认为，本方疏利肝胆的功效是通过调畅胃肠而间接实现的。我们知道，肝胆（木）与脾胃（土）之间有着非常密切的关系，木旺可克土，木郁则土壅；反之，土壅则木滞，土虚则木乘。因此，我们既可以通过疏利肝胆来调畅胃肠，也可以通过调畅胃肠来疏利肝胆，如清代医学家王旭高提出的"扶土抑木"治法、柴胡加龙骨牡蛎汤和大柴胡汤中用大黄通腑以疏利肝气，都是这一手法的体现。

曹：本方的主治疾病谱有哪些呢？

何：我一般用本方治疗以下几类疾病。

（1）精神情志类疾病：症见失眠、抑郁、焦虑、恐惧等。

（2）胃肠道疾病：症见脘腹胀满不适、食欲不振、嗳气、恶心、呕吐、便秘。

（3）本方加黄连或丹皮、栀子（黄连温胆汤或丹栀温胆汤）可治疗湿温类疾病，如咳嗽、身热不扬、头身酸重、脘腹痞胀、食欲不振、口臭、大便黏腻、排便不爽，或皮疹、水疱、滋水淋漓、瘙痒难忍，舌苔淡黄腻或黄腻。

曹：温胆类方是指哪些方呢？

何：温胆类方，或称为温胆汤家族，是以温胆汤为母方或祖方而衍生出的一大类方，如黄连温胆汤、芩连温胆汤、丹栀温胆汤、蒿芩清胆汤、龙牡温胆汤、十味温胆汤。

曹：蒿芩清胆汤也属温胆类方？

何：蒿芩清胆汤是治疗湿温发热的专方，其方剂结构中有温胆汤的骨架或方根，是正宗的温胆类方之一。

曹：谢谢何老师，今天学到不少有关温胆汤的知识，希望以后能玩转温胆汤和温胆类方。

何：要多临证，勤学苦练，祝你成功。

第九节　温胆汤和逍遥散如何区别使用

曹：何老师，我看您特喜欢用温胆汤和逍遥散，这两个都是疏肝调肝的重要方剂，想听您说说如何区别使用这两个方剂。

何：温胆汤和逍遥散乃至温胆类方和逍遥类方，都是临床上极为常用的方剂。我想，要区别应用温胆汤和逍遥散，主要从虚实、润燥两对维度着手。

曹：关于用维度来分析方剂，我看您《常用方维度分析与临床应用》一书中论述很详细。

何：是的。我认为，维度分析法是研究方剂的重要方法。从虚实维度来说，温胆汤几乎是泻实的方剂，而逍遥散则以补为主，兼以泻实。很多人一提到逍遥散就想到疏肝，殊不知，这个方剂主要以补为主。

曹：也就是说，温胆汤用于邪气亢盛者，而逍遥散用于以虚为主，兼有邪实者。

何：对的。从润燥来说，温胆汤为纯"燥"之方，而逍遥散为润燥兼施之方，方中当归、芍药补血养阴，具"润"之性，而白术、茯苓可健脾燥湿利水，具"燥"之性。

曹：何老师，我知道您对舌诊颇有研究。应用温胆汤和逍遥散时，舌象上有何区别呢？

何：我认为，舌苔对鉴别使用这两个方剂具有重要作用。温胆汤证的舌苔，一般来说比较厚；而逍遥散证的舌苔是薄苔或少苔，另外，舌质通常是淡嫩，或边有齿痕。

曹：这太重要了。

何：另外，温胆汤证的患者通常正气较足，而逍遥散证的患者虚象明显，如疲乏无力、精神不佳、面色萎黄，脉虚或缓。

曹：温胆汤由橘皮、半夏、茯苓、甘草、枳实（或枳壳）、竹茹、生姜、大枣组成；而逍遥散由柴胡、当归、白芍、白术、茯苓、甘草、生姜、薄荷组成。

何：当然要记得方剂组成，不然方剂学怎么过关呢？

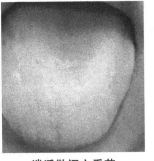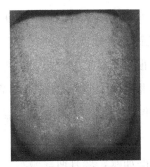

逍遥散证之舌苔　　黄连温胆汤证或丹栀温胆汤证之舌苔

第十节　玩转半夏泻心汤

曹：何老师，听说您挺喜欢用经方。半夏泻心汤是治疗胃肠疾病的一个很重要的经方，但我老把握不好，想讨教讨教。

何：半夏泻心汤，由半夏、干姜、黄连、黄芩、人参、甘草、大枣组成。《金匮要略》有云："呕而肠鸣，心下痞者，半夏泻心汤主之。"这条条文点出了本方方证的三大主症——呕、痞、利。

曹：噢，愿闻其详。

何：呕，可以理解为恶心、呕吐、嗳气。痞，可以理解为胃脘部的胀满或胀痛，甚至脘腹的胀满或胀痛。利，可以理解为腹泻、肠鸣，有时也可理解为便秘。

曹：是否把握了这三大主症，即可用好本方呢？

何：据这三大主症应用半夏泻心汤，的确能治好不少胃肠道疾病，但这毕竟是一种机械的"方症对应"，具有较大的局限性。要玩转本方，我想首先要了解其结构和方证病机。

曹：半夏泻心汤的结构，应该是从方根来分析吧？

何：是的，本方的方根有 3 个。

（1）黄连—黄芩：清热泻火燥湿。

（2）半夏—干姜：温中燥湿，化痰消痞。

（3）人参—甘草—大枣：健脾益气。

曹：了解了本方的方根，似乎其方证病机跃然纸上。

何：对的。根据方根的功效，我们可以归纳出本方方证病机：①中焦湿热或痰热；②脾胃的虚寒。临证可见：胃脘或脘腹胀满或胀痛，恶心、呕吐、嗳气，肠鸣，腹泻，或便秘，口干苦，或面色萎黄，或手掌黄，食寒凉生冷则胃脘不适或腹泻，食辛辣刺激则上火，舌淡嫩，或有齿痕，苔淡黄腻或黄腻，脉缓。

曹：真是寒热错杂、虚实错杂啊。其中，吃热的会上火，吃凉的会胃不舒服或腹泻，临床上这种人很多见。

何：掌握了方根机构，就可以灵活调节寒热、虚实。"黄连—黄芩"这个方根调节方的寒凉之性，"半夏—干姜"调节方的温热之性，而"人参—甘草—大枣"调节方的补益力度。

曹：关于本方的加减，您有何经验？

何：一般来说，很多时候用原方即可获得较好疗效。如果脘腹胀满较甚，可选加木香、枳实、厚朴一类行气消胀的药物；如果舌苔较为厚腻，也可去掉人参、甘草、大枣；本方也常合百合乌药汤（百合、乌药）治疗慢性胃炎、胃溃疡一类的疾病。

第十一节　玩转升降散

升降散方剂来源于《万病回春》，方名由清代医家杨璿厘定。

方剂组成：僵蚕二两，姜黄、蝉蜕各二钱半，大黄四两。

参考用量用法：白僵蚕15～30 g、蝉蜕10 g、姜黄10～15 g、生大黄5～10 g（或熟大黄10～20 g，或酒大黄10～15 g），水煎服，每日一剂，分2次或3次服用。温病温疫高热者，每两小时服药一次，热退后减量，每日剂数不限。

功效：疏风散热，清热解毒，通下泻热。

方证：

（1）温病温疫。清代温病学家杨璿（杨栗山）治疗温疫非常重视升降散的运用，以其为十五方之总方，"轻重皆可酌用"，主治：温热、瘟疫，邪热充斥内外，阻滞气机，清阳不升，浊阴不降，致头面肿大，咽喉肿痛，胸膈满闷，呕吐腹痛，发斑出血，丹毒，谵语狂乱，不省人事，绞肠痧（腹痛），吐泻不出，胸烦膈热，疙疸瘟（红肿成块），大头瘟（头部赤肿），蛤蟆瘟（颈项肿大），以及丹毒、麻风。

（2）内伤杂病中的郁火炽盛证。症见：头晕头痛，失眠，急躁易怒，心胸烦闷，或有胁肋胀满，面红目赤，口苦，小便黄，大便干结，舌红，苔黄，脉沉弦或沉弦细。在内伤杂病中，本方乃发散郁火的重要方剂之一。

【按语】：升降散是一首疗效卓著的方剂，组方配伍精妙，寓含"清""宣""通"的治疗大法，药简效宏，大有经方的风骨。可惜的是，该方在当代未得到应有的重视，当代大学本科教材《方剂学》《中医内科学》等书籍都未记载此方，《温病学》教材虽记载了该方，但只有寥寥数语的描述，且未将其作为基本证型的代表方，每思及此，笔者不禁感叹良方被泯。

该方最早见于明代龚廷贤的《万病回春·瘟疫门》："有内府仙方一首：僵蚕二两，姜黄，蚕蜕各二钱半，大黄四两，姜汁打糊为丸，一钱一丸。"所谓"内府仙方"，可理解为皇宫内府所藏的古老效方，可见本方之重要性。

在清代，对本方大加推广应用的是温病学家杨璿，他把方名定为"升降散"，把本方作为治疗瘟疫十五方之总方，可见他对该方的重视。

当代善用升降散者，当推温病学家、北京中医药大学教授赵绍琴，其弟子河北李士懋老中医也喜用、擅用升降散。当代著名中医学家蒲辅周老先生对升降散评价甚高，指出"治瘟疫之升降散，犹如四时温病之银翘散"。

笔者在临床上也非常喜欢用升降散，虽然用方经验不能跟上述大师相比，但也能说其一二。笔者主要用本方治疗外感风热证，症见发热，咽喉红肿疼痛，扁桃体肿大，咳嗽，咳黄黏痰，头痛头晕，面红目赤，口唇红，小便黄，大便干结，口苦，舌尖红或舌红，苔黄，脉浮数。笔者体会到使用升降散收效极快、极佳，通常1～3剂病情即获有效缓解或痊愈，远比桑菊饮、银翘散等经典的风热外感方迅捷。对于咽喉红肿疼痛者，本方常合玄麦甘桔汤；对于高热、咳嗽、气促者，本方常合用麻杏石甘汤。

第十二节　汗出、口渴、便秘，也可能是五苓散证或猪苓汤证

看到汗出，总会想到牡蛎散、当归六黄汤、玉屏风散；看到口渴，总会想到增液汤、玉女煎、沙参麦冬汤、一贯煎或六味地黄丸；看到便秘，总会想到麻子仁丸、大黄类方、增液汤、补中益气汤、四逆散、济川煎。此时，医者很难想到有可能是五苓散证或猪苓汤证。

大学本科教材《方剂学》把五苓散、猪苓汤归为"利水渗湿剂"，主要用于水肿、湿证的治疗，在某种程度上限制了其方证范围。实际上，五苓散、苓桂术甘汤、真武汤、猪苓汤这类方剂，不仅是利水渗湿剂，更是人体水液代谢调节剂，可用于各种水液代谢障碍，笔者归纳如下：

（1）水肿（水气）：肢体、颜面浮肿，或脑水肿，或心包积液，或胸腔积液，或腹腔积液，或关节腔积液。

（2）微观水肿：面神经炎之面神经炎性水肿，梅尼埃病之内耳迷路水肿，腰椎间盘突出症之坐骨神经炎性水肿，荨麻疹之血管神经性水肿，慢性鼻炎及过敏性鼻炎之炎性分泌物（鼻流清涕或浊涕、咯痰）。

（3）饮证：

①痰饮（饮停胃肠）：脘腹痞胀，胃有震水音，泛吐稀涎清水，肠间水声漉漉，腹泻。

②悬饮（饮停胸胁）：胸胁饱满，咳唾引痛（悬饮），B超或CT检查提示有胸腔积液。

③支饮（饮停胸膈）：心悸，气喘不得卧，常见于心包积液、心力衰竭、肺水肿等疾病。

④溢饮（饮停肢体）：身体、肢节疼重，振振欲擗地。

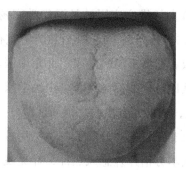

舌象：舌淡胖嫩，或边有齿痕，苔白润或白滑或白腻

（4）其他水液代谢障碍症状：小便不利，泄泻，便秘，口渴，汗出，头晕目眩，或头痛，视物旋转，吐涎沫，水入即吐（水逆症），心悸，脐下悸动，或短气而喘，或咳嗽，或心烦失眠，或身体某局部出现一片寒凉感（如胸膈或背心），女性白带清稀量多，外感病可见发热。其中，非常有意思的是水液输布不均状态，虽然整体的水液总量是正常的，但一些部位"干旱"，缺水，表现为口渴、小便短少、便秘、皮肤干燥；同时，一些部位"洪涝"，水太多，表现为水肿、各种积液、汗出、泄泻。就像一个国家，总的水量是正常的，但一些地方干旱，另一些地方却洪涝。

（5）舌象：舌淡胖嫩，或边有齿痕，苔白润或白滑或白腻。舌象对水液代谢障碍非常重要。

（6）脉象：脉浮，或滑，或弦。

对于水液代谢障碍，兼见畏寒肢冷、舌质淡胖，属寒者，用五苓散、苓桂术甘汤、小青龙汤或真武汤；兼见口苦或口臭、小便黄、烦躁、面红目赤，属热者，用猪苓汤（方中阿胶常以楮实子替代）。

陈××，女，31岁，大学教师，2019年12月24日初诊。患者鼻塞、流清涕、喷嚏、鼻痒4个月，大便干结难解，易上火，易汗出，易口渴，胃肠对寒凉敏感，畏寒，常感四肢沉重，小便正常；舌淡嫩紫，边有齿痕，舌下络脉瘀紫怒张，苔黄白相兼而润泽，脉浮。

中医诊断：阳虚，水液输布不均，兼有瘀血。

方药：五苓散加麻黄、蝉蜕、赤芍。处方：麻黄15 g、蝉蜕12 g、桂枝6 g、生白术 30 g、茯苓 30 g、猪苓 12 g、泽泻 10 g、赤芍 10 g、黄芩 10 g（另包，嘱服药后上火才加），水煎服，每日一剂，早上、午后各服一次。

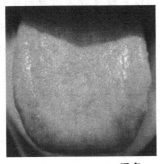

舌象

2020 年 1 月 14 日复诊：服上方后鼻部症状大为缓解，大便已顺畅，拟固本治疗。方药：桂枝汤合玉屏风散加蛤蚧、沙苑子、胡桃仁。处方：桂枝 10 g、生白芍 10 g、炙甘草 10 g、大枣 15 g、生姜 3 片、黄芪 20 g、生白术 15 g、防风 3 g、蛤蚧 6 g、沙苑子 20 g、胡桃仁 3 个，水煎服，隔日或隔两日服用一剂。

2020 年 2 月 25 日反馈：鼻部症状已基本消除，大便通畅；嘱固本方每周服用两剂以巩固疗效。

【按语】：本案患者本来是来诊治鼻渊的，结果应用五苓散加麻黄、蝉蜕、赤芍治疗后，随着鼻部症状明显缓解，大便干结难解的症状也意外消除，由此引发了笔者对本案便秘治疗机理的思考。笔者认为，本案"大便干结难解"，与"鼻流较多清涕，易汗出，易口渴，常感四肢沉重，舌淡嫩紫，边有齿痕，苔黄白相兼而润泽"形成一条证据链，提示身体水液代谢障碍，输布不均，以五苓散加麻黄、蝉蜕、赤芍治疗，结果鼻部症状明显缓解，大便已顺畅。五苓散是经方里调节水液代谢的要方。

第十三节 龙胆泻肝汤二三事

患者，男，2017 年 10 月 21 日初诊。患者因为操劳过度、熬夜，肝火上亢，右目疼痛，牵涉右头部，右目稍红，小便黄赤。

方药：龙胆泻肝汤原方。

【按语】：龙胆泻肝汤，由龙胆草、栀子、黄芩、木通、泽泻、车前子、柴胡、甘草、当归、生地组成，是记载于清代汪昂《医方集解》中的经典时方。

对于此方，笔者在四川省自贡市沿滩区联络乡卫生院工作时深有体会，曾以之治愈巅顶炎性肉芽肿、中耳炎、睾丸炎。笔者到厦门工作以来，应用该方治愈的案例如下所示。

> 患者，中年男子，眼结膜下出血，以龙胆泻肝汤治疗而获效。后来患者认为此方疗效颇好，就自行"巩固治疗"了一段时间，待笔者再看到患者时，发现他面色发青，方才知道由于错误的"巩固治疗"，苦寒的龙胆泻肝汤已损伤了他的阳气，因此面色发青。

【按语】：龙胆泻肝汤非常苦寒，脾胃虚寒或胃肠对寒凉敏感的人要慎用或禁用，可改服柴苓汤、丹栀温胆汤一类。龙胆泻肝汤属攻邪之剂，需"中病即止"（好了就不要再吃了）。

> 患者，女，阴痒，辨为湿热下注，予以龙胆泻肝汤治疗而获效。

【按语】：龙胆泻肝汤对湿热型阴痒的疗效颇佳。但阴痒可由细菌、滴虫或霉菌所致，细菌所致者，可配合抗生素；滴虫所致者，可配合甲硝唑泡腾片、替硝唑泡腾片，临睡前塞入阴道；霉菌所致者，可配合达克宁栓，临睡前塞入阴道。如果外阴有皮疹或水疱瘙痒，可配合涂抹马应龙痔疮膏。

> 笔者母亲，因肝火而视物昏花，畏光流泪，眼屎多，自行服用了几种清热泻火的药但未效，笔者嘱其服用龙胆泻肝丸（如果觉得服汤药麻烦，有市售的龙胆泻肝丸或龙胆泻肝颗粒）而获效。

以前，龙胆泻肝丸中使用关木通，某中医院主任长期误服，导致肾脏损害，最终肾功能衰竭，令人嘘唏不已。现在的龙胆泻肝丸使用川木通，且需在中医师指导下严格应用，则可避免肾脏损害的悲剧发生。

第十四节　蒿芩清胆汤治疗湿温发热有卓效

曹：何老师，上次跟您讨论了湿温咳嗽的治疗，今天想和您探讨一下湿温发热的治疗。

何：好的。

曹：湿温发热和温病里的温热之邪导致的发热有何不同呢？

何：湿温发热，因为夹湿，主要表现为"身热不扬"，即虽然患者脸不红、唇不红、目不赤、口不渴，表面上看不到一丝发热的征象，但一量体温，往往会被吓一跳，可能患者已经烧到39℃以上了。我在厦门经常碰到这种情况，所以对湿温发热的"身热不扬"有非常深刻的体会。而单热无湿的发热非常明显，患者面红，唇红而干燥，目赤，口渴，呼吸急促。所以我总结出："湿温发热很低调，温热发热很张扬。"

曹：哈哈，总结得挺有意思的。那么，湿温发热的舌象如何呢？

何：湿温发热，如果湿重于热，则舌象为舌淡红，苔淡黄腻；如果湿热并重，则舌象为舌尖红或舌红，苔黄腻；如果有津液损伤，则舌面会比较干燥。舌象，尤其是舌苔，对所有湿温病的诊断极为重要。

曹：那单热无湿的发热呢，舌象如何？

何：单热无湿的发热，标准舌象是舌尖红或舌质红，苔黄燥。

 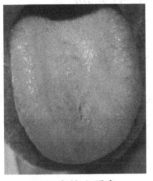 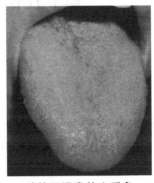

湿温发热之舌象　　　　　　单热无湿发热之舌象

曹：湿热发热呢，您如何处方用药呢？

何：我认为，蒿芩清胆汤是治疗湿温发热的专方。本方源自《重订通俗伤寒论》，由青蒿、黄芩、陈皮、半夏、茯苓、枳壳、竹茹、碧玉散（滑石、青黛、甘草）组成。蒿芩清胆汤属温胆类方，里面有温胆汤的骨架。

曹：蒿芩清胆汤中，青蒿可是一味很有意思的药物，中国科学家屠呦呦因为从青蒿中提取出青蒿素，获得了诺贝尔医学或生理学奖呢。

何：作为中药的青蒿，实际包括了青蒿和黄花蒿。在我的家乡四川，黄花蒿又被称为苦蒿。青蒿素主要是从黄花蒿的叶子中提取的。具体到蒿芩清胆汤，我一般用青蒿15～60g，煎药的时候要后下。青蒿是蒿芩清胆汤中的主药之一。

曹：蒿芩清胆汤，有青蒿、黄芩、青黛，一定很苦吧。尤其是青黛。

何：是的，本方口感不好，但疗效颇佳，真所谓"良药苦口利于病"。至于方中的青黛，我一般不用，或用板蓝根、大青叶一类的药物替代。

曹：您用蒿芩清胆汤治疗湿温发热，有什么印象深刻的验案呢？

何：我印象最深刻的是治疗一个老太太的湿温发热。患者因湿温发热在××医院挂水一周，仍无寸效，吃退烧药可退热5～6小时，药效一过便又开始发热，四处求医而无果。后来求诊于我处，我一看舌象，立马诊断为湿温发热，投以蒿芩清胆汤。复诊时患者说，服药当天晚上就退热了。

曹： 看来，中药治疗湿温发热真的有卓越的疗效。除了蒿芩清胆汤，甘露消毒丹是否也适用呢？

何： 甘露消毒丹也是治疗湿温发热的常用方之一。但我在临床上用蒿芩清胆汤更多。

曹： 湿热发热的生活调理如何进行呢？

何： 所有湿温病，生活调理的基本原则都是——饮食清淡，多吃素，少吃肥甘厚腻、辛辣刺激之品。

曹： 好的，谢谢何老师。

第十五节　关于引火汤

陈士铎《辨证录》引火汤：熟地（三两）、巴戟天（一两）、茯苓（五钱）、麦冬（一两）、北五味（二钱）。

傅山引火汤：熟地、五味子、茯苓、巴戟天、天冬、麦冬、油桂（肉桂）。

顾世澄《疡医大全》引火汤：熟地（一两）、元参（一两）、白芥子（三钱）、山茱萸（四钱）、北五味（二钱）、山药（四钱）、茯苓（五钱）、肉桂（二钱）。

（1）配伍特点：

①大剂滋养肺肾之阴之品：熟地、山茱萸、天冬、麦冬、玄参、五味子。

②小剂温药引火归原：肉桂、巴戟天、白芥子。

③甘淡健脾之品：山药、茯苓。

④甘寒养阴清火之品：玄参、麦冬、天冬。

（2）方证：肾精亏虚，肾阴阳俱虚（以肾阴虚为主），虚火上炎。

①头面五官赤痛衄：症见头痛、头晕、面赤如醉、耳鸣如潮、鼻衄、咽痛如灼、口渴、舌衄、口舌生疮、齿痛、齿浮、目赤如鸠、白睛溢血、心悸暴喘等。

②上热下寒热上攻：热势轰轰，或由脚底，或由脐下，上攻头面，按火不归原治速效。外感无此现象，误用苦寒直折则危。

③尿多不渴膝独冷：下寒常见膝冷、尿多不渴，还见腰困、足膝软弱等肾虚之症。"膝冷"有轻重之别，轻者为自觉膝冷，重则膝扪如冰，或足膝扪之如冰。

④舌红，无苔，脉大洪：此舌脉应为龙火上燔的指征。

对于脾胃虚弱者，应用大剂量的滋养肺肾之品易致腹泻，李可老先生采用变通方：四君子汤合七味地黄汤（七味地黄汤系六味地黄汤加肉桂）。

第十六节 木防己汤为什么要用石膏

　　有些经方的配伍方法很奇怪，令人感到疑惑，如木防己汤中为什么用石膏？《古今录验》续命汤配伍石膏的用意是什么？这些问题一直困扰着笔者。哲学上，对客观世界有可知论和不可知论两种观点，唯物主义主张可知论，即认为客观世界是可认知的，笔者赞成这一观点。任何一首经方的配伍规律都是可以被挖掘、研究和认识的，当然一时难以理解某些配伍规律是有可能的，可以存疑，但并非不可理喻。

　　木防己汤中为什么要用石膏？如果从现代中药理论和观点出发则难以理解。第5版《金匮要略》大学本科教材认为，木防己汤用石膏"辛凉以清郁热，其性沉降，可以镇饮邪之上逆"，笔者对这个解释抱有颇多疑惑：①本来就是饮邪，当用温药以和之，为什么却选用辛凉的石膏？②如果是要镇饮邪之上逆，为什么单选石膏而不用风引汤中非寒凉的金石药，如龙骨、牡蛎、赤石脂、白石脂、紫石英？

　　黄煌教授曾主张，解读经方的药证须回归《神农本草经》。如果以后世的四气五味、升降浮沉等中药理论来解读，很容易陷入臆想与想当然。其实，关于木防己汤中为什么要用石膏这个问题，读读《神农本草经》就能找到答案了。《神农本草经》认为石膏"主中风寒热，心下逆气，惊喘，口干舌焦，不能息，腹中坚痛，产乳，金疮"，其中"心下逆气，惊喘，不能息"指心下（胃脘）痞胀、喘促、呼吸困难等症状，用于木防己汤证的"其人喘满，心下痞坚"不是丝丝入扣吗？另外，关于木防己汤用石膏"鸡子大12枚"这个问题，我也赞同以下观点：当为《金匮要略》传抄过程中的笔误，以1枚为妥。

　　黄仕沛先生对以下经方的配伍解读非常精彩，兹录于下：

　　（1）《古今录验》续命汤用石膏，为防麻、桂、姜等过热，使患者更好地受药。

　　（2）桂枝芍药知母汤用知母、白芍，为防附、麻、桂、姜过热，使患者更好地受药。

　　（3）温经汤用麦冬，为防桂、姜、萸等过热，使患者更好地受药。

　　经方的配方思路本来是很质朴的，但用后世的四气五味、性味归经去解读，常常会陷入"庸人自扰之"的窘境。

第十七节 经方学习的三境界

　　经方学习有三境界——泥其方，师其法，得其道。

　　（1）泥其方：能按照《伤寒论》《金匮要略》的条文，以及后世应用经方的经验，熟练应用经方治病。这个阶段就像书法和国画学习中的临摹阶段，仅追求形似，缺少变通。所以在这一阶段，医者进行方证辨证时，以抓主症和抓引申主症为特点，处方上主要用原方或原方合方，加减很少，不敢轻易改变经方的药味和药量。优秀的医工或医匠就诞生于这一阶段。

（2）师其法：能掌握经方治病的辨证论治规律以及经方的内部结构和配方规律。这个阶段就像书法和国画学习中去掉临摹底本而自行发挥的阶段，不仅追求形似，更追求神似。所以在这一阶段，医者进行方证辨证时，能抓住方证病机，用方已不局限于《伤寒论》《金匮要略》的条文，由此大大拓展了经方的应用范围。在处方特点上，经方药味可以进行灵活加减，药量可以根据病情灵活变化，以求方之十二维度与证之十二维度丝丝相扣。优秀的医师就诞生于这一阶段。

（3）得其道：医者通过吸收经方的"丰富营养"，形成自己独特的学术风格，在医学理论上有所创新，在方剂方面能够推陈出新，创制出高效的新方。如果说泥其方、师其法是继承阶段，那得其道就是创新阶段，是脱离经方"母体"，"破壳而出""化茧成蝶"的崭新阶段。就像书法和国画的学习，不能停留在前人的成就上，学习者应该有所创新，形成自己鲜明的艺术风格，推动学术的不断进步。所以在这一阶段，医者能提出新的学术理论，分享自己独特的临证经验，创制出高效的新方剂。一代大师或宗师就诞生于这一阶段。

第十八节　美容的"七子白"

笔者临证治疗痤疮、黄褐斑等皮肤疾病，在开具内服方的同时，常嘱患者外用"七子白"。

"七子白"药物组成：白芷30 g、生白芍15 g、生白术15 g、白茯苓15 g、白及15 g、白僵蚕15 g、白蔹30 g（或浙贝母30 g）。

用法：

（1）打成粗块，用白醋500 mL浸泡在密封的容器中，4天后，用棉签蘸药醋涂抹患处，每日1次或2次。如果涂抹后皮肤发红、发烫、发痒且无法忍受，则停止使用。

（2）临睡前将药粉用蜂蜜（或牛奶，或鸭蛋清，或矿泉水）调成糊状，敷于有痘痘/斑/毛孔粗大/酒糟鼻处，可外贴一张面膜纸，以防药糊掉下。天气暖和的时候可用喷雾瓶装水喷水保湿；天气冷的时候可用蒸汽美容仪喷气雾保湿，保持30～120分钟，然后用软纸擦掉，不要洗脸，第二天早上起床后再洗脸，每日一次。

主治：痤疮、黄褐斑、毛孔粗大、酒糟鼻等的。

┠ 第十九节 "油炸冰淇淋"配方方法 ┨

将大苦大寒的药与大辛大热的药配伍使用，如黄煌的三黄四逆汤，笔者常用的泻心汤合黄芪麻辛附汤、黄连解毒汤合黄芪麻辛附汤等，该法俗称"油炸冰淇淋"。

油炸冰淇淋配方方法的溯源：笔者以前在黄煌教授的医话里看到有关"三黄四逆汤"的医话，想到在马来西亚槟城时赖开检院长曾邀请我吃一道名为"油炸冰淇淋"的菜，与此中医疗法极为名实相符，进而拓展应用之。

笔者常用的油炸冰淇淋配方方法：除了黄教授的三黄四逆汤外，笔者常用的"冰淇淋"有黄连解毒汤、温清饮、三黄泻心汤等；而"油炸"的武器主要是黄芪四逆汤、黄芪麻辛附汤。四逆汤主要走里，而麻辛附汤则表里兼走，除了温阳，还要益气，故选用善补善走的生黄芪。

油炸冰淇淋疗法主要用于：①火热证与阳虚证错杂；②病程较长的火热证，经用清热泻火、清热解毒或西药抗生素而疗效不佳者，即使没有阳虚的显证，也应考虑有阳气暗耗的潜证，因此可考虑使用本法。

> 患者，老年女性，患干燥综合征数年，曾服用泼尼松，后因骨质疏松而停服，目前主要服用羟氯喹控制病情。患者近4个月皮肤瘙痒难忍，皮肤干燥、脱屑，皮肤瘙痒时局部皮肤发红、发烫，但平时畏寒，疲乏无力，面色㿠白，饮食尚可，夜间因皮肤瘙痒而睡眠欠佳，大小便正常；舌淡嫩紫，苔薄白润，脉偏虚。

【按语】：西医诊断：老年性皮肤瘙痒症。中医辨证：皮肤阴血亏虚、风热毒内蕴，整体阳气亏虚兼血瘀。方药：温清饮合黄芪麻辛附汤加乌梢蛇、蝉蜕。患者服用5剂后皮肤瘙痒消失，转以调理身体以治疗干燥综合征。

> 患者，女大学生，面部痤疮一年多，红肿，有硬结节；用常规清热解毒、泻火、软坚散结等治疗方法疗效不佳；舌质偏淡暗。

【按语】：对本案患者可采用油炸冰淇淋配方方法。方药：黄连解毒汤合黄芪麻辛附汤加三棱、莪术。仅治疗一周即获显著疗效；现偶尔复发，但已非常轻微，用轻剂即可获效。

> 患者，女，患支气管扩张症数年，近期病情加重一个月，咳嗽，咯大量黄黏痰；面色偏白，舌淡嫩暗，苔黄。

【按语】：对本案患者可采用油炸冰淇淋配方方法。方药：黄连温胆汤合黄芪麻辛附汤。一周后，患者咳嗽、咯痰等症状明显缓解，转以六君子汤之类调理善后。

油炸冰淇淋配方方法主要用于寒热错杂之证。热象，如皮肤瘙痒时发红、发烫，痤疮红肿，咯黄黏痰；寒象，如畏寒、面色㿠白、舌淡嫩紫、舌质偏淡暗、面色偏白、舌淡嫩暗。笔者曾遇一支气管扩张症（支扩）患者，根据四诊辨为痰热壅肺，咳嗽，咯黄黏痰，舌红苔黄，脉弦滑。患者一直服用清热化痰药，如黄芩、浙贝母、瓜蒌、鱼腥草等及西药抗生素，但疗效不佳，后考虑其有潜在的阳气虚（即有的学者认为的"潜证"），在前面治疗方法的基础上加用黄芪麻辛附汤，取得了明显的阶段性治疗效果。支扩这种疾病并不好治疗，在遇冷或身体虚弱时常反复发作。另外，对于皮肤疾病，笔者的"油炸"之品常为黄芪麻辛附汤。

第二十节　经方一两等于几克

据说，中医不传之秘在剂量。经方的剂量一直是人们关注的焦点。

经方一两是现在的多少克？目前有以下几种观点：日本汉方医家通常以 1 两 = 2 g 换算；第 5 版大学本科教材《方剂学》以及江西经方家陈瑞春以 1 两 = 3 g 换算；南京的黄煌教授以 1 两 = 5 g 换算；上海的柯雪帆以及李可老中医主张以 1 两 = 15.625 g 换算。当然还有其他的观点，不一而足，令人无所适从。

一、经方的绝对剂量

笔者认为，经方的剂量应根据临床实际来决定，如病情的轻重、患者体质的强弱，而不必拘泥于 1 两究竟该换算成几克，"一切从实际出发"。一般情况下，以 1 两换算成 3 ~ 5 g 即可；如果病情重且患者体质强壮，则应加大剂量；如果病情轻浅且患者处于体质调理或疾病的预防和康复期，则以小剂量为宜。

以下是近代经方大师曹颖甫先生应用麻黄汤的 3 则医案（摘自《经方实验录》），也许是对"经方一两等于几克"的最好诠释：

范左，伤寒六七日，形寒发热，无汗而喘，头项腰背强痛，两脉浮紧，为不传也，麻黄汤主之。

处方：麻黄一钱、桂枝一钱、杏仁三钱、甘草八分。

黄汉栋，夜行风雪中冒寒，因而恶寒，时欲呕，脉浮紧，宜麻黄汤。

处方：生麻黄三钱、川桂枝三钱、光杏仁三钱、炙甘草一钱五分。

俞右，伤寒，头项强痛，恶寒，时欲呕，脉紧，宜麻黄汤。

处方：麻黄五钱、桂枝五钱、杏仁三钱、炙甘草三钱。

二、经方的相对剂量

所谓相对剂量，即方中药物或方根之间的剂量比，如桂枝汤，桂枝和芍药的剂量比为1：1。关于相对剂量的争论较少，但目前对有些经方的相对剂量太过于强调了。

笔者认为，有些经方中的相对剂量是必须固守的。例如，桂枝汤中，桂枝：芍药＝1：1；小建中汤中，桂枝：芍药＝1：2；桂枝加桂汤中，桂枝：芍药＝5：3；麻杏甘石汤中，麻黄：石膏＝1：5，两者的剂量比千万不能弄错。而另外一些经方，如半夏泻心汤，其药物的相对剂量可以适当变通。笔者的做法："黄芩—黄连"："半夏—干姜"，通过调整这两个方根的剂量比来对应证的寒热比例；"芩连—姜夏"："人参—甘草—大枣"，通过调整这两个方根的剂量比来对应证的虚实比例。

┝ 第二十一节　独尊仲景与博采众方 ┥

笔者在研习经方派医家的著作时，常常或多或少地感觉到一种"独尊仲景"的学术倾向，即认为凡是仲景的东西都是好的，仲景的学术似乎就是中医学的全部。这样的学术倾向可以理解，但却不可取，因为其恰恰违背了仲景的理念——"勤求古训，博采众方"。

仲景的经方作为"群方之祖，众法之宗"，的确在方剂学中占据着"霸王地位"。笔者对第5版大学本科《方剂学》教材进行了统计，该书共收录历代方剂236首（不含附方），其中经方51首，占21.61%；时方185首，占78.39%。仲景的经方就占了1/5，考虑到历代各种中医方书和典籍浩如烟海，这一数据已是相当可观了。但这个统计数据也说明，经方只是方剂学的一个重要组成部分，绝非全部。

学术最忌偏颇。对待仲景的经方要持客观、公正和科学的态度，既要重视它，也不能忽略后世的时方。实际上，后世的温胆汤、生脉散、选奇汤、升降散、四神汤、阳和汤、四妙勇安汤等也相当经典，可视作对经方的发展。重视经方，也不能忽略后世的用药经验，如金银花、蒲公英、丹参、三七等中药，虽然并不见于《伤寒》《金匮要略》，而是后世发展起来的药物，但是它们在临床上也非常常用。

笔者在临床实际工作中的选方原则遵循这样的次序：经方、时方、自拟方。可以看出，据理法组成的自拟方也占据了一席之地，当然，这是在没有合适成方的情况下所做的选择。对于经方和时方，还要注意根据临床实际情况进行灵活加减或合方，只是需有一定的法度。

处方用药时选择经方、时方还是自拟方，一切都需根据临床实际情况来决定，胸中不应有所成见，这才是仲景所倡导的"博采众方"。

┝ 第二十二节 古代治瘟方剂举隅 ┥

2019年岁末，湖北省武汉市部分医院陆续发现了多个不明原因肺炎病例，证实为新型冠状病毒感染引起的急性呼吸道传染病，世界卫生组织将新型冠状病毒感染的肺炎命名为"COVID-19"。2020年3月11日，世界卫生组织认为当前新型冠状病毒肺炎疫情已发生全球大流行，使人类遭受了巨大的生命和财产损失，可称为"世纪瘟疫"。中医药在新型冠状病毒肺炎的治疗中取得了较好的疗效，发挥了重要的作用，其中，"清肺排毒汤"声名远扬。借此疫情之际复习一下古代治瘟方剂具有深远的意义。

（1）败毒散（又名人参败毒散）：被清代温病学家余霖誉为"治瘟第一方"，源自宋代钱乙的《小儿药证直诀》。组成：人参、甘草、茯苓、川芎、羌活、独活、柴胡、前胡、枳壳、桔梗、薄荷、生姜。主治：风寒湿侵袭，正气亏虚；用于寒疫、湿疫。败毒散去人参，加荆芥、防风，名荆防败毒散。

（2）藿香正气散：源自宋代官方药典《太平惠民和剂局方》。组成：藿香、大腹皮、紫苏、炙甘草、苦桔梗、陈皮、茯苓、白芷、白术、厚朴、半夏曲、生姜、大枣。主治：湿疫、寒湿疫。

（3）达原饮：治疗湿热疫的代表方剂，源自明代吴又可的《温疫论》。组成：草果、厚朴、槟榔、黄芩、甘草、白芍、知母。主治：湿热疫，湿热秽浊遏阻膜原。

（4）三消饮：被明代温病学家吴又可称为"治疫之全剂"，出自《温疫论》。组成：达原饮加草果、厚朴、槟榔、黄芩、甘草、白芍、知母、羌活、葛根、柴胡、大黄。主治：达原饮证兼有太阳、阳明、少阳三阳经见证者。

（5）清瘟败毒饮：治疗暑燥疫的代表方剂，源自清代温病学家余霖的《疫疹一得》。组成：由白虎汤、黄连解毒汤、犀角地黄汤三方优化而成，包括生石膏、小生地、乌犀角、真川连、生栀子、桔梗、黄芩、知母、赤芍、玄参、连翘、鲜竹叶、甘草、丹皮。主治：暑燥疫，属于气血或气营血同病者。

（6）升降散：治疗温热疫的代表方剂，记载于明代医学家龚廷贤的《万病回春》中，清代温病学家杨璿推广应用，在其《伤寒温疫条辨》中推为治温十五方之基础方。组成：大黄、白僵蚕、蝉蜕、姜黄。主治：温热疫。

（7）增损双解散："宣清通"法系列方之一，源自清代温病学家杨璿的《伤寒温疫条辨》。组成：僵蚕、蝉蜕、荆芥、防风、桔梗、薄荷、黄连、黄芩、栀子、石膏、连翘、大黄、芒硝、滑石、姜黄。主治：温热疫，可认为是升降散的加强版。"宣清通"法系列方包括：金代刘完素的凉膈散、双解散、防风通圣散，《万病回春》中记载的升降散，清代杨璿的增损双解散。

第二十三节 联合方组与复方大法

笔者带教厦门大学马来西亚分校的学生时，也许过于强调联合方组的用方方法，致使学生一提到合方或复方大法时就认为是"大杂烩"，学术上有所抵制。

学术当百家争鸣，百花齐放，不应有所偏颇。联合方组与复方大法，两者都有其适用范围，临床应用时不应偏颇，一切都应以临床实际需要而定，胸中不应有成见。

联合方组：这个概念由山西医家门纯德先生提出，主要指对一个疾病可通过交替服用数个方剂来进行治疗。

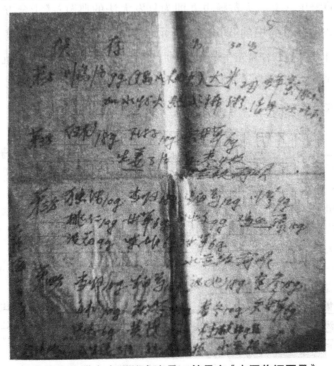

门纯德先生在其代表作《中医临证要录》中论述联合方组问题

门纯德先生联合方组处方实录，转录自《中医临证要录》

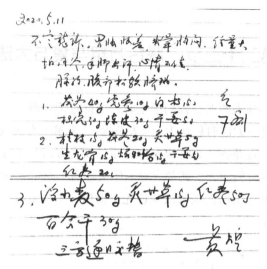

黄煌教授采用联合组方治疗"不定愁诉"

当代经方大家黄煌教授对一"不定愁诉"患者采用联合方组治疗：第一方为外台茯苓饮；第二方为桂枝加龙骨牡蛎汤，去芍药，加茯苓；第三方为甘麦大枣汤加百合，并特别提出"三方逐日交替"。

复方大法：将数个方剂合方以治疗疾病的方法，通常用于病情复杂、病机多端的患者。《内经》中有关方剂类型的论述有"七剂"之说，其中"复"就是方剂类型之一。《金匮要略》中的鳖甲煎丸、大黄蟅虫丸即为复发大法的典范；《千金方》亦擅用复方大法；《太平惠民和剂局方》中的五积散、金元时期刘完素的防风通圣散、清代余师愚的清瘟败毒饮、当代名医王幸福先生的葆青汤、新冠病毒肺炎疫情中的抗疫名方"清肺排毒汤"，都是复方大法的典范。

有效有小效。反不如二仙汤加减有效的多。我看病一向追求高效，因为此病并不是什么大病、疑难病，我觉得好攻破。考虑此病的病状病机，我还是用老办法，集中有效方剂，重复杂合组成效方。此方法乃唐代大医孙思邈的做法，我屡用屡效。

言归正传，我把名医们治疗更年期综合征用过的几个有效方子，经过临床检验，集中在一起组成一个新方，将其命名为葆青汤。

方药组成：淫羊藿、仙茅、巴戟天、黄柏、知母、当归、女贞子、墨旱莲、百合、生地黄、浮小麦、生牡蛎、生龙骨、山茱萸、五味子、麦冬、怀牛膝、生甘草、西洋参、大枣。此为基本方，随证加减。

此方一拟出，拿到临床上验证，一试即灵。运用于妇女更年期综合征的调理，疗效大大提高。治疗此类患者十愈八九，可以说是一个高效方子。

该方集中了二仙汤、二至丸、百合地黄汤、百合知母汤、生脉散、甘麦大枣汤、桂枝龙牡汤等，集调阴阳、滋心阴、平肝阳、缓肝急于一体，功用强大，照顾面广。

【验案】患者，女，48岁，西安北郊胡家庙人。经朋友介绍来诊。人面红黑，略瘦，

复方大法之葆青汤

葆青汤，由二仙汤、二至丸、百合地黄汤、百合知母汤、生脉散、甘麦大枣汤、桂枝龙牡汤等组成，为复方大法的典范，录自王幸福编著的《杏林薪传》。

总的来说，虽然联合方组在临床实际操作中有一定困难，其应用似乎没有复方大法那么多，但是两者各有其特色和优势，当根据临床实际灵活选用。

第二十四节　不应忽视中药的煎服方法

风热咳嗽服用桑菊饮无效？湿温高热服用蒿芩清胆汤无效？其中一种可能是，药方开对了，但煎服方法搞错了，从而导致治疗失败。在中医的诊疗过程中，任何一个环节的疏忽，都可能导致治疗失败，这点和做实验很像。很多人往往只关注药方是否开对，却认为煎服方法是细枝末节的事情。而在《伤寒论》中，桂枝汤后面有关煎服方法的文字远比桂枝汤条文的文字多，仲景对煎服方法的重视可见一斑。

笔者结合自己的工作经历，枚举一些有关煎服方法的案例。

（1）对于桑菊饮、银翘散，笔者一般嘱咐患者：水开后，煎煮8分钟即可。

（2）对于高热（体温超过39℃），服药时间为每隔两小时服药一次，待体温下降或热退后改为常规服法。

（3）对于治疗失眠的中药，笔者一般嘱咐患者于午饭后半小时、晚上9～10点各服一次，早上不要服药。曾经有一位患者，早上误服了治疗失眠的中药，结果一天到晚头都昏昏沉沉的。午后和睡前服用治疗失眠的药物，正顺应了人体阴阳升降消长的规律。

（4）其他：如蒿芩清胆汤中青蒿后下，桂枝芍药知母汤中附子先煎，黄连阿胶汤中阿胶烊化，等等，这些在开具处方后都要跟患者交代清楚。

另外，笔者喜欢告诉患者很明确的信息，如桑菊饮不宜久煎，就说煎煮8分钟；砂仁后下，就说如果9点倒药，那8：52分下砂仁煎煮；睡前服，就明确为晚上9～10点服药。患者及其家属一向喜欢这样明确的医嘱信息。

第二十五节　如何评判服用中药后的反应

做一个合格的中医师其实挺不容易的，关键之一就是如何评判服用中药后的反应。2018年6月1日，笔者的门诊来了两位患者，一位是患有慢性腹泻的中年女性，另一位是患有大便长期不成形甚则腹泻的中年女性。她们前期服药均有两周了，但病情未见明显改善，那么下一步的治疗该如何进行？这就涉及如何评判服用中药后的反应的问题。

服用中药后的反应通常有以下几种情况：

（1）服药后病情减轻或痊愈。这是医患双方最愿意看到的结果。

（2）服药后病情既未见改善，也未见加重。这可能是因为药不对症，也可能是因为药虽对症，但治疗的时间尚不够，所谓"王道无近功"。若属前者，需及时调整治疗方案；若属后者，则当遵循"慢性病有方有守"的原则，耐心服药治疗，通过量的积累以达到质的变化。

（3）服药后病情加重。这也有两种原因，一是药不对症，二是良性治疗反应。对这种情况的鉴别颇考验医生的技术与定力。若为前者，病情会越来越重，需要及时调整治疗方案；若为后者，病情的加重是一过性的，通常持续 1～2 天，之后病人坦途，急剧好转。这种情况下，暂时不必改变治疗方案，只需耐心观察。笔者曾在治疗湿疹、荨麻疹、咳嗽等疾病中遇到过这样的"良性治疗反应"，如前述医案篇柴胡桂枝汤医案"反复咳嗽 3 年案"、生地紫草汤医案"小儿荨麻疹验案"，等等。

笔者曾遇到两个病例，患者均辨为脾胃虚寒，治疗方案为"理中丸法"，拟温养脾胃。一周后复诊患者均诉无明显改善，通过综合分析认为：辨证与用药无误，只是治疗时间不够，因此只需耐心守方治疗即可。患者通过耐心服药，最终获得满意的疗效。

当代名医岳美中先生医话《慢性病有方有守》中对此有如下经典语录：

至于慢性病的治疗，不但要有方，还需要有守。朝寒暮热，忽攻又补，是治杂病所切忌的。

一些慢性病，都是由渐而来，非一朝一夕所致，其形成往往是由微杳的不显露的量变而到质变，其消失也需要经过量变才能达到质变。

一个对症药方，初投时或无任何效验可见，若医生无定见，再加上病人要求速效，则必至改弦易辙。

非有卓识定见和刚毅的精神，是不能长期守方的。就治病来说，对久虚积损之证，药投三数剂，即立冀有效，也往往是不合逻辑的。

山东菏泽某名老中医："治疗慢性病，除掉先认识到疾病的本质，再辨证准确、遣方恰当以外，'守方'要算是第一要着。"

第二十六节　处方用药务必"顾护胃气"

曹：很多西药都有较大的副作用，而中药相对来说副作用较小，但是"是药三分毒"，很多患者还是很担心中药的副作用。

何：是的，对于用药安全问题，不管是医生还是患者都很关注。今天就聊一下中药伤胃的问题。

曹：哪些中药容易伤胃呢？

何：最容易伤胃的是寒凉的中药，如大黄、黄连、黄芩、黄柏、苦参等，其他如大剂量的远志也可能对胃黏膜造成损伤。

曹：苦寒的药容易损伤脾胃的阳气，使用不当一定会伤胃。您在临床上有见过服用中药损伤脾胃的案例吗？

何：有的，有一个女生令我印象深刻。她服用寒凉的中药来治疗痘痘，结果痘痘是消下去了，但却损伤了脾胃阳气，一旦吃生冷寒凉的东西或吹冷风就会脘腹不适或脘腹疼痛，矢气频频，甚则腹泻。她是公司白领，办公室有空调，夏天一吹空调，则矢气频频，尴尬至极。但因为办公室有其他同事，又不好意思关掉空调。

曹：您帮她治好了吗？

何：我给她开了小建中汤，调理一个月左右就好了。

曹：我看古代的很多经典方剂都用到生姜、大枣，尤其是经方，其意图是顾护脾胃吗？

何：方中配伍生姜、大枣，一则顾护胃气，二则矫味，即让中药口感更佳。为了顾护胃气，古代医家可谓殚精竭虑，如白虎汤中用粳米、甘草，柴胡加龙骨牡蛎汤中用半夏、生姜、大枣，温胆汤中用生姜、大枣，十枣汤中用大枣，等等。

曹：古人说"有胃气则生，无胃气则死"，所以胃气对我们的生命至关重要。那么，您在临床处方用药时一定很重视顾护胃气吧。

何：是的。我处方用药的原则就是一定要保护好胃肠，让患者"喝中药，不伤胃"。我在临床上会遇到很多皮肤病患者，一方面皮肤热毒，需要用寒凉的药；另一方面脾胃虚寒，寒凉的药会进一步损伤脾胃阳气。这种时候该怎么办呢？我只好用中医的"和"法，一边清热凉血、泻火解毒，一边温胃健脾，在用寒凉药的同时，加用生姜、干姜、高良姜、桂枝、炒白术、茯苓、山药、大枣等温胃健脾之品。有时还让患者自己调节生姜、干姜、桂枝等药的用量，在寒药和热药间取得最佳的平衡点。以下3种情况下尤其要注意"顾护胃气"：

（1）胃肠对寒凉敏感，食用寒凉饮食或吹冷风则脘腹不适，甚则腹泻。

（2）舌淡白、淡嫩或淡紫，或边有齿痕，舌苔少、剥脱或镜面舌，或中剥苔。

（3）平素纳呆或纳少，食后脘腹胀满不适，多食尤为如此。

曹：看来，您临证看病时还是相当注意顾护胃气。

何：我记得有一个高中生，因皮肤湿疹来就诊，但其脾胃偏虚寒，我在用清热凉血、祛风止痒的中药时，又配伍了干姜、炒白术，为了精准地用好干姜的剂量，这个孩子的爸爸妈妈竟然买了一个电子秤来称量，最终摸索到用干姜8 g为最佳，实在是很用心的家长。

曹：这也是医患的良好合作哈。

第二十七节　什么时候用小剂量

《黄帝内经》指出方剂的 7 种类型：大、小、缓、急、奇、偶、复。这 7 种方剂犹如 7 种不同的作战兵器，各有其施展的地方。那么，笔者什么时候用小剂量呢？一种情况是小儿用药，另一种情况是脾胃肠疾病的调理。对前者较容易理解，小儿剂量本来就应该比成人小，而调理脾胃肠疾病时用小剂量多多少少受到金元时期补土派医家李东垣的影响。试看李东垣的方剂，药味虽然偏多，但剂量往往很小，大概的用意是：脾胃本来就很薄弱，不堪重剂，只需轻剂微微拨动脾胃气机即可。笔者与同仁交流，厦门大学中医系彭立还指出，李东垣用轻剂，也与宋金时期常用的剂型——煮散有关，这种剂型非常节省药材。

用轻剂能收到预期的效果吗？这要在临证中寻找答案。

李某，女，53 岁，2018 年 4 月 10 日初诊。患者小腹隐痛一个月，肠鸣，烧心，嗳气，胃肠食寒凉则不适，易上火，小便黄，大便带血；面色㿠白，舌淡嫩紫，边有齿痕，苔黄腻，脉弦滑。

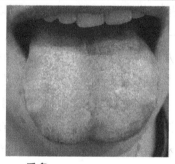

舌象

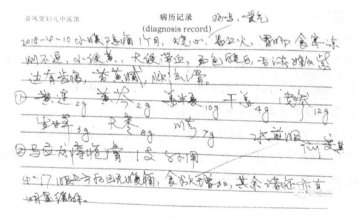

病历记录

中医诊断：寒热错杂，脾胃气虚，兼有血瘀

方药：半夏泻心汤加川芎。处方：黄连 2 g、黄芩 2 g、姜半夏 10 g、干姜 4 g、党参 12 g、生甘草 3 g、大枣 8 g、川芎 7 g，水煎服，每日一剂。

2018 年 4 月 17 日复诊：腹痛已无，食欲增强，其余诸症也明显好转；守方续进。

第二十八节　月经来了，中药还要不要喝

月经来了，中药还要不要喝？这是女性患者最关心的问题之一。

月经期间忌寒凉，因此凡是寒凉、清热、泻火的中药，如黄连、黄芩、黄柏、大黄、石膏、栀子、苦参等，中成药如黄连上清丸、防风通圣丸、牛黄清心丸、栀麦清火片等，都建议患者停服。

除了寒凉中药外，其他中药在月经期间都可以服用。有些中药，如治疗痛经的中药，在月经期间服用效果更好。

活血化瘀的中药，如桃仁、红花、川芎、当归、三棱、莪术等，在月经期间服用，可以帮助身体排出瘀血，因此服用后常见月经量多，排出较多瘀血块和紫黑色的月经。当然，如果服用活血化瘀药后月经超过 7 天未干净，则需停服，改服三七粉或云南白药以"收回"月经。

另外，月经期间服药，务必温服。

第二十九节　干姜、附子是补药还是泻药（兼论壮火、少火、温、温补）

干姜、附子是泻药还是补药？笔者认为，应把干姜、附子、肉桂、细辛这类温阳药归属于泻药范畴，所以长期大剂量使用会耗散人体的阳气，即所谓"壮火食气"。附子、肉桂、干姜等只是单纯的温，配合健脾益气药或补肾填精药才是温补，如理中丸、肾气丸。回阳救逆用壮火，附子、肉桂等温药需重剂，如四逆汤；温补阳气用少火，如肾气丸，附子、肉桂等温药应使用小剂量，所谓"少火生气"。

├┤ 第三十节　中医治疗"病的人"

曾有一位抑郁症患者来找笔者看诊，笔者在处方后，考虑其体质虚寒，嘱服鹿茸以调理体质。后来患者反馈体质改善了，抑郁症也大为缓解。

这个案例带给笔者很多思考。中药学教材上并未说鹿茸有疏肝解郁、安神悦志的功效，对该患者服用鹿茸后症状缓解的现象有待进一步探究。学习中药学、方剂学后，可以知道山楂用于治疗食积，鹿茸用于壮阳补阳，麻黄汤用于治疗风寒感冒，白虎汤用于治疗高热，苓桂术甘汤用于治疗水肿、饮证，这些知识很容易在学习者的大脑中固化下来，禁锢其思想。

中医除了治病、治症，其实更擅长治证，即调理体质与状态，即治疗"病的人"。通过改善体质与状态，许多病、症也随之而愈。所谓"身体内有大药"，即人体有强大的自愈功能。下列枚举数例以说明：

（1）笔者早年在四川省自贡市沿滩区联络乡卫生院工作时，一日在中药房与同事闲聊之际，一农民持单来买山楂，说用来治疗咳嗽。当时笔者颇为不解，后来才知道食积也会导致咳嗽，所以用山楂治疗咳嗽实际上是通过化食积而达止咳之功。

（2）笔者来厦门工作之初，一小青年痰饮内停，神情忧郁，投以苓桂术甘汤，患者服用后心情爽朗、神志愉悦。一般认为苓桂术甘汤用于治疗水饮，该患者在水饮得到温化之后，精神情志竟然也得到较大改善，真所谓"离照当空，阴霾自散"。

（3）清代经方家舒驰远以麻黄汤催产。一般认为麻黄汤是辛温解表的代表方之一，主要用于体质壮实之人的风寒感冒以及寒型肺系病症，很难关联到妇科催产，舒驰远这个案例的确令人脑洞大开。

（4）宁波名医范文甫以真武汤加五味子治疗久治不愈的咳嗽而获效。真武汤主要治疗阳虚水泛之水肿、饮证，范文甫先生以之治疗久治不愈的咳嗽，的确令人耳目一新。

（5）当代经方家黄煌以白虎汤治疗崩漏。提到崩漏，马上会联想到泻心汤、黄连阿胶汤、固冲汤、黄土汤、归脾汤一类。白虎汤本来用于治疗大热、大汗、大渴、脉洪大之阳明经气证，黄煌以之治疗崩漏而获效，给人颇多启迪。

├┤ 第三十一节　某些中药和方剂的"止痒—止痉—安神"功效带 ┤┤

笔者在临床上发现了一个有趣的现象：某些中药和方剂同时具有祛风止痒、息风止痉、镇静安神的功效。笔者把这种现象叫作"止痒—止痉—安神"功效带。

（1）蝉蜕、白僵蚕：既可以祛风止痒，也可以息风止痉，又可以安神而用于小儿夜啼。

（2）蜈蚣：既可以息风止痉，也可以祛风止痒，也有人将其用于失眠的治疗。

（3）桂枝加龙骨牡蛎汤：既可以用于阳虚型失眠，也可以用于风寒证的皮肤瘙痒，又可以息风止痉。笔者曾以之治疗小儿多动症获效，而山西省神池县卫生局王秉岐医生将其用于治疗小儿支气管哮喘获效（《新中医》1985年第3期）。

（4）灵磁石、赭石、生龙骨、牡蛎、珍珠母：重镇安神、平肝之药。无锡名医徐书以之治疗银屑病、神经性皮炎的血虚风燥型皮肤瘙痒获效。

（5）柴胡加龙骨牡蛎汤：既可以治疗"烦，惊"（镇静安神），又可以治疗癫痫（息风止痉），岳美中用其治疗顽固性癫痫获效（《新中医》1974年第1期），穆祥琴以柴胡加龙骨牡蛎汤加减治疗结节性痒疹28例获得满意疗效（《天津中医》1999年第2期）。

（6）桃核承气汤：既可以治疗"其人如狂"（镇静安神），又可以治疗"少腹急结"（止痉），而山西经方家赵明锐以之治疗荨麻疹等引起的皮肤瘙痒获效（止痒）。

为什么这些中药和方剂具有"止痒—止痉—安神"功效带呢？我想，皮肤瘙痒、骨骼肌或平滑肌痉挛、失眠烦躁，其本质都是神经系统过于兴奋或反应过激，而以上提及的这些中药和方剂都有安定神经的作用，使神经系统恢复正常的兴奋/抑制平衡，所以才能达到"一箭双雕"甚至"一箭三雕"的效果。其实，不仅中药，西药也有如此有趣的现象：抗过敏药氯苯那敏、异丙嗪，同时有镇静安眠的作用；安定、巴比妥，既可用于失眠、焦虑的治疗，也可用于惊厥、抽搐的治疗。

此外，某些中药和方剂还有"止痒—抗风湿"功效带，如独活、徐长卿、豨莶草、海桐皮、苍耳子、羌活、青风藤、蚕沙等，其实质是这类药有一定的免疫抑制作用。

急性肾炎，可以看作风湿入肾的肾痹，金明星用消风散治疗急性肾炎获效（《浙江中医杂志》1986年第9期），此乃消风散的"止痒—抗风湿"功效带。

第三十二节 在慢性鼻炎／过敏性鼻炎的中医治疗中，如何公允地看待麻黄及麻黄类方

笔者曾以麻黄汤、小青龙汤治疗两例过敏性鼻炎并取得了明显的近期疗效。但是，有朋友对麻黄及麻黄类方提出了质疑，以下是笔者与厦门大学医学院吴婷老师就这一问题进行的讨论。

吴婷（吴）：何老师，有人说麻黄素被用得少，是因其后遗症严重，很多时候是被

禁用的，不知是否有这样的情况。因为她小时候鼻炎严重且发作频繁，就经常使用麻黄这味药，鼻子点滴含麻黄的水剂，汤剂和水剂都用过，很快就通气了，因为它收敛性很强，但因此后来又得了萎缩性鼻炎，更痛苦，治疗时间更长。请问是否有这方面的证据，是否存在药物用量的问题？

何宽其博士（何）：首先，麻黄及麻黄类方（麻黄汤、华盖散、射干麻黄汤、小青龙汤）不等同于西药的麻黄素。麻黄的确含有麻黄素，但一味中药就是一个"小复方"，里面含有众多成分，所以麻黄素只是麻黄中众多成分之一。麻黄素这样的有效成分，在中药药理中被称为"单体"，其药理作用与毒副作用虽然与母体药物有一定联系，但差别也很大。

吴：噢，所以黄连素≠黄连，青蒿素≠青蒿，就像乙醇＋水≠贵州茅台。

何：乙醇＋水≠贵州茅台，这个比喻特别生动形象。除了麻黄素≠麻黄外，中医治疗往往将麻黄放入复方中使用，与其他中药配伍应用，如麻黄汤由麻黄、桂枝、杏仁、甘草4味组成，这样的复方跟麻黄素就更不能画等号了。

吴：麻黄素或麻黄收敛性很强，这从何谈起？

何：西医往往给鼻炎患者鼻腔点滴麻黄素液，通过收缩鼻黏膜血管而达到缓解鼻塞症状的作用，这大概就是所谓的"收敛性很强"。但从中医的角度来说，麻黄及麻黄类方是发散性的，是宣发风寒表邪的，而麻黄根、五味子、赤石脂、禹余粮这类药才属于收敛药，所以不能用西医药理的观点来看待中药的四气五味。当然，对于麻黄素滴鼻缓解鼻塞症状，我认为这只是一种对症治疗，治标不治本，短期改善症状尚可，长期应用势必弊多利少。

吴：所以，慢性鼻炎/过敏性鼻炎通过中医治疗能够达到"治病求本"的效果。你在慢性鼻炎/过敏性鼻炎的治疗中，是如何应用麻黄和麻黄类方的呢？

何：麻黄及麻黄类方通常用于慢性鼻炎/过敏性鼻炎的急性发作期，如麻黄汤、射干麻黄汤和小青龙汤。一旦进入缓解期，鼻塞、清涕、喷嚏、鼻痒等症状明显缓解，则换用桂枝汤、玉屏风散、苓桂术甘汤等以固本治疗。

吴：看来，你用麻黄及麻黄类方也只是在慢性鼻炎/过敏性鼻炎的急性发作期，并非全程使用。那你如何看待在国外麻黄被禁用的现象？

何：的确，在欧洲，用麻黄来减肥导致了较为严重的副作用，所以有不少国家禁用麻黄，就像禁用附子、黄连一类的中药一样。我在马来西亚工作时，马来西亚也禁用麻黄和附子。如何看待这一现象？首先，有毒的药物就不能用了吗？毛花苷C、环磷酰胺、氨甲蝶呤都是有毒的药物，吗啡更是毒品，中药里乌头、附子、砒霜、马钱子等都是有毒的中药，这些有毒的药物并没有因为其具有毒性就停止使用，它们在良医手里是救命的仙丹，在庸医手里则是杀人的利器，是救人还是杀人，关键在于医者。其次，有些中药的确有毒性，如关木通的肾毒性、黄药子的肝毒性，铅丹长期应用也可导致铅中毒，对于这些有毒中药，的确需要注意用药的安全性。实际上，中国已经禁用了关木通，而铅丹也已不再作为内服中药。但大多数中药的毒性很小或几乎没有毒性，像莲子、芡实、山药、扁豆、大枣更是药食同源。因此，这类中药在应用过程中产生的所谓"毒副作用"完全是医者没有遵循中医"辨证论治"原则导致的。如前些年，某养生大师不问寒热虚实，就让人长期服用绿豆这样的药食两用之品，结果引发了不良后果。根据古人及笔者经验，大多数中药只要在中医师严格的辨证论治原则指导下应用，那么副作用是很少的，甚至几乎没有，麻黄及麻黄类方也是如此。其实，国外禁用麻黄的可能原因之一，是因为麻黄可以提取出麻黄素，而麻黄素是制作冰毒的原材料之一，这与禁毒有关。

吴：还有在各种体育赛事中，麻黄及麻黄类方也是不能用的。在慢性鼻炎 / 过敏性鼻炎的治疗中应用麻黄及麻黄类方，有哪些需要注意的呢？

何：首先，麻黄及麻黄类方对改善慢性鼻炎 / 过敏性鼻炎的鼻塞、流涕、喷嚏、鼻痒等症状有卓越的疗效，麻黄的量一定要用够。对成人，我每天用麻黄 15 ～ 30 g。一旦鼻塞、流涕、喷嚏、鼻痒等急性期症状得到有效控制，则换用缓解期的桂枝汤、玉屏风散等方剂。其次，对有前列腺增生的老年男性要禁用麻黄及麻黄类方，否则容易引起尿潴留。最后，麻黄及麻黄类方有兴奋作用，对敏感的患者会引起失眠和心悸。我告诫患者，如果服用麻黄及麻黄类方后出现失眠，则服药改为早上和中午，晚上则不要服药，以免影响睡眠。关于心悸的问题，古人也观察到这个现象，预防的方法是煎煮的时候撇去浮沫。另外，据当代医家的经验，以麻黄配蝉蜕也能解决心悸的副作用。当然，对于心动过缓的患者，恰恰需要麻黄的这一作用，这时副作用却变成了药理作用。

吴：何老师分析得真详细。对那些以怀疑目光看待麻黄及麻黄类方的人，是一次很好的答疑解惑。

何：是的，麻黄及麻黄类方应该担当起解除疾苦的重任，成为救世的良药，而不应该淹没在历史的洪流中。一切滥用或不按中医辨证论治原则误用麻黄或麻黄类方者，是产生不良后果的根源。

第三十三节　不能忽视中药的毒副作用

曹：何老师，都说中药副作用小或没有毒副作用，您怎么看？

何：的确，与西药相比，中药的毒副作用是很小的，但是，也不能忽视中药的毒副作用。

曹：中药的毒副作用表现在哪些方面？

何：其实，中药的毒副作用表现与西药并无二致，如皮疹、瘙痒、恶心、呕吐，严重者还可发生肝肾功能损害、过敏性休克、喉头水肿窒息等。

曹：对于药物导致的疾病，金元时期的攻邪派医家张从正就提出了"药邪致病"的理论，还是很超前的啊。

何：是的，在我所知道的中医学家里，就张从正提出了这个问题。

曹：对于中药毒副作用的产生，您认为有哪些原因？

何：首先，辨证不准，误用中药是最常见的因素；其次，有的中药本身就有毒副作用，如黄药子的肝损害、关木通的肾损害、川草乌的心脏毒性、轻粉的汞毒性；最后，还有中药种植过程中产生的农药残留和重金属污染，以及不良商家用硫黄熏中药等。

曹：如何预防中药的毒副作用呢？

何：辨证准确，对症下药，是避免中药毒副作用最有效的方法。如果辨证不准，误用中药，则会致使本无毒副作用的中药产生毒副作用，真可谓"得不偿失"。对于有毒副作用的中药，如斑蝥、马钱子、川乌、草乌、雪上一枝蒿、雄黄、干蟾等，要严格掌握好剂量，严格监测毒副作用。对于中药的种植、生产和加工过程，要严格进行质量控制，避免农药残留和重金属超标。

曹：现在医院用药中有不少中药注射液，尤其是中医院。但在中国大陆以外，似乎未使用中药注射液进行治疗。中药注射液的副作用大吗？

何：有的中药注射液副作用很小，如复方丹参注射液、参麦注射液、醒脑静注射液等，但有的中药注射液就不敢恭维了。例如臭名昭著的鱼腥草注射液，因为其可导致脑瘫等毒副作用，现在已经停用了；而关于清开灵注射液过敏的报道也不少。以前我在江苏省中医院实习时，就见到一个患者因为点滴清开灵注射液而发生喉头水肿的过敏反应，幸好发现及时，迅速推注地塞米松并行气管插管，否则很可能发生窒息死亡。

曹：在临床上，很多患者需要长期服用中药，那如何监测中药的毒副作用呢？

何：一方面要密切监测症状，如恶心、呕吐、腹痛、腹泻、心悸、皮疹、瘙痒等；另一方面要进行必要的生化或器械检查，如定期检测肝功能、肾功能等。

曹：您遇到过比较严重的中药毒副反应吗？

何：我到厦门工作以来遇到两例中药所致的肝损害。一例是厦门大学的老师，谷丙转氨酶（ALT）竟然高达几百单位，停用中药并进行保肝治疗才恢复正常，还好这位老师及其家属没有怪罪我，但我自己内心却窘迫不已；另一例是一名患湿疹的高中生，经治疗湿疹倒是好得差不多了，但偶然体检发现 ALT 达 90 U/L，比正常高了两倍多，谷草转氨酶（AST）达 43 U/L，比正常高一点，遂停服中药，仅用中药进行药浴，一周后 ALT 降到 73 U/L，AST 恢复正常。

曹：很多西药也会出现副作用，对此中医如何处理呢？

何：对于西药的副作用，建议患者去咨询西医生，停药或换药。但我却遇到过两位患者，虽然应用西药有明显的副作用，但无法停用或换药，只好借助中药来缓解副作用。其中一位是非小细胞肺癌患者，服用特罗凯后出现皮疹、红斑、甲沟炎，后来虽然甲沟炎治好了，但面部仍有皮疹和红斑，服用中药也时好时坏；另一位是干燥综合征患者，服用羟氯喹后出现皮疹瘙痒，用中药治疗也有所缓解，但这毕竟治标不治本。

曹：进行中医治疗时，我们不仅要辨证论治，还要明了药邪致病。

何：是的，对于药物的毒副作用，不管是中药还是西药，都要予以重视。

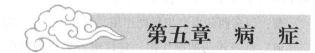

第五章 病症

第一节 寒中胃肠（冷气痛）的简易外治法

寒邪直中胃肠会导致脘腹冷痛，甚至是很剧烈的疼痛，在笔者老家四川，民间称之为"冷气痛"。导致冷气痛的原因，包括睡觉时腹部未盖好被子、淋雨涉水、冬天穿衣过少、夏天空调直吹身体、贪凉饮冷、饮食生冷寒凉等。对于冷气痛，可利用家庭厨房所备材料进行简易外治，往往能获得很好的疗效，兹介绍如下：

（1）温熨法：多量生姜片、花椒、胡椒、八角、山柰、桂皮、陈皮，依厨房所备，选取其中数样，与食盐一起在锅内炒热，然后布包温熨腹部，每天 1 ～ 3 次。

（2）浴足法：多量生姜片、葱头、陈皮（如无葱头、陈皮，可单用生姜片），煎水 5 ～ 10 分钟，然后于温度适宜时泡脚，每次 15 分钟左右，每日 1 次或 2 次。

一般来说，采用如上两种方法即可获效。若家中有艾条或火罐，还可以艾灸神阙、中脘、关元、气海等穴位，采用雀啄灸或隔姜灸；以闪火法在腹部拔罐。

经以上简易外治法而腹痛未缓解者，应及时送医院进行详细的检查和进一步的治疗。

第二节 梅核气与类梅核气

梅核气，是一个很有特色的中医病名，指以咽中似有梅核阻塞，咯之不出，咽之不下，时发时止为主要表现的疾病。东汉著名医学家张仲景的《金匮要略·妇人杂病脉证并治》第二十二条："妇人咽中如有炙脔，半夏厚朴汤主之。"这常常令后人误解为"咽部堵塞感＝梅核气＝半夏厚朴汤证"，所以一见咽部堵塞感，就马上联想到半夏厚朴汤，甚至是许多优秀的中医师也会犯这样的错误。

咽部堵塞感，有的属于梅核气，应使用半夏厚朴汤治疗；有的只能称为"类梅核气"，不是真正的梅核气，需要使用其他方剂治疗。根据笔者的临床体会，咽部堵塞感常见于以下方证。

（1）半夏厚朴汤证：咽部堵塞感＋咽部不红或暗红＋舌淡苔白。

（2）玄麦甘桔汤证或升降散证：咽部堵塞感＋咽部红肿＋舌尖红或舌红，苔黄燥；兼口渴者以玄麦甘桔汤为佳，兼便秘者以升降散为佳，火热较盛者也可以两方合用。

（3）玄莠小柴胡汤证／玄翘小柴胡汤证：咽部堵塞感＋咽部红肿＋舌淡嫩苔白润，平素脾胃虚寒，对寒凉食物敏感。

对梅核气与类梅核气，临证需仔细辨别。

第三节 小议便秘的中医治疗

> 患者，大学生，长期受便秘困扰，投以枳术归蓉汤加味，复诊时已有明显的改善。处方：枳实、生白术（重用）、当归、肉苁蓉、山药、莲子。

便秘，是时常困扰人们的一个健康问题，西药果导片、开塞露可以短期使用，但长期使用弊多利少，容易产生依赖性。而中医治疗往往可以从本调理，达到根治的效果。

便秘的常见中医类型有：

（1）热秘：即所谓的上火导致的便秘，常伴口苦、口渴、口臭、眼屎多，或面红目赤、心烦失眠、小便黄、舌红、苔黄燥。中成药一般用三黄片、黄连上清丸、防风通圣丸，或直接用生大黄泡水喝；一旦通便后应停止服药，所谓"中病即止"。

（2）气虚秘：气虚便秘非常常见，常表现为慢性便秘，大便便质正常或干结，排便不畅，往往挣出汗水也难以排出；面色苍白或萎黄，疲乏无力，食后腹胀明显，舌淡，苔白，或边有齿痕，脉虚或弱。对于此型便秘，笔者喜用自创的枳术归蓉汤治疗，尤其要重用生白术，剂量达 50 ～ 150 g。笔者常常嘱患者不计成本地用生白术（生白术的药价较高）。枳术归蓉汤：枳实、生白术（重用）、当归、肉苁蓉。食疗：生白术、山药适量炖汤喝。

（3）阴虚秘：大便干结难解，口渴，或面红目赤，小便黄，舌红，少苔；常见于容易上火的人。治疗常用增液汤、增液承气汤。食疗：石斛炖汤喝，吃杨桃、梨、甘蔗、荸荠等水果也有帮助。

（4）湿热秘：大便不成形，黏腻，排便不畅，粘马桶，口臭明显，或口苦，小便黄，舌苔黄腻。中医一般用三仁汤、甘露消毒丹、半夏泻心汤、黄连温胆汤等治疗，中成药可用保济丸、甘露消毒丸治疗。

（5）血虚秘：常见于大失血之后，如产妇分娩时出血过多；可用四物汤治疗，重用当归。食疗：当归炖汤喝，很有帮助。

以上证型可单独出现，也可相兼出现，如热秘和阴虚秘同时出现、气虚秘和阴虚秘同时出现（气阴两虚）、阴虚秘和血虚秘同时出现（阴血亏虚）。

除以上常见的便秘类型外，中医还有气郁秘、寒秘等，因不常见，此处不予赘述。

对于便秘，除药物治疗外，生活调理也很重要，如多吃粗纤维食物、适度运动等。

第四节　浅议水液代谢障碍性便秘

便秘是常见的临床症状之一，是困扰许多患者的健康问题。对于便秘，中医有许多证候分型，如气虚秘、血虚秘、阴虚秘、湿秘、热秘、气秘等。中医对便秘的治疗有着较好的疗效，尤其是慢性便秘，常能根治。

有一种便秘是由机体水液代谢障碍导致的，文献上较少提及，笔者称之为"水液代谢障碍性便秘"或"类燥证便秘"。人体水液的代谢，是指水液的生成、输布和排泄，涉及肺、脾、肾三焦，也和肝有关。若水液输布不均衡，流注肠道过多则表现为腹泻，流注肠道过少则表现为大便干结难解，医者很容易将此时的便秘误认为是津枯肠燥所致。实际上，此时身体水液量正常甚至过多，并没有水液的亏损（绝对不足）。肠道水液的缺少，只是水液的相对不足，即所谓"类燥证"[①]，而在身体其他部位，往往表现为水液过多或停聚。这种情况就如一个国家有的地方正在发生旱灾，有的地方却在发生洪涝，总的水量是正常的甚至过多的。

水液代谢性便秘的诊断：虽有大便干结，甚至如羊屎，排便困难，排便次数减少，但同时有水饮停聚的表现，如面目浮肿，肢体水肿，眩晕，心悸或脐下悸动，小便短少、不利，汗出，四肢沉重，舌淡嫩胖，或有齿痕，舌苔白滑或水滑。对水液代谢障碍性便秘的治疗，患者偏寒时选用五苓散、苓桂术甘汤、真武汤、防己黄芪汤等；患者偏热时选用越婢汤、猪苓汤等。这类方剂，不仅能利水消肿，更是人体水液代谢的调节剂，能使人体水液的输布不均衡、排泄障碍等恢复正常状态。

典型案例：

> 陈××，女，31岁，大学教师，2019年12月24日初诊。患者鼻塞、流清涕、喷嚏、鼻痒4个月，大便干结难解，易上火，易汗出，易口渴，胃肠对寒凉敏感，畏寒，常感四肢沉重，小便正常；舌淡嫩紫，边有齿痕，舌下络脉瘀紫怒张，苔黄白相兼而润泽，脉浮。

---

① 何宽其．类燥证探讨［J］．中医杂志，2009，50（6）：569-570.

中医诊断：阳虚，水液输布不均，兼有瘀血。

方药：五苓散加麻黄、蝉蜕、赤芍。处方：麻黄 15 g、蝉蜕 12 g、桂枝 6 g、生白术 30 g、茯苓 30 g、猪苓 12 g、泽泻 10 g、赤芍 10 g、黄芩 10 g（另包，嘱服药后上火才加），水煎服，每日一剂；早上、午后各服一次。

2020 年 1 月 14 日复诊：服上方后鼻部症状大为缓解，大便已顺畅；拟固本治疗。方药：桂枝汤合玉屏风散加蛤蚧、沙苑子、胡桃仁。处方：桂枝 10 g、生白芍 10 g、炙甘草 10 g、大枣 15 g、生姜 3 片、黄芪 20 g、生白术 15 g、防风 3 g、蛤蚧 6 g、沙苑子 20 g、胡桃仁 3 个，水煎服，隔日或隔两日服用一剂。

2020 年 2 月 25 日反馈：鼻部症状已基本消除，大便通畅；嘱固本方每周服用两剂以巩固疗效。

【按语】：本案患者本来是来诊治鼻渊的，结果应用五苓散加麻黄、蝉蜕、赤芍治疗后，随着鼻部症状的明显缓解，大便干结难解的症状也意外的消除，由此引发了我对本案便秘治疗机理的思考。笔者认为，本案"大便干结难解"，与"鼻流较多清涕，易汗出，易口渴，常感四肢沉重，舌淡嫩紫，边有齿痕，苔黄白相兼而润泽"形成一个证据链，提示身体水液代谢障碍，输布不均，以五苓散加麻黄、蝉蜕、赤芍治疗，结果鼻部症状明显缓解，大便已顺畅。五苓散是经方里调节水液代谢的要方。 另外，肺与大肠相表里，麻黄开宣肺气，也有助于大肠的传导。

> （刘渡舟、傅世垣主编《伤寒论诠解》，天津：天津科学技术出版社，1983 年）陈××，女，52 岁。患者大便秘结，五六日一行，坚如羊屎，伴有口渴，但又不能饮。自觉有气上冲，头晕，心悸，胸满。每到夜晚随上冲之势加甚，而头目昏眩则更甚。周身轻度浮肿，小便短少不利，面部虚浮，目下色青，舌胖质淡，苔则水滑。

中医辨证：心脾阳虚，水气上乘阳位，水气不化，津液不行，则大便秘结而小便不利；水气上冲，阴来搏阳，故心悸，胸满，眩晕；水邪流溢，则面目浮肿。

治法：温通阳气，伐水降冲。

处方：茯苓 30 g、桂枝 10 g、白术 10 g、炙甘草 6 g。

复诊：服两剂后头晕、心悸与气冲等症均减，这是水饮得以温化的反映；于上方加肉桂 3 g，助阳以消阴；泽泻 12 克 g，利水以行津。

三诊：服两剂后口干止，大便自下，精神转佳，冲气又有进一步的减轻；投以苓桂术甘汤加真武汤合方。

反馈：服至 3 剂，诸症皆除，面色亦转红润，从此获愈。

【何宽其按语】：本案患者大便秘结，坚如羊屎，伴有口渴，很容易被误诊为津枯肠燥之便秘。《伤寒论》第六十七条："伤寒，若吐、若下后，心下逆满，气上冲胸，起则头眩，脉沉紧，发汗则动经，身为振振摇者，茯苓桂枝白术甘草汤主之。"本案初诊据"头晕，气上冲，胸满，面部虚浮"及"舌胖质淡，苔则水滑"，辨为苓桂术甘汤证，给予苓桂术甘汤原方，复诊加入肉桂、泽泻，三诊投以苓桂术甘汤合真武汤，最终，包括便秘在内的诸症皆得愈。本案大便秘结，坚如羊屎，伴有口渴，其病机不是津液的亏虚（绝对不足），而是水液代谢障碍导致的津液分布不均，局部津液相对不足，即笔者所称的"类燥证"。

第五节　小议肿瘤的中医治疗

关于肿瘤的中医病理，良性肿瘤主要是气滞、血瘀、痰凝、湿浊、正虚，而恶性肿瘤还有热毒、寒毒，具体用药情况如下所示。

（1）气滞：青皮、白蒺藜、八月札、郁金等。

（2）血瘀：三棱、莪术、土鳖虫、水蛭、皂角刺、姜黄、斑蝥等。

（3）痰凝：浮海石、礞石、牡蛎、制南星、法半夏、浙贝母、白僵蚕、蛇六谷、白芥子等。

（4）湿浊：薏苡仁、苍术、草果等。

（5）热毒：白花蛇舌草、半枝莲、龙葵、壁虎、藤梨根、山慈菇、白英、菝葜、石上柏、蛇莓等。

（6）寒毒：木鳖子、制川乌、制草乌、细辛、麻黄、蜈蚣、全蝎、露蜂房等。

（7）正虚：

①气虚：人参、党参、黄芪、红景天、刺五加、白术、茯苓、山药、灵芝等。

②血虚：当归、熟地、制首乌、白芍、阿胶、鸡血藤等。

③阴虚：熟地、山茱萸、女贞子、旱莲草、枸杞子、生地、天冬、麦冬、沙参、百合、石斛等。

④阳虚：鹿茸、鹿角胶、淫羊藿（仙灵脾）、仙茅、菟丝子、沙苑子、补骨脂、巴戟天、肉苁蓉、杜仲等。

⑤精亏：熟地、紫河车、龟板胶、鹿角胶、鳖甲胶、蛤蚧、胡桃肉、冬虫夏草等。

（8）中成药：大黄䗪虫丸、西黄丸、金龙胶囊用于偏热者；小金丸用于偏寒者。

（9）饮食调理：两个原则，即"七分素三分荤""胃以喜为补"；禁忌食用含雌激素高者，如雪蛤、蜂王浆等。

第六节　小议眩晕的中医治疗

眩晕是临床上常见的症状，临床常用方如下所示。

一、天麻钩藤饮(《中医内科杂病证治新义》)

（1）药物组成（原著未标注剂量）：天麻、钩藤、石决明、山栀、黄芩、川牛膝、杜仲、益母草、桑寄生、夜交藤、硃茯神。

（2）主治：肝阳上亢证之眩晕，兼有肝火上炎证。症见：眩晕，头部胀痛，或有目胀痛，或有面红目赤，失眠多梦，急躁易怒，口苦，小便黄；舌尖边红，或舌红，苔黄，脉浮弦大，以寸关为甚，或左手脉大于右手脉。

【按语】：如有肝肾阴虚者，当用镇肝熄风汤。

二、苓桂术甘汤（张仲景《金匮要略》)

药物组成：茯苓四两，桂枝、白术各三两，甘草二两。

主治：心脾阳虚，水饮内停之眩晕。症见：头晕，目眩，心悸，脐下搏动感，胃内有振水声，胸胁支满，或背部一片区域有冰冷感；肢体水肿，面色苍白或晦暗，舌淡胖嫩，或边有齿痕，苔白滑。

三、补中益气汤（李杲《内外伤辨惑论》)

药物组成：黄芪一钱，甘草五分，人参（去芦）三分，当归身（酒焙干或晒干）二分，橘皮、升麻、柴胡各二分或三分，白术三分。

主治：气虚或气陷证之眩晕。症见：头晕，疲乏无力，少气懒言，面色或手掌黄，自汗，易感冒，食后饱胀，腹泻，内脏下垂，或有发热，或有口腔溃疡；舌淡白或淡嫩，或边有齿痕，苔薄白润或少，脉虚、软或弱。

【按语】：本方证与天麻钩藤饮证最重要的鉴别点是脉象，本方证的脉象是脉虚、软或弱，天麻钩藤饮证的脉象是脉浮弦大，以寸关为甚，或左手脉大于右手脉。

四、左归丸（张景岳《景岳全书》)

药物组成：熟地黄、菟丝子、牛膝、龟板胶、鹿角胶、山药、山茱萸、枸杞子。

主治：肾精不足之眩晕。症见：头晕，眼花，耳鸣，腰酸膝软，盗汗，神疲口燥；脉虚或弱，尤以尺脉为甚。

注意：眩晕因高血压病所致者，一般需要服用降压西药以控制血压。

╠─ 第七节　小议胸闷的中医治疗 ─╣

胸闷是临床上常见的症状，一般归属于中医"胸痹"的范畴，在现代医学中主要见于心脏病、肺部疾病、胸膈疾病、食道疾病、神经官能症等。中医治疗主要包括以下几个方面。

一、实证类

（1）瓜蒌薤白家族方（包括瓜蒌薤白白酒汤、瓜蒌薤白半夏汤、枳实薤白桂枝汤、六味宽胸汤）、半夏厚朴汤、小陷胸汤、大陷胸汤、利膈汤（由半夏、栀子、制附子组成，为日本汉方）。

【按语】：六味宽胸汤为笔者自拟方，由瓜蒌、薤白、石菖蒲、郁金、桂枝、葛根组成。

（2）四逆散、柴胡加龙骨牡蛎汤、血府逐瘀汤、八味解郁汤（四逆散合半夏厚朴汤）、复方丹参滴丸。

（3）栀子豉汤家族方（包括栀子豉汤、枳实栀子豉汤、生姜栀子豉汤）、凉膈散。

二、虚证类

（1）生脉散、六味养心汤、升陷汤、炙甘草汤。

【按语】：六味养心汤为笔者自拟方，由生脉散加炙甘草、大枣、酸枣仁组成。

（2）桂枝甘草汤、桂枝甘草龙骨牡蛎汤、苓桂术甘汤、真武汤。

╠─ 第八节　小议痹证的中医治疗 ─╣

（1）风寒湿痹，体质壮实，病程短者。

①桂枝芍药知母汤合薏苡仁汤（桂枝芍药知母汤见于张仲景《金匮要略》，薏苡仁汤见于皇甫中《明医指掌》）。药物组成：桂枝、芍药、知母、白术、附子、麻黄、防风、炙甘草、生姜、当归、薏苡仁。

②羌活胜湿汤（李杲《脾胃论》）。药物组成：羌活、独活、藁本、防风、甘草、蔓荆子、川芎。

主治：风寒湿痹，体质壮实，病程短者。症见：肌肉关节酸痛，或游走性疼痛，活动不利，舌淡白，苔白润。

注意：本类方剂长期服用会损耗正气，因此不宜长期服用。

（2）风寒湿痹，体质虚弱，病程久者。

①独活寄生汤（孙思邈《备急千金要方》）。药物组成：独活、桑寄生、秦艽、细辛、防风、川芎、当归、干地黄、白芍、肉桂、茯苓、杜仲、牛膝、人参、炙甘草。

②何氏风湿跌打酒。药物组成：羌活 15 g、秦艽 20 g、防风 15 g、制川乌 10 g、制草乌 10 g、细辛 5 g、桂枝 10 g、炒杜仲 20 g、怀牛膝 20 g、续断 30 g、桑寄生 30 g、鹿衔草 30 g、生地 20 g、熟地 20 g、赤芍 20 g、生白芍 20 g、川芎 15 g、苏木 15 g、生白术 20 g、茯苓 30 g、金钱白花蛇 1 ～ 2 条；如有颈椎骨质增生，加葛根 30 g、骨碎补 30 g，如有腰椎骨质增生，加骨碎补 30 g、补骨脂 30 g；用 50 ～ 70 度白酒 3 ～ 5 斤浸泡 7 天后服用，剂量为 50 ～ 100 毫升 / 次，每日一次，一般于睡前饮用，也可外擦患处，擦到局部皮肤发红发热为度。

主治：慢性风寒湿痹证，气血亏虚，脾肾亏虚，病程较久，或年老体衰。症见：关节肌肉酸痛，活动不利，疲乏无力，面色苍白，腰膝酸软，畏寒，舌淡苔白，脉虚或弱。

（3）热痹。

①防己虎杖汤（何宽其）。药物组成：防己、秦艽、豨莶草、虎杖、忍冬藤、地龙、桂枝。

主治：热痹。症见：关节红肿热痛，活动不利，舌红，苔黄。

②何氏痛风方（何宽其）。药物组成：萆薢、威灵仙、秦皮、车前子、忍冬藤、滑石。

主治：急性痛风性关节炎。症见：关节红肿热痛，以第一跖趾关节发炎为特征，活动不利，舌红，苔黄或黄腻，常见血尿酸升高。

注意：对痛风的治疗，除使用药物外，低嘌呤饮食非常重要。

③湿润烧伤膏（徐荣祥）。药物组成：黄连、黄柏、黄芩、地龙、罂粟壳。

主治：用于各种热痹的外治。用法为外搽局部。

对于痹证的治疗，非药物疗法如针灸、推拿、拔罐、放血、牵引、理疗等也有很好的疗效，可以配合药物使用。

第九节 小议颈项肩背僵直或疼痛的中医治疗

曹：现在都市里的人，由于长期伏案工作以及使用电脑，患有颈项肩背痛的人挺多。

何：是的，这个症状，日本汉方医家称作"肩凝"。除了伏案工作这个因素外，导致颈项肩背强直或疼痛的原因还有很多，如风寒湿邪痹阻、肝胆经络阻滞、阳明经络阻滞、肾虚骨失所养等。

曹：对于所谓的"肩凝"，我脑袋里只想到羌活胜湿汤、九味羌活汤、独活寄生汤一类的方剂。

何：不错，对于风寒湿痹阻所致者，羌活胜湿汤和九味羌活汤的确有效，而对于风寒湿痹阻的同时气血亏虚、肝肾亏虚者，独活寄生汤也是很好的选择。除了这些外，治疗颈项肩背强直或疼痛还有三大类方。

曹：哪三大类方呢？

何：（1）葛根汤、栝蒌桂枝汤、桂枝加葛根汤。这3个方治疗颈项肩背僵直或疼痛应该说耳熟能详，如"太阳病，项背强几几，无汗，恶风，葛根汤主之"。《伤寒论·太阳篇》和《金匮要略·痉湿暍病脉证并治》对此都有详尽的论述，可详细阅读经典。

（2）柴胡桂枝汤、大柴胡汤、柴胡加龙骨牡蛎汤、逍遥散。柴胡类方可用于治疗颈项肩背痛，如明代的傅青主以之治疗两臂肩膊痛："此手经之病，肝气之郁也，方用当归、白芍（各三两），柴胡、陈皮（各五钱），羌活、秦艽、白芥子、半夏（各三钱），附子（一钱）。"笔者对肩背强痛，尤其是肩胛骨处酸痛，应用柴胡桂枝汤每收捷效。新近用大柴胡汤治疗一例项背强痛的患者获效。

> 安×，女，53岁，2016年1月13日初诊。患者肩背强直疼痛一天，口干苦，口内灼热感，大便干结；舌紫红，苔黄。

方药：大柴胡汤加葛根、羌活。处方：柴胡10 g、黄芩6 g、姜半夏12 g、生姜3片、大枣15 g、枳实6 g、生白芍15 g、生大黄4 g、葛根30 g、羌活10 g，水煎服，每日一剂。

2016年1月15日复诊：诉肩背疼痛大为缓解，肩背强直减轻，但口内灼热感依旧；上方去羌活，加淡竹叶6 g、生地30 g。

（3）大承气汤、桃核承气汤。大承气汤可用于治疗颈项肩背强直或疼痛，《金匮要略·痉湿暍病脉证并治》中有条文："痉为病，胸满，口噤，卧不着席，脚挛急，必齘齿，可与大承气汤。"其中，"卧不着席"，当为项背强直、角弓反张所致。

当代经方家赵明锐也有用桃核承气汤治疗肩周炎获效的成功经验。

> （赵明锐编著《经方发挥》，北京：人民卫生出版社，2009年）王×，男，年过50岁，赶马车农民。患者右肩部疼痛已20余月，而且越来越重，诱因不明。经过服中西药、针灸、拔火罐、按摩等多方治疗，毫无效验。现症：右胳膊肩关节疼痛难举，前后左右伸屈都痛得咬牙切齿，局部无红肿现象。

方药：桃核承气汤加当归、川芎、丹皮，制为散剂日服12 g。

复诊：服 3 天后右上肢全部肿胀，疼痛更甚，又继服两天，大便变稀，日行三四次，局部肿胀消退，而疼痛也随之减轻。

三诊：服十日后，疼痛已减去一大半，共服药 3 周而痊愈。

另外，本病用非药物疗法如针灸、推拿、拔罐、放血、牵引、理疗等也有很好的疗效，可以配合药物使用。

曹：那么，这三大类方治疗颈项肩背强直或疼痛的机理是什么呢？

何：我觉得主要是治疗经络不通。颈项肩背部：

（1）足太阳膀胱经"其直者，还出别下项，循肩髆内，夹脊抵腰中"——这是走太阳经的桂枝类方治疗颈项肩背强直或疼痛的机理。

（2）足少阳胆经"循颈，行手少阳之前，至肩上"，手少阳三焦经"循臑外上肩""其支者，从膻中，上出缺盆，上项"——这是走少阳经的柴胡类方治疗颈项肩背强直或疼痛的机理。

（3）手阳明大肠经"上肩，出髃骨之前廉"，足阳明胃经"其别者……上络头项"——这是走阳明经的葛根类方和大黄类方治疗颈项肩背强直或疼痛的机理。

曹：从现代医学的角度来看，颈项肩背强直或疼痛可见于哪些疾病呢？

何：比如肩周炎、颈椎病、落枕、颈肩部肌肉劳损、肌筋膜炎、帕金森病、风湿热、破伤风、流行性脑脊髓膜炎、流行性乙型脑炎、中风、脑肿瘤所致的颅内压增高。

曹：谢谢老师，今天又学到了很多。

第十节　小议"交节病"的治疗

交节病，指在季节更迭时发病或病情加重。如何治疗交节病呢？

（1）小柴胡汤：小柴胡汤证的四大主症中就有"寒热往来"，对于"往来"，黄煌教授解释：一指节律性，或日节律，或周节律，或月节律，这就是所谓的"休作有时"；二指没有明显的节律，但表现为时发时止，不可捉摸，如癫痫、过敏性疾病等。

（2）按瘀血论治：王清任的《医林改错·血瘀证》有云："无论何病，交节病作，乃是瘀血。"因此，交节病可按瘀血论治，可选桂枝茯苓丸、血府逐瘀汤、桃红四物汤等。

> 患者，老年男性，2014 年 7 月 4 日初诊。患者每到夏季（一般从农历五月份开始）均会咳嗽发作，白天不咳，凌晨 1 点左右开始咳嗽，咳白黏痰，如此已有 4 年；晨起口苦口渴，舌偏红，苔浅黄，脉浮滑。

方药：小柴胡汤加川贝母。处方：柴胡 15 g、黄芩 10 g、姜半夏 12 g、生姜 3 片、党参 20 g、炙甘草 8 g、红枣 20 g、川贝粉 6 g（冲服），水煎服，每日一剂。

2014 年 7 月 25 日复诊：服上方后夜间已不咳嗽，晨起咳少许白黏痰；投以小柴胡汤合桂枝茯苓丸加川贝母。处方：柴胡 15 g、黄芩 12 g、姜半夏 12 g、生姜 3 片、党参 20 g、红枣 20 g、炙甘草 8 g、桂枝 3 g、茯苓 15 g、炒白芍 20 g、丹皮 10 g、桃仁 10 g，水煎服，每日一剂。治疗一个月而获愈。

第十一节 小议瘖痱的中医治疗

瘖，指语言不利或不能讲话；痱，指四肢痿废，不能运动或活动不利；还可能伴有头晕目眩、视力减退、耳鸣、口眼歪斜、偏瘫、肢体麻木、震颤或抽搐、神志改变等。

一、补肾填精

补肾填精方药：地黄饮子、乌鸡白凤丸、定坤丹。

（1）地黄饮子，金代刘河间方，组成：熟地、山萸肉、石斛、麦冬、五味、石菖蒲、远志、茯苓、肉苁蓉、官桂、附子（炮）、巴戟等分，每服五钱，加薄荷少许煎。主治：瘖痱病。症见：舌强不能言，足废不能用，口干不欲饮，足冷面赤，脉沉细弱。

（2）乌鸡白凤丸，比较清补，不易上火，适合肾虚而易上火者；地黄饮子、定坤丹比较温补，易上火，适合肾虚、虚寒证者。

《灵枢·海论》有云："脑为髓之海，其输上在于其盖，下在风府。""髓海有余，则轻劲多力，自过其度；髓海不足，则脑转耳鸣，胫酸眩冒，目无所见，懈怠安卧。"

《灵枢·口问》曰："上气不足，脑为之不满，耳为之苦鸣，头为之苦倾，目为之眩。"

二、温通经络

《古今录验》中的续命汤比较适合寒证、偏实者。组成：麻黄、桂枝、人参、甘草、干姜、石膏、当归各三两，川芎一两五钱，杏仁四十枚。上九味，以水一斗，煮取四升，温服一升，当小汗，薄覆脊，凭几坐，汗出则愈，不汗更服。主治中风痱：身体不能自收持，口不能言，冒昧不知痛处，或拘急不得转侧。

三、柴胡加龙骨牡蛎汤

本方被黄煌教授誉为"健脑方""调神方"，比较适合肝之气火亢旺者。组成：柴胡、黄芩、大黄、半夏、生姜、桂枝、龙骨、牡蛎、铅丹、人参、茯苓、大枣。《伤寒论》第一百零七条："伤寒八九日，下之，胸满烦惊，小便不利，谵语，一身尽重，不可转侧者，柴胡加龙骨牡蛎汤主之。"

四、化痰通瘀

三甲散，用于痰瘀阻络者，为吴又可《温疫论》方，组成：鳖甲、龟甲、蝉蜕、僵蚕、牡蛎、庶虫、白芍药、当归、甘草。主治：瘟疫伏邪已溃，正气衰微，不能托出表邪，客邪胶固于血脉，主客交浑，肢体时疼，脉数身热，胁下锥痛，过期不愈，致成痼疾者。

改良三甲散：南京中医药大学王灿晖团队基于吴又可三甲散改良而成。组成：龟板、鳖甲、地鳖虫、地龙、何首乌、石菖蒲。主治：脑血管疾病、帕金森病、痴呆疾患、神经系统变性疾病等。症见：头晕耳鸣，健忘失眠，神志改变，肢体麻木或不遂或颤动等。

五、益气活血

益气活血方剂：补阳还五汤、益气聪明汤，用于气虚血瘀者。

补阳还五汤，为清代王清任《医林改错》方，组成：黄芪、当归尾、赤芍、地龙（去土）、川芎、红花、桃仁。主治：中风之气虚血瘀证。症见：半身不遂，口眼㖞斜，语言謇涩，口角流涎，小便频数或遗尿失禁，舌暗淡，苔白，脉缓无力。

第十二节 小议湿热证的中医治疗

一、上焦湿热之三剑客

（一）麻杏苡甘汤合千金苇茎汤加鱼腥草、车前子（麻杏苡甘汤见于张仲景《金匮要略》，千金苇茎汤见于孙思邈《备急千金要方》）

药物组成：麻黄、杏仁、薏苡仁、甘草、苇茎、冬瓜子、桃仁、鱼腥草、车前子（或车前草）。

主治：湿热蕴肺证，湿重于热。症见：咳嗽，咯黄黏痰，或干咳，或有咽红、咽痛，或有发热，胸闷，或脘腹痞胀、食欲不佳，小便黄，大便黏腻，舌淡红或舌尖红或舌红，苔浅黄腻或黄腻。

（二）麻杏苡甘汤合黄鱼夏蒌汤（麻杏苡甘汤见于张仲景《金匮要略》，黄鱼夏蒌汤为何宽其自拟方）

药物组成：麻黄、杏仁、薏苡仁、甘草、黄芩、鱼腥草、半夏、瓜蒌。

主治：湿热蕴肺证，湿热并重。症见：咳嗽，咯黄黏痰，或有发热，或有胸闷、胸痛，或有咽痛，小便黄，口干苦，舌红，苔黄腻。

（三）小柴朴汤（小柴胡汤合半夏厚朴汤）

药物组成：柴胡、黄芩、半夏、生姜、人参、甘草、大枣、厚朴、苏叶、茯苓。

主治：湿热蕴肺证，兼有脾胃虚寒。除了湿热蕴肺的症状外，还有脾胃虚寒的症状，如舌淡嫩或淡紫，边有齿痕，面色萎黄，或手掌黄，食寒凉或吹冷风则胃脘不适，甚则腹痛腹泻，平素大便不成形或稀溏。

二、中焦湿热之三剑客

（一）三仁汤（吴鞠通《温病条辨》）

药物组成：杏仁、白蔻仁、薏苡仁、厚朴、半夏、通草、滑石、淡竹叶。

主治：湿热证，湿重于热。症见：脘腹痞胀，胸闷，食欲不佳，头重，头痛，肢体酸重困乏，舌淡红，苔微黄腻或浅黄腻。

（二）甘露消毒丹（王孟英《温热经纬》）

药物组成：白蔻仁、藿香、茵陈蒿、滑石、木通、石菖蒲、黄芩、连翘、浙贝母、射干、薄荷（有市售的甘露消毒丸）。

主治：湿热证，湿热并重者。症见：舌尖红或舌红，苔黄腻或黄厚腻，或有身热不扬，脘腹痞胀或胀痛，食欲不佳或食欲缺乏，大便黏腻不畅，或皮肤湿疹，头身困重。

（三）半夏泻心汤（张仲景《伤寒论》）

药物组成：黄芩、黄连、半夏、干姜、人参、甘草、大枣。

主治：中焦湿热，兼有脾胃虚寒。症见：除中焦湿热的症状外，还有脾胃虚寒的症状，如舌淡嫩或淡紫，边有齿痕，面色萎黄，或手掌黄，食寒凉或吹冷风则胃脘不适，甚则腹痛腹泻，平素大便不成形或稀溏。

三、下焦湿热之三剑客

（一）葛根芩连汤（张仲景《伤寒论》）

药物组成：葛根、黄连、黄芩、甘草。

主治：肠道湿热证。症见：泄泻，大便臭秽，肛门灼热感，或有发热，舌红，苔黄腻。

（二）八正散（《太平惠民和剂局方》）

药物组成：萹蓄、瞿麦、木通、滑石、车前子、大黄、栀子、甘草、灯心草。

主治：膀胱湿热证。症见：尿频、尿急、尿黄，尿涩痛，淋漓不畅，甚则癃闭不通，小腹急满，舌红，苔黄腻；也可用于湿热下注所致的精室湿热证、黄带等病证的治疗。

（三）红藤地榆汤（何宽其自拟方）

药物组成：红藤、生地榆、败酱草（或白头翁）、黄柏、椿根皮、陈皮。

主治：阴道或精室湿热证，也可用于肠道湿热证。症见：妇女黄带，质黏稠，量多，气味臭秽；男子前列腺炎，尿频、尿急、尿痛，排尿不畅，尿线分叉，尿后余沥，夜尿次数增多，尿后或大便时尿道流出乳白色分泌物等；腹泻，少腹疼痛，大便黏液、脓血，里急后重；舌淡红或红，苔黄腻或根黄腻。

另外，对治疗湿热证的温胆汤家族方（包括治疗湿温发热的要方蒿芩清胆汤）进行专篇论述。

╟ 第十三节　小议痤疮的中医治疗 ╢

痤疮，俗称"痘痘""青春痘"，中医称为"粉刺""肺风粉刺"，主要表现为面部或胸背部的丘疹、粉刺、脓疱、结节、囊肿、瘢痕，或伴有瘙痒。中医病理主要是热毒、血瘀、痰凝、湿浊及脂浊、寒、风、正虚。其中，丘疹、脓疱与热毒关系密切；粉刺与湿浊及脂浊、痰凝关系密切；结节、囊肿与瘀血、痰凝关系密切。具体用药情况如下所示。

（1）热毒：白花蛇舌草、半枝莲、鱼腥草、蒲公英、紫花地丁、虎杖、重楼（蚤休）、黄连、黄芩、黄柏、大黄、栀子等。

（2）血瘀：三棱、莪术、皂角刺、桃仁、红花、郁金等。

（3）痰凝：浮海石、礞石、牡蛎、法半夏、制南星、白芥子、浙贝母、海蛤壳、白僵蚕等。

（4）湿浊及脂浊：泽泻、薏苡仁、草果、苍术、茵陈蒿、生山楂、莱菔子、决明子、荷叶等。

（5）寒：麻黄、桂枝、肉桂、细辛、制附子、干姜等。

（6）正虚：

①气虚：人参、党参、黄芪、红景天、刺五加、白术、茯苓、山药等。

②血虚：当归、熟地、制首乌、白芍、阿胶、鸡血藤等。

③阴虚：熟地、山茱萸、女贞子、旱莲草、枸杞子、生地、天冬、麦冬、沙参、百合、石斛等。

④阳虚：鹿茸、鹿角胶、淫羊藿（仙灵脾）、仙茅、菟丝子、沙苑子、补骨脂、巴戟天、肉苁蓉、杜仲等。

⑤精亏：熟地、紫河车、龟板胶、鹿角胶、鳖甲胶、蛤蚧、胡桃肉、冬虫夏草等。

（7）风：白僵蚕、蝉蜕、白蒺藜、徐长卿等。

（8）外用方：七子白，由白芷、生白芍、生白术、茯苓、白及、白僵蚕、白蔹或浙贝母组成。使用方法：晚上将药粉用蜂蜜（或牛奶，或鸭蛋清，或矿泉水）调成糊状，敷于有痘痘/斑/毛孔粗大/酒糟鼻处，天气暖和的时候就用喷雾瓶喷水保湿，天气冷的时候就用蒸汽美容仪喷气雾保湿，保持30～120分钟，然后用软纸擦掉，不要洗脸，第二天早上起床再洗脸，每日一次。

（8）注意事项：

①痤疮与便秘、失眠、月经不调密切相关，因此调理好以上问题对痤疮的治疗极为有利。

②对于热证之痤疮，须禁忌辛辣刺激、肥甘厚味、烧烤、醇酒温燥之品。

③对于皮脂分泌旺盛、面部油腻者，用洗面奶清洗面部以达到洁面之目的，对痤疮的治疗很有帮助。

第十四节　痤疮（痘痘）的治疗误区

曹： 何博士，听说您在治疗痘痘方面有些经验，现就治疗痘痘的一些问题跟您探讨一下。

何： It's my pleasure!

曹： 痘痘一般都是红红的，有的甚至会化脓，还会疼痛，是不是都是火热引起的？

何： 就我的临床体会，属热性的痘痘的确占大多数，但也有不少属寒性的。热性痘痘通常很红，鼓鼓的，或有疼痛，甚至化脓，患者口干苦，小便黄，大便干结，舌红苔黄。而寒性痘痘色泽暗黑，不是很鼓，患者怕冷，手脚冰凉，舌质淡嫩，苔白润。中医还是要在辨证的原则上治疗痘痘。

曹： 既然热性痘痘比例很大，那么清热泻火、清热解毒的中药和方剂自然用得多吧。

何： 是的，比如大黄、黄连、黄芩、金银花、重楼、升麻、紫花地丁、石膏，中成药如防风通圣散、三黄片、栀麦清火片、黄连上清丸等。但寒凉的药物毕竟对脾胃阳气有所损伤，所以长期服用要注意顾护脾胃。有的医生一见热性痘痘，就只想到用清热的药而不注意顾护脾胃，结果虽然痘痘消下去了，但肠胃也吃坏了。我有一个患者是公司白领，就因为治痘把肠胃吃坏了，结果在办公室总是放屁，搞得自己很尴尬。另外，有一种情况在临床上也非常常见，即面部痘痘属热，而患者胃肠属寒，对这种患者用寒凉药要更为小心。治疗寒性痘痘需用温热药，切忌使用寒凉药。

曹： 对于面部痘痘属热而胃肠属寒的患者，您通常如何治疗？冰火两重天，有点难搞啊。

何： 的确有点难搞噢。对于这种情况，就要用到中医的"和"法，即清热药和温阳散寒药并用，根据病情权衡寒凉药和热性药的比例。在极端情况下，还会用到"油炸冰淇淋"配方方法。我曾经治愈了一个女大学生的痘痘，采用的就是油炸冰淇淋配方方法，即黄连解毒汤合黄芪麻辛附汤加三棱、莪术。

曹：现在市面上有很多治痘的皮肤护理产品，美容院也常用一些面膜方除痘，您怎么看？

何：是的，很多人认为只要在脸上抹抹涂涂就能搞定痘痘。殊不知，脸上长痘其实是身体内部状态失调反映于外的表现，病根在身体内部。所以，单纯的外用药治标不治本。有一位患者，为了治痘到美容院花了一两万，才管用两个月，就是这个原因。我接诊这位患者后，辨为寒性痘痘，投以葛根汤合桂枝茯苓丸治疗一个多月就获得了非常满意的疗效。

曹：那您治疗痘痘会用外用药吗？

何：我治疗痘痘的理念是，以内服药为主，以外用药为辅。在内服药的同时，我也非常重视外用药，两者有机配合，常能获得非常满意的疗效。常用的外用方是"七子白"。

曹：那下次听您分解"七子白"。

第十五节　背部及手足发凉 7 年病案讨论

男，47 岁，背部及手足发凉 7 年，冬季明显加重。患者自诉夜间睡觉需捂紧被子，背部不能透风，否则即流清涕，坐沙发亦需加靠背；大小便无异常，睡眠可，精神佳，无疲乏无力，性情稍急躁；2 型糖尿病 3 年，服二甲双胍、格列本脲。舌紫，边有齿痕，苔灰黄，脉象浮滑有力；吸烟 30 余年。曾行针灸治疗，之前的医生用过麻黄附子细辛汤、桂枝汤、当归四逆汤、玉屏风散、苓桂术甘汤、右归丸，均无明显效果。

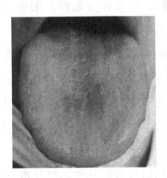 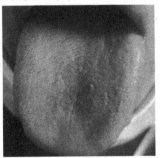

舌紫，边有齿痕，苔灰黄

何宽其：对于该患者我也有点迷茫，毕竟感觉该用的方都用了，却没有效果，之前医生的用方，经方功底还是相当扎实的。初步考虑病机为：阳气虚，痰饮，瘀血。舌苔灰黄，考虑为吸烟所致，不宜盲目认为是热证。该案从辨证上似乎并无难处，难的是对症用药却没有效果。于是我搜索头脑里治疗背冷的文献：

（1）痰饮：《金匮要略》中有"夫心下有留饮，其人背寒冷如手大"，五苓散、苓桂术甘汤、真武汤可选。

（2）麻黄附子细辛汤证：黄煌主编的《经方一百首》中麻黄附子细辛汤条下：其人背部发冷也是用方的佐证。

（3）阳虚、气虚证：恶风，鼻鸣（受寒后流清涕），病位在太阳经，阳虚，肺气亏虚不固（主要依据症状，脉象并无虚象，属舍脉从症）；桂枝汤、玉屏风散可选。

（4）瘀血证：舌紫，考虑瘀血阻滞背部经络；桂枝茯苓丸、血府逐瘀汤可选。

充分考虑以上方面，拟复方大法，方药：麻黄附子细辛汤、苓桂术甘汤、玉屏风散合桂枝茯苓丸，去防风。处方：麻黄7 g、制附子（先煎）12 g、细辛5 g、桂枝15 g、茯苓50 g、炒白术15 g、炙甘草5 g、炒白芍12 g、丹皮7 g、桃仁12 g、生黄芪20 g，水煎服，每日一剂。

随访：患者反馈效果很好。这也令我感到意外，当时处方时其实心里并没有底。

本案治疗的成功得益于复方大法。《内经》有"大、小、奇、偶、缓、急、复"七剂之说，每种方剂都是一种治病的"兵器"，都有其适用范围。本案之前医生用方可谓妥帖，在收效不佳之时，我只是将其用过的方合在一起，取复方大法，结果竟获得佳效。关于复方大法，古代的孙思邈，当代的周仲瑛、王幸福都有所论述，如王幸福先生的葆青汤，即二仙汤、二至丸、百合地黄汤、生脉散、甘麦大枣汤、桂甘龙牡汤等合方而成，临床上用于妇女更年期综合征诸症，每获佳效。

新近的一个患者，也是畏寒，恶风，肢麻，下肢浮肿，小便不利，疲乏无力，舌淡嫩紫稍胖，苔薄白润等，考虑阳气亏虚，瘀水内停。以真武汤、苓桂术甘汤合防己黄芪汤，加鸡血藤、杜仲、牛膝、续断，取复方大法，最终获得佳效，目前该患者还在调理中。

对于背心凉这类病症，外治法也不能忽略，如局部热敷、艾灸、中药外敷、理疗等。赵守真《治验回忆录》里就记载了这样的案例，其治疗虽有内服药，但赵老认为主要是紫金桂附膏外用的疗效（原文截图如下）。关于本案患者，我曾建议用十香暖脐膏局部外敷并局部艾灸。

处方详情

诊 断
虚劳 阳气虚衰

线上复诊时间
未设置

📋 方案一·颗粒 (13味药)

黑顺片15克 麸炒白术15克 茯苓50克
酒白芍15克 生姜8克 桂枝12克 炙甘草3克
防己12克 黄芪30克 鸡血藤30克 炒杜仲15克
牛膝30克 续断15克

10付 每日2次 口服

医嘱: 未输入

其他　　　　　　　　　　　　　展开 ⌄
给药房的备注　　　　　　　　　未输入

---

20. 督脉背疽

刘道生，患背冷如冰，脊骨不可按，喜暖，四时皆然，而饮食工作则如故。医有作肾虚治者，甚至作痰饮治者，且曾……月，均不效，历有年矣。今冬彼来城……

附子□钱 芍药□钱 白术□钱 党参四钱 茯苓三钱

四剂病未改善，沉思是证是药，当属不谬，其所以收效不高者，药力之未足欤？乃嘱再服四剂，每次加吞金液丹一钱，一日两次，仍未减轻，乃于原方加鹿胶三钱、破故纸、枸杞、狗脊、千年健各四钱。外用紫金桂附膏（中药店有售）溶化于方形布块成一圆圈，中置白矾细末一钱，烘热贴背心冷处。又服药三剂，寒疼均减，惟贴处起起粟形作痒，知为**胶药砒末之力居多，不再服药，专用膏药贴如前法**。五日一换，半月证状消失，欣然还乡。

赵老外用紫金桂附膏

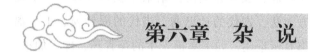

第六章 杂 说

第一节 "肝为万病之贼" 探讨

曹：老师，您听说过"肝为万病之贼"的说法吗？

何：当然听说过了，这是清代医家魏玉璜提出的，意在说明肝病为病极为广泛。

曹：您可以分析一下肝如何导致百病吗？

何：肝可以导致人体上下左右、表里内外发生疾病，为病极为广泛。

（1）肝阳上亢、肝气上逆，可致眩晕、头痛、头胀、目胀、耳鸣。

（2）肝火上炎，可致目赤、耳肿。

（3）肝气郁结，痰气交阻于咽喉，可致梅核气。

（4）肝火犯肺，木火刑金，可致咳嗽、气喘，甚则咯血。

（5）肝气犯心，可致心悸、心慌、失眠、惊恐。

（6）肝气犯脾，木旺克土，可致脘腹胀痛、腹泻。

（7）肝气犯胃，可致胃脘胀满或胀痛、嗳气、泛酸。

（8）肝气下犯膀胱，可致尿频、尿急。

（9）肝气外犯肢体关节，可致肢体抖动，或四肢关节疼痛、活动不利。

（10）肝气外犯肌肤，可致皮肤瘙痒、皮疹，皮肤异常感觉如蚁行感、跳动感，或汗出，或手心、脚心发热。

（11）肝气郁结，肝胆气机不利，可致偏头痛，耳胀闷，胁肋、季胁、腰部、少腹胀闷或胀痛，肩颈部强直酸痛，全身酸重，肢体麻木，活动不利，男子阳痿，女子月经不调，月经前乳房和（或）小腹胀满或胀痛，经行腹痛。

……

曹：哇。肝所致疾病实在是太广泛啦。那肝所致疾病有没有共同的症状和体征？

何：肝所致疾病还是有一些共同的临床表现可循的，如脉弦，肝胆经循行部位（黄煌教师称为柴胡带：巅顶、侧头部、眼、耳、咽喉、肩颈、乳房、胸胁、季胁、小腹、侧腰、阴部、腿外侧、足大趾）的胀闷、疼痛、红肿，子时（23时至次日凌晨1时，按中医时间医学的观点，子时属胆）、清晨或情绪波动时病情发作或加重。肝气郁结时可在舌面见到肝郁线，情绪低落、心情郁闷、肝火炽盛时常有口苦，急躁易怒，舌尖边红。

曹：这下可以理解了，为什么在门诊实习时作用于肝胆的方剂，如柴胡类方和温胆汤家族方使用频率极高。

何：的确，柴胡类方（包括小柴胡汤家族方、大柴胡汤、柴胡加龙骨牡蛎汤、柴胡桂枝干姜汤、逍遥散家族方、四逆散家族方）和温胆汤家族方（包括温胆汤、丹栀温胆汤、黄连温胆汤、蒿芩清胆汤、十味温胆汤、十二味温胆汤）在内伤杂病的治疗中起到了中流砥柱的作用。

第二节　五脏六腑寒热各有不同的案例

寒热错杂的案例很常见，但笔者曾遇到过一个五脏六腑寒热各有不同的案例，对笔者来说的确很少见。该患者肝、胆、心、膀胱易热，而肺、脾、胃、肾易寒，具体表现为：

（1）肝胆热：目眩，眼睛有黏稠分泌物，急躁。

（2）心热：入睡困难，焦虑，舌尖红。

（3）膀胱热：小便黄，淋漓涩痛（也可解释为心火下移小肠）。

（4）肺寒：食寒凉或服用黄芩（寒凉药有较好的清肺热之功），则咳嗽。

（5）脾胃寒：食寒凉则胃痛，甚至腹泻，大便稀溏（不粘马桶）。

（6）肾寒：腰部寒凉感。

该患者除了五脏六腑寒热不同外，还对寒热药极为敏感。多一分寒则胃痛，多一分热则上火。对寒热药如此敏感的患者实属少见。患者曾因食用冰镇西瓜而脐周疼痛，久治不愈，因笔者当时在马来西亚分校任教，患者遂自己在网上搜罗资料，以真武汤加葫芦巴治疗腹痛，结果效果非凡。但多服一帖就开始上火，目眩，眼部黏性分泌物增多，口渴，小便黄，淋漓涩痛。笔者投以四逆散加淡竹叶、车前草调理而缓解。后来患者以上述两方交替服用，调理两个月而腹痛愈。

后来，患者又一次没管住嘴而食用冰镇西瓜，导致脐周腹痛复作，煎煮一帖真武汤加葫芦巴，久病成医，因此只服用了一天剂量的1/3而腹痛止，且未上火，否则又会和上次一样，腹痛好了，但肝胆、膀胱又上火了。

第三节　火神派的是是非非

火神派是民国时期兴盛于西南地区的一个学术流派，学术上一般称之为"扶阳学派"。其以擅用大剂温热药如附子为特点,最常用潜阳封髓丹和四逆汤,最善用温潜法。

在笔者的行医生涯中,火神方法运用相对较少,比较成功的案例是用潜阳封髓丹治疗一例顽固性阳虚型失眠,以及用潜阳封髓法治疗一例顽固性皮肤瘙痒。对于制附子,笔者的最大用量为30 g。

火神派祖师是郑钦安,本以为他的著作《医法圆通》《医理真传》里满纸温阳、大剂量附子,但看过之后才发现,郑老的学说相当持平,不仅论述阳虚,也论述阴虚,绝非偏倚阳虚一端。

自从火神派兴盛以来,颇多病例取得立竿见影的疗效,但诉病者亦多,主要集中在应用重剂附子的不良反应上,就连当代名医王幸福和黄仕沛也针砭于此。在王幸福先生的著作中有一篇文章《"三刻拍案惊奇"用附子》,意在针砭火神派之非,感叹火神派"成也萧何败也萧何"。

火神派最常用的温潜法:

(1)温:主要是附子、肉桂、桂枝、干姜、吴茱萸等,常用重剂。

(2)潜:龟板、龙骨、牡蛎、磁石、钟乳石、紫石英等重镇药。根据周仲瑛周老的经验,引火归元法在应用肉桂、附子时,需配伍重镇与养阴药,才能收到更好的效果,此乃"刚柔并济"之法。重镇药已如前述,养阴药可选山茱萸、五味子、酸枣仁、白芍、熟地等,尤其是酸敛养阴药,可敛辑浮阳,临床上更为常用。潜阳封髓丹中的龟板,则兼具重镇潜阳与养阴的功效,可谓"一举两得"。

(3)附子重用,本身具有温潜收摄的功能。温潜收摄能敛肺、健胃,可重用麻、桂、姜而不发汗,具有温经通络的功能;同时,温潜收摄可制浮阳,达清热之功。

验案举隅:

> 贺×,女,87岁,退休人员,2017年5月15日初诊。主诉:阵发性右侧头痛50余年,复发加重一个月。问诊:阵发性右侧头部疼痛,疼痛呈跳痛性质,疼痛发作时不能耐受,喜右侧卧位,伴头晕、走路不稳,遇风寒则疼痛易复发、加重,得温痛减;食纳可,夜眠差,尿频,大便调。既往行中医针灸、口服西医止痛药等治疗,症状稍减轻,但仍易复发。望诊、闻诊:神志清楚,精神欠佳,痛苦面容,走路欠稳,偶可闻及痛苦呻吟之音。舌象:舌淡胖润、有齿痕。脉象:脉沉细弱[①]。

中医诊断:头痛——肾阳亏虚。

治法:温肾潜阳。

---

① 谭薪兴,李明秀,陈学忠. 陈学忠教授运用潜阳封髓丹验案3则[J].云南中医中药杂志,2018,39(1):5.

方药：潜阳封髓丹加减辨证施治。处方：白附片 60 g（另包先煎 1 小时）、肉桂 10 g、桂枝 15 g、炒白芍 15 g、干姜 20 g、盐吴茱萸 10 g、砂仁 20 g、盐黄柏 20 g、醋龟甲 30 g（先煎）、炙甘草 20 g、龙骨 30 g、牡蛎 30 g，水煎服，每日一剂，共 6 剂，每次温服 200 mL。

2017 年 5 月 21 日复诊：患者诉头痛发作频率及程度明显改善，续服 4 剂，随诊诉头痛未复发。

【何宽其按语】：本案是典型的火神派温潜手法。

（1）温药：白附片 60 g（另包先煎 1 小时）、肉桂 10 g、桂枝 15 g、干姜 20 g、盐吴茱萸 10 g，剂量都较大，尤其是白附片，用量达 60 g。

（2）潜药：用醋龟甲、龙骨、牡蛎等重镇潜阳药。一诊头痛就明显缓解，复诊头痛痊愈，可见若火神派手法应用得当，疗效立竿见影。另外，方中龙骨、牡蛎煎煮时宜先煎，肉桂、砂仁煎煮时宜后下。

潜阳封髓丹：附子、龟板、黄柏、砂仁、甘草。

四逆汤：附子、干姜、炙甘草。

（本文得到厦门大学医学院中医系廖铦教授的审阅与增补，特此致谢。）

第四节 中医师的操作系统

曹：何老师，我在门诊跟诊时，发现每个中医师的处方都很独特，即使是同一个患者，不同中医师开出的处方也不一样。

何：嗯嗯，这正是中医的学术特点之一。在西医中，一个诊断治疗指南可以全球通用。而中医，每一个中医师都有自己独立的操作系统（operating system，OS）。

曹：这个比喻好贴切。操作系统，这倒是网络时代的新名词。电脑有 DOS、Windows、Linux、Mac 等操作系统，而手机有 Android、IOS、Linux、MeeGo 等操作系统，不曾想中医师竟然也有自己的操作系统。

何：是的。我的母校南京中医药大学有两位中医大家，一位是南京中医药大学的元老周仲瑛教授，现为国医大师；另一位是黄煌教授，经方大家。下面给你看看两位先生的医案，你就能了解所谓中医师的操作系统了。

（周仲瑛教授医案）陈某，女，34 岁，1996 年 5 月 18 日初诊。患者因形体肥胖，B 超检查提示脂肪肝而就诊，体重 78 kg，身高 1.65 cm；平素食欲一般，肢体经常浮肿，月经周期正常，但经行量少色黑；舌质暗红，舌苔黄腻。

中医诊断：脂膏不归正化，脾湿生痰，血瘀水停。

治法：燥湿化痰，活血利水。

处方：炒苍术 10 g、法半夏 10 g、制南星 10 g、海藻 10 g、泽兰 10 g、泽泻 20 g、炒莱菔子 20 g、炙僵蚕 10 g、荷叶 15 g、山楂肉 15 g、鬼箭羽 15 g、天仙藤 15 g、马鞭草 15 g。

> （黄煌教授医案）患者，女，因腔隙性脑梗死而求诊。患者体型苗条，但肤色黄白少光泽，舌暗淡，头晕失眠，周身不适。

方药：桂枝加葛根汤。处方：桂枝 15 g、赤芍 15 g、甘草 5 g、干姜 5 g、红枣 20 g、葛根 30 g。患者服后诸症悉愈。

曹：我仔细看了两位大家的医案，发现周老的处方看不出是哪个方剂，似乎是自拟方，而黄煌教授的处方则是标准的经方——桂枝加葛根汤。

何：这就是因为他们的操作系统不同。我在厦门大学讲授"中医各家学说"课程，所以对中医的学派有所了解。从学派的角度来说，周老似为医经学派，辨证特点为辨"病机证"，比较注重"法"，而黄煌教授应为经方学派，辨证特点为辨"方证"，比较注重"方"。周老的诊疗思维为"理—法—方—药"，而黄煌教授的诊疗思维为"方—药—理—法"。

曹：这实在是太有意思了。但我注意到黄煌教授医案中的桂枝加葛根汤，用干姜替代了生姜。

何：黄煌教授常用干姜替代经方中的生姜，其主要原因是药房不备生姜。但我临床上处方时，该用生姜的地方还是照样用生姜，主要是叫患者自己加。2013 年冬，我到山东烟台去聆听黄煌教授的讲座，后来在和他共进午餐时还专门谈到这个问题。

曹：我学习了"中医各家学说"课程，学到在东汉史学家班固的《汉书·艺文志·方技略》中记载了中医的学术流派有 4 个：医经派、经方派、神仙派、房中派。我想知道，老师您偏重哪个学派呢？

何：医经派比较注重研究医学理论，偏重病因病机的探讨；经方派比较注重方剂和中药的研究，而薄于理论的探讨，这两派是中医学临床诊疗的主要学派。神仙派主要研究养生保健，而房中派是研究性医学的。虽然我很喜欢用经方，但感觉自己还是更偏重医经学派。其实，偏重于某学派只能说明擅长某方面，对某方面研究较深。学派只是手段，治好病才是目的，不应该为盲目追求学派而本末倒置。

曹：我明白了。对于我毕业后的行医生涯，在操作系统方面老师有何建议？

何：中医师都有自己独特的操作系统，你毕业后，应该"勤求古训、博采众方"，尽早建立自己的操作系统。就像一个书法家或国画家，不能总停留在临摹阶段，最终必须走出来，形成自己独特的艺术风格。

曹： 好的，谢谢何老师。

第五节　小议中医师的科学素养

在古代，中医中有所谓的"铃医"，又称"走方郎中"，在四川则称为"跑摊匠"。为了生存或谋利，这些铃医难免染上江湖习气，如夸大渲染自己的医技或药物的功效，故弄玄虚，吸引眼球。虽然在中医界，江湖郎中也"江山代有才人出"，但中医毕竟是一门科学，中医从业者必须具备相应的科学素养。

首先，中医师在行医过程中要客观公正，实事求是，不能夸大渲染自己的医技和药物的功效，不要行坑蒙拐骗之术，不要做"神医"，不要"包治百病"，争做一名学术型中医。

其次，中医师在行医过程中要有科学研究的意识。科学研究的意识是什么？举个简单的例子，厦门大学上弦场的阶梯有多少级？笔者虽在厦门大学工作多年却不得而知，若突然有一天想把这个问题弄清楚，那就应该亲自去数一数，也许10分钟之内就能知道阶梯的确切数目，这就是科学研究的意识。

总之，具备科学素养的中医师，会有意识地去探索，去研究，成功的时候总结经验，失败的时候查找原因，总结教训，以期进一步改进。只有这样，中医在学术上才会不断进步。

第六节　医疗决策问题

生病了，该去哪家医院看？找哪一个科室看？找哪个医生看？这就涉及医疗决策问题。以下为同一患者的就诊经历：

（1）头痛问题。患者因头痛到某三甲医院神经内科就诊，挂主任号，住院治疗，都无济于事；因怀疑有精神心理问题，还曾去厦门市仙岳医院看诊；最后经笔者使用中药治疗，并在厦门市中医院行针灸治疗，半年后获愈。

【按语】：对于头痛，完善西医的检查是非常有必要的，如头颅 CT、MRI，已排除颅内器质性病变，如肿瘤。本案患者头痛，但西医检查未见异常，当归属于神经性头痛一类，西医疗效不佳，可谋求中药及针灸治疗。中西医各有所长，应相互补充。

（2）白塞氏病的确诊。患者血沉、C反应蛋白升高，但病因一直不明，某三甲医院肾内科主任怀疑是白塞氏病或血管炎所致，予服糖皮质激素和免疫抑制剂（沙利度胺）。患者服用半年以上，脸都变圆了（糖皮质激素的副作用之一——满月脸）。后来，笔者建议患者去风湿免疫科彻查，并确认是否是白塞氏病。最终，检查结果未明确诊断出白塞氏病，遂停服糖皮质激素和免疫抑制剂。

【按语】：如果怀疑是白塞氏病，则应该到风湿免疫科确诊。每个专科有自己的专业领域，肾内科诊断白塞氏病，就如同内科医生做外科手术，所以看病时要选好科室。还没确诊白塞氏病前就服用糖皮质激素和免疫抑制剂，如果只是进行短暂的"诊断性治疗"还可以理解，而患者竟然服用了半年以上，真是当了一回"小白鼠"。

（3）颈、腋下淋巴结肿大。患者因颈、腋下淋巴结肿大求诊于我处，笔者为其开了中药进行调理，同时建议患者去医院做穿刺活检，明确淋巴结肿大的原因。后来，其在医院行颈淋巴结穿刺活检，诊断为颈淋巴结结核，予以抗结核治疗一年，肿大的颈淋巴结缩小，而且之前的血沉和C反应蛋白升高经抗结核治疗后也已恢复正常。至此明了，血沉和C反应蛋白升高的病因为结核病，而不是白塞氏病或血管炎。

【按语】：有了明确的诊断，才能有对证的治疗。对于颈淋巴结肿大，笔者作为中医也认为只服用中药调理是远远不够的，而是需要明确病因，确定其是由周围的炎症病灶，还是肿瘤或结核病所致。穿刺活检是最直接的方法。如果是由一般的炎症所致，则中医治疗是有用的；如果是由结核或者肿瘤所致，就必须进行相应的治疗。中医对结核病是无能为力的。

另外，《中医诊断学》上有"六阴脉"的论述，即六部门沉细同等，但身体却很健康，该患者的母亲六部脉沉细而无力，但身体却很棒，没有气虚也没有阳虚。笔者行医这么多年以来，第一次体会到所谓的六阴脉，真是难得。

第七节　对健康与疾病的思考

从健康到死亡，人体有4种状态：阴平阳秘（绝对健康）、未病（相对健康）、已病（疾病）、阴阳离决（死亡），其中阴平阳秘（绝对健康）和阴阳离决（死亡）是健康和疾病的两个极端。当然，阴阳离决（死亡）也可能是人体生命的正常终结，而不是经历疾病之后的终结。阴平阳秘（绝对健康）是我们不断追求的理想的健康状态，却不易达到，通常只能"止于至善"。

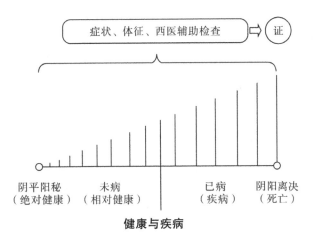

健康与疾病

症状是人主观感觉到的身体不适、痛苦或异常；体征是医者通过体格检查得到的人的身体不适、痛苦或异常征象，中医学中的舌象、脉象、耳象等都属于体征范畴；辅助检查是指西医通过器械或生化检查得到的人体状态。证，是综合分析症状、体征、西医辅助检查结果、病史、地理、气候等资料后得到的人体某阶段状态的抽象概括。症状、体征和辅助检查，都是具体的存在；证是抽象的概念。症状、体征、辅助检查异常和证，不仅可见于疾病状态，也可见于未病状态。相对健康状态下的证，症状轻浅、隐晦，或仅有舌象、脉象等体征的异常，为"潜证"（latent syndrome）。另外，有些潜证无法从症状和体征中辨出，往往需要根据治疗反馈或医者经验辨出；疾病状态下的证，症状和体征较明显，为"显证"（exposed syndrome），也就是一般意义上所称的"证"。

疾病是症状、体征、辅助检查结果严重或异常到一定程度的状态，即疾病状态。疾病状态和相对健康状态的界限是模糊的、相对的。

在未病状态，可据"证"预防和养生保健；在已病状态，可据"证"进行治疗，不管疾病能否得到明确诊断。